食品营养与健康

主 编 苏新国 郑 琳 李咏梅

北京理工大学出版社
BEIJING INSTITUTE OF TECHNOLOGY PRESS

内 容 简 介

本书主要介绍食品营养与健康的基础知识，遵循"以学生为中心"的教学理念，采取模块化任务驱动的方式进行编写。主要内容包括基础营养、食物营养价值评价、一般人群膳食指导、特定人群膳食指导和常见慢性病患者膳食指导 5 个模块、26 个任务和 5 个训练项目，同时融入课程思政元素，并以二维码形式通过图片和视频拓展知识体系。

本书可作为职业院校和职教本科类院校食品类、餐饮类和康养类专业教材，还可以作为公共营养师、健康管理师职业资格考试参考用书，康养行业、食品行业工作者参考用书和大众营养科普图书。

图书在版编目（ＣＩＰ）数据

食品营养与健康 / 苏新国，郑琳，李咏梅主编. --
北京：北京理工大学出版社，2024.3
ISBN 978-7-5763-3864-5

Ⅰ.①食… Ⅱ.①苏… ②郑… ③李… Ⅲ.①食品营养-关系-健康-高等职业教育-教材　Ⅳ.①R151.4

中国国家版本馆 CIP 数据核字（2024）第 083178 号

责任编辑：白煜军　　　文案编辑：白煜军
责任校对：周瑞红　　　责任印制：施胜娟

出版发行 / 北京理工大学出版社有限责任公司
社　　址 / 北京市丰台区四合庄路 6 号
邮　　编 / 100070
电　　话 / （010）68914026（教材售后服务热线）
　　　　　（010）63726648（课件资源服务热线）
网　　址 / http://www.bitpress.com.cn

版 印 次 / 2024 年 3 月第 1 版第 1 次印刷
印　　刷 / 涿州市新华印刷有限公司
开　　本 / 787 mm×1092 mm　1/16
印　　张 / 16.5
字　　数 / 319 千字
定　　价 / 108.00 元

本书编写委员会

主　编　苏新国（广东农工商职业技术学院）

　　　　郑　琳（佛山职业技术学院）

　　　　李咏梅（广东科贸职业学院）

副主编　周宜洁（广东农工商职业技术学院）

　　　　杨　希（安徽粮食工程职业学院）

　　　　王小博（佛山职业技术学院）

　　　　赵巧娇（广东轻工职业技术大学）

　　　　隋　映（中山大学第一附属医院）

主　审　崔惠玲（漯河职业技术学院）

参　编　许月明（芜湖职业技术学院）

　　　　顾龙建（广东科贸职业学院）

　　　　刘　虹（黑龙江农业工程职业学院）

　　　　聂　健（广东岭南职业技术学院）

前　言

国以民为本，民以食为天。国民膳食与营养状况是反映一个国家或地区经济社会发展、卫生保健水平和人口健康素质的重要指标，是国家昌盛、民族富强、人民幸福的重要标志。当前，中国已进入社会主义发展的新时代，党的二十大报告将"建成健康中国"作为到2035年我国发展的总体目标之一，树立大食物观也被写入其中。

"食品营养与健康"是职业教育食品类、健康类和康养类专业的必修课程，学生通过本课程的学习应掌握食品营养与健康的基本知识，并具备健康管理的基本技能，同时提高职业素养，弘扬中医文化，增强爱国情怀。

本书根据《中国居民膳食营养素参考摄入量（2023版）》《中国居民膳食指南（2022）》（简称《膳食指南》）《中国居民膳食研究报告（2021）》《中国居民营养与慢性病状况报告（2022年）》，GB 28050、GB 14880等食品安全国家系列标准和国家卫生健康委员会发布的膳食指导和食物中毒等标准，对接《公共营养师（2021版）》《健康管理师（试行）》，遵循"以学生为中心"的教学理念，采取模块化任务驱动的方式进行编写。全书共包括5个模块26个任务和5个训练项目，每个模块设置课程思政实践园和课后小实践，并配套了80个二维码（图表、视频等），包括常见食物中各种营养素的含量和其他膳食成分含量、中国居民膳食结构、食物交换份、国家主要政策性、法律法规性文件与标准等。书后附录《中国居民膳食营养素参考摄入量（DRIs）分类汇总表（2023版）》《常见食物营养成分表》（每100 g可食部的营养成分），便于读者查阅和学习。

全书以《"健康中国2030"规划纲要》《国民营养计划2017—2030》等国家纲领性文件为指导，培养学生树立大食物观，使学生增强公民健康素养和民族自信心，关注食品安全、低碳生活、文明餐饮，保护野生动物和环境，知法守法。

为了方便教师开展智慧课堂，作者团队建立了网络课程，配备了该课程的练习测试题、微课、教学视频、拓展视频、营养配餐软件和"课程思政案例"等教学资源。

本书由苏新国、郑琳和李咏梅担任主编，全书由崔惠玲担任主审，参与编写的还有来自各高职院校、本科院校、医疗机构等企事业单位的技术人员。

在本书编写过程中，除书中所列出的主要参考文献，还参考了许多电子文献，在此对相关作者表示感谢。本书的编写过程还得到了全国食品产业职业教育教学指导委员会、全国食品工业职业教育教学指导委员会和北京理工大学出版社的大力支持，也一并表示感谢。

由于作者水平有限，书中的错误和不足之处在所难免，敬请读者批评指正，也欢迎各位同行多多交流。

编 者

目　录

模块 1　基础营养

⊙ 课程素养实践园

1. 什么是大食物观？作为食品从业者，应该如何践行大食物观？
2. 请完成中国居民健康素养调查问卷。
3. 请列出保健食品不能加入的违禁物品名单。
4. 请探查我国近 3 年餐饮浪费的情况，并讨论如何开展光盘行动。
5. "绿水青山就是金山银山"，作为当代大学生，你在日常生活中如何用实际行动减少塑料制品的污染？

任务 1　营养学相关基本概念认知

一、营养学

营养学是研究人体营养规律及改善措施的科学，包括基础营养、食物营养、人群营养、公共营养、临床营养等。

食品营养学是研究食物与人体健康关系的一门科学。其研究内容包括：营养素和其他膳食成分在人体中的生理功能及其在人体内的消化、吸收、利用与排泄的过程和对人体健康、疾病的作用，营养素之间的相互作用和平衡，营养素需要量和膳食营养素参考摄入量（Dietary Reference Intakes，DRIs），营养缺乏病和营养相关慢性病的预防与营养治疗，特殊人群的营养，食物的营养素保存和营养素强化，植物化学物与保健食品，社区营养管理和营养教育，食物营养政策和营养法规等。

营养学与生物化学、生理学、病理学、临床医学、食品科学等学科有着密切的联系，具有很强的实践性。从应用方面看，它可以指导群体或个体合理安排饮食、防病保健，影响国家的食物生产、分配及食品加工政策，改善国民体质，促进社会经济发展。

二、营养与营养素

1. 营养

营养（Nutrition）是人体从外界环境摄取食物，经过消化、吸收和代谢，利用其有益物质供给能量构成和更新身体组织，以及调节生理功能的全过程。

2. 膳食中的营养素

营养素（Nutrient）是指食物中具有特定生理作用，能维持机体生长、发育、活动、生殖及正常代谢所需的物质。目前发现维持人体生命所需的营养素有 40 多种，根据其化学性质和生理作用可将营养素分为七大类，即蛋白质、脂类、碳水化合物、矿物质、膳食纤维、维生素和水。根据人体对各种营养素的需要量或体内含量多少，可将营养素分为宏量营养素和微量营养素。

根据营养素生理作用和健康功能的不同，可将膳食成分分为必需营养素、条件必需营养素和其他膳食成分等。

（1）必需营养素（Essential Nutrient）是指机体存活、正常生长和功能所必需，但不能由机体合成或合成不足，而必须从食物中获得的一类营养素。目前发现维持人体生命所需的必需营养素有蛋白质、脂类、碳水化合物、矿物质、维生素、水和膳食纤维七大类 42 种。蛋白质、脂类、碳水化合物是在人体内含量及需要量相对较多的营养素，称为宏量营养素；矿物质和维生素是在人体内含量及需要量相对较少的营养素，称为微量营养素。

（2）条件必需营养素（Conditionally Essential Nutrient）特指人体正常状态下不一定需要，但对于体内不能足量合成的人群是必须供给的营养素，补充该类营养素可纠正缺乏导致的异常表现。

条件必需营养素这一概念最初只适用于全胃肠外营养的患者，目前，这一概念还包括生长发育不全、某些疾病状态及遗传缺陷等条件下人体所需的营养素。

（3）其他膳食成分（Other Dietary Components）。除已知的营养素外，食物中还含有多种非营养素的其他膳食成分。越来越多的研究表明，植物性或者动物性食物中的六类 23 种其他膳食成分在维持人体生理功能及预防某些疾病方面具有不可或缺的作用。

三、食物与食品

1. 食物

食物是维持人类生存和保证健康的物质基础，广义的概念是指供给人类或动物食用的物质，即能被食用并经消化吸收后构成机体组织、供给活动所需能量或调节生理功能的无毒物质。从营养学的角度，食物是指供食用、消化、吸收，并至少含有一种营养素的无毒物质。人类的食物除少数物质如盐类外，几乎全部来自生物界。

2. 食品

食品是指各种供人食用或饮用的成品和原料，以及按照传统既是食品又是中药材的物品，但是不包括以治疗为目的的物品。

食品的功能包括以下三点。第一，食品为机体提供一定的能量和营养素，满足人体的需要，即食品的营养作用，这也是食品的主要作用。第二，食品可以满足人们的感官需求，即满足人们不同的嗜好，如对食品色、香、味等的需要。第三，食品具有生理调节功能，即对身体的生理调节作用，这与防病、保健有直接或间接的关系。

既满足上述营养（第一功能）和感官（第二功能）的基本需求，又具有特定调节和改善人体生理活动功能（第三功能）的食品通常称为功能食品或健康食品，在我国也称为保健食品。

（1）食品营养强化与营养强化食品。食品营养强化、平衡膳食/膳食多样化、应用营养素补充剂是世界卫生组织推荐的改善人群微量营养素缺乏的三种主要措施。

① 食品营养强化。食品营养强化是在现代营养科学的指导下，根据不同地区、不同人群的营养缺乏状况和营养需要，以及为弥补食品在正常加工、储存时造成的营养素损失，在食品中选择性地加入一种或者多种微量营养素或其他营养物质。食品营养强化不需要改变人们的饮食习惯就可以增加人群对某些营养素的摄入量，从而达到改善或预防人群微量营养素缺乏的目的。被强化的食品称为载体，一般选用普遍使用、食用量大、适于加工保存的食品。世界各国均以粮食、饮料、调味品、乳制品及儿童食品等为主要载体。在中国，食品营养强化优先选择的载体主要有谷类及其制品、乳制品、饮料、豆制品、调味品和儿童食品。

进行食品营养强化时所添加的营养素称为食品营养强化剂。《食品安全国家标准　食品营养强化剂使用标准》（GB 14880—2012）中规定的营养强化剂主要有必需氨基酸、维生素、矿物质、微量元素，有时也用有营养特点的天然食品及其制品进行强化，如大豆粉、骨粉、果汁等。在使用强化剂时要充分考虑强化剂的毒性、生化利用率，加入食物后的稳定性，对食物产生的各种影响及人体安全摄入量。

食品营养强化的优点在于，既能覆盖较大范围的人群，又能在短时间内收效，而且花费不多，是经济、便捷的营养改善方式，在世界范围内广泛应用。

② 营养强化食品。营养强化食品简称强化食品，是指为了弥补食品在正常的加工或储存过程中造成的营养素损失，或改善某些地区、人群中某些营养素的缺乏，而在食品中添加某种或多种维生素、矿物质、某些天然食物成分等食品营养强化剂的食品。

营养强化食品的种类繁多，可从不同的角度进行分类。营养强化食品从食用角度可分为三类，分别是强化主食品（如大米、面粉等）、强化副食品（如鱼、肉、香肠及酱类）和强化公共系统的必需食品（如饮用水）。营养强化食品按食用对象可分为普通食品、婴幼儿食品、孕妇和乳母食品、老年人食品，以及军用食品、职业病食品、勘探采矿等特殊需要食品。营养强化食品从添加营养强化剂的种类来分，有维生素类、蛋白质氨基酸类、矿物质类及脂肪酸类等。另外，还有用若干富含营养素的天然食物作为强化剂的混合型强化食品等，应用较多的是强化谷物食品和强化乳粉。

（2）保健食品。根据《食品安全国家标准　保健食品》（GB 16740—2014），保健食品是指声称并具有特定保健功能或者以补充维生素、矿物质为目的的食品，即适用于特定人群食用，具有调节机体功能，不以治疗疾病为目的，并且对人体不产生任何急性、亚急性或慢性危害的食品。2016年，国家食品药品监督管理局关于保健食品的申报功能为27项，如增强免疫力、辅助降血脂、辅助降血糖、抗氧化、辅助改善记忆、缓解视疲劳、促进排铅、清咽、辅助降血压、改善睡眠等。

历代本草文献
所载具有保健
作用的食物名单

保健食品属于特殊食品，而非药品，不能代替药物治疗疾病。

（3）特殊医学用途配方食品。特殊医学用途配方食品是指为满足进食受限、消化吸收障碍、代谢紊乱或者特定疾病状态人群对营养素或者膳食的特殊需要，专门加工配制而成的配方食品。

按照《食品安全国家标准　特殊医学用途配方食品通则》（GB 29922—2013），特殊医学用途配方食品包括全营养配方食品（适用于1~10岁人群的全营养配方食品、适用于10岁以上人群的全营养配方食品）、特定全营养配方食品和非全营养配方食品三大类。

特殊医学用途配方食品是食品，不是药品，但不是正常人吃的普通食品。该类食品必须在医生或临床营养师指导下使用，可以单独使用，也可以与普通食品或其他特殊膳食食品共同使用。

四、膳食营养素参考摄入量

膳食营养素参考摄入量（DRIs）是为了保证人体合理摄入能量和营养素，避免摄入不足和摄入过量及降低慢性病风险，推荐健康人群每日平均膳食营养素摄入量的一组参考值。2023年修订版《中国居民膳食营养素参考摄入量》仍然保留 7 个指标，包括平均需要量（Estimated Average Requirement，EAR）、推荐摄入量（Recommended Nutrient Intake，RNI）、适宜摄入量（Adequate Intake，AI）、可耐受最高摄入量（tolerable Upper intake Level，UL）、宏量营养素可接受范围（Acceptable Macronutrient Distribution Ranges，AMDR）、预防非传染性慢性病的建议摄入量（Proposed Intakes for preventing Non-communicable Chronic Diseases，PI-NCD；简称建议摄入量，PI）和特定建议值（Specific Proposed Levels，SPL）。

膳食营养素参考摄入量是在推荐膳食营养素供给量（Recommended Dietary Allowance，RDA）的基础上发展起来的。

1. 平均需要量

平均需要量（EAR）是指某一特定性别、年龄及生理状况群体中个体对某营养素需要量的平均值。按照 EAR 水平摄入营养素，根据某些指标判断，可以满足某一特定性别、年龄及生理状况群体中 50%个体需要量的摄入水平，但不能满足另外 50%个体对该营养素的需要。

EAR 是制定 RNI 的基础，也可用于评价或计划群体的膳食摄入量，或判断个体某营养素摄入量不足的可能性。针对群体，EAR 可用于评估群体中摄入不足的发生率；针对个体，可检查其摄入不足的可能性。EAR 不是计划个体膳食的目标和推荐量，当用 EAR 评价个体摄入量时，如果某个体的摄入量远高于 EAR，则此个体的摄入量有可能是充足的；如果某个体的摄入量远低于 EAR，则此个体的摄入量很可能不足。由于某些营养素的研究尚缺乏足够的个体需要量资料，因此并非所有营养素都能制定出 EAR。

2. 推荐摄入量

推荐摄入量（RNI）是指可以满足某一特定性别、年龄及生理状况群体中绝大多数（97%~98%）个体需要量的某种营养素的摄入水平。RNI 可以满足机体对该营养素的需要，维持机体健康和保证组织中适当的营养素储备。RNI 相当于传统意义上的 RDA，它的主要用途是作为个体每日摄入该营养素的目标值。

RNI 是根据某一特定人群中体重在正常范围内的个体需要量而设定的。对个别身高、体重超过此参考范围较多的个体，可能需要按每千克体重的需要量调整其 RNI。

能量需要量（Estimated Energy Requirement，EER）是指能长期保持良好的健康状态、维持良好的体型、机体构成及理想活动水平的个体或群体，达到能量平衡时所需的膳食能量摄入量。

群体的能量推荐摄入量直接等同于该群体的 EAR，而不是像蛋白质等其他营养素那样等于 EAR 加 2 倍标准差。所以能量的推荐摄入量不用 RNI 表示，而使用另一个术语"能量需要量"来描述推荐的人体能量摄入量。

3. 适宜摄入量

当某种营养素的个体需要量因研究资料不足而不能计算出 EAR，从而无法推算 RNI 时，可通过设定适宜摄入量（AI）来代替 RNI。AI 是通过观察或实验获得的健康群体某种营养素的摄入量。例如，纯母乳喂养的足月产健康婴儿，从出生到 4~6 个月，他们的营养素全部来自母乳，故摄入的母乳中的营养素数量就是婴儿所需各种营养素的 AI。AI 的主要用途是作为个体营养素摄入量的目标。

AI 和 RNI 的相似之处是两者都可以作为目标群体中个体营养素摄入量的目标，可以满足该群体中几乎所有个体的需要。值得注意的是，AI 的准确性远不如 RNI，且可能高于 RNI，因此，使用 AI 作为推荐标准时要比使用 RNI 更加小心。

4. 可耐受最高摄入量

可耐受最高摄入量（UL）是指平均每日摄入营养素的最高限量。"可耐受"是指这一摄入水平在生物学上一般是可以耐受的。对一般群体来说，摄入量达到 UL 水平对几乎所有个体均不致损害健康，但并不表示达到此摄入水平对健康是有益的。对大多数营养素而言，健康个体的摄入量超过 RNI 或 AI 水平并不会产生益处。UL 并不是一个建议的摄入水平。在制定个体和群体膳食时，应使营养素摄入量低于 UL，以避免营养素摄入过量可能造成的危害。UL 不能用来评估群体中营养素摄入过多而产生毒副作用的危险性，因为 UL 对健康人群中最易感的个体也不应造成危害。目前有些营养素还没有足够的资料来制定 UL，所以对没有 UL 的营养素并不意味着过多摄入这些营养素就没有潜在的危险。

根据现代风险评估理论，营养素安全摄入范围可避免营养素摄入不足和摄入过量两种风险，保证营养素摄入量的充足和安全。人体每天都需要从膳食中获得一定量的各种必需营养成分。如果人体长期摄入某种营养素不足，就有发生该营养素缺乏的危险；当通过膳食或其他途径长期大量摄入某种营养素时就可能产生一定的危害。

当日常摄入量极低时，随机个体摄入不足的概率为 1.0，也就是说如果某一个体在一定时间内没有摄入某种营养素就会发生该营养素的缺乏病；如果一个群体长期不摄入某种营养素，该群体将全部发生该营养素的缺乏病。随着摄入量的增加，摄入不足的概率相应降低，发生缺乏的危险性逐渐减少。当一个随机个体摄入量达到 EAR 水平时，缺乏该营养素的概率为 0.5，即有 50% 的概率缺乏该营养素；一个群体的平均摄入量达到 EAR 水平时，人群中有半数个体的需要量可以得到满足，另外半数个体的需要量得不到满足。摄入量增加，达到 RNI 水平时，随机个体摄入不足的概率变得很小，在 3% 以下；一个群体的平均摄入量达到 RNI 水平时，人群中有缺乏可能的个体仅为 2%~3%，也就是绝大多数的个体都没有发生缺乏的危险。摄入量超过 RNI，若继续增加可能达到某一点，此时开始有摄入过多的征象出现，这就是该营养素的 UL。RNI 和 UL 之间是一个安全摄入范围，日常摄入量保持在这一范围内，发生缺乏和中毒的危险性都很小。摄入量超过安全摄入范围并继续增加，则产生危害作用的概率随之增加，理论上可以达到某一水平，机体出现危害反应的概率等于 1.0，即个体一定会或群体全部都发生中毒。在自然膳食条件下这种情况是不可能发生的，但为了避免摄入不足和摄入过多的风险，应当把营养素的摄入量控制在安全摄入范围之内。

5. 宏量营养素可接受范围

宏量营养素可接受范围（AMDR）指为预防产能营养素缺乏，同时又降低慢性病风险而提出的每日摄入量的下限和上限。糖类、脂类、蛋白质被称为宏量营养素。蛋白质、脂肪和碳水化合物都属于在体内代谢过程中能够产生能量的营养素，因此也被称为产能营养素。它们属于人体的必需营养素，但摄入过量又可能导致机体能量储存过多，增加非传染性慢性病的发生风险。因此有必要提出既能预防营养素缺乏，又能减少摄入产能营养素过量导致慢性病风险的 AMDR。

通常，AMDR 以某种营养素摄入量占摄入总能量的比例来表示，其显著的特点之一是具有上限和下限。如果一个个体的摄入量高于或低于推荐的范围，可能增加罹患慢性病的风险，或导致必需营养素缺乏的可能性增加。

6. 预防非传染性慢性病的建议摄入量

预防非传染性慢性病的建议摄入量（PI）是为预防非传染性慢性病而建议的必需营养素的每日摄入量。某些营养素的 PI 可能高于 RNI 或 AI，如维生素 C、钾等；而另一些营养素的 PI 可能低于 AI，如钠。

非传染性慢性病不是特指某种疾病，而是对一类起病隐匿，病程长且病情迁延不愈，缺乏确切的传染性生物病因证据，及一些尚未完全被确认的疾病的概括性总称。根据《中国防治慢性病中长期规划（2017—2025 年）》中的定义，慢性病主要包括心脑血管疾病、癌症、慢性呼吸系统疾病、糖尿病（Diabetes Mellitus，DM）和口腔疾病，以及内分泌、肾脏、骨骼、神经等疾病，这些疾病具有病程长、病因复杂、损害健康和社会危害严重等特点。

7. 特定建议值

特定建议值（SPL）是为维持人体健康而对必需营养素以外的食物成分建议的每日摄入量。据研究，食物中某些传统营养素以外的一些食物成分具有健康效应。根据流行病学资料及群体干预研究，有充足的证据证明某些食物成分，其中多数属于食物中的植物化合物，具有改善人体生理功能、预防慢性疾病的生物学作用。

《中国居民膳食营养素参考摄入量（2023 版）》提出的特定建议值，专用于营养素以外的其他食物成分，一个人每日膳食中这些食物成分的摄入量达到这个建议水平时，有利于维护人体健康。

越来越多的研究表明，一些重要慢性疾病（癌症、心脑血管疾病、糖尿病等）与膳食营养关系十分密切，膳食营养因素是这些疾病的重要成因，或者是预防和治疗这些疾病的重要手段。例如，高盐可引起高血压（Hypertension）；蔬菜和水果对多种癌症有预防作用；叶酸、维生素 B_6 和维生素 B_{12}、同型半胱氨酸与冠心病（Coronary Heart Disease，CHD）有重要关系等。另外一些研究表明，癌症、高血压、冠心病、糖尿病，乃至骨质疏松症（Osteoporosis，OP）等的发生都与一些不良的膳食因素有关，尤其是由于营养不均衡而导致的肥胖症，是大多数慢性病共同的危险因素。所以，世界卫生组织（World Health Organization，WHO）强调在社区中用改善膳食和适当体力活动为主的干预策略来防治多种慢性病。如何通过平衡膳食保证各类人群膳食营养素的摄入满足人体的需求是营养学的研究内容。《中国居民膳食营养素参考摄入量（DRIs）分类汇总表（2023 版）》详见附录 I。

小实践　中国居民膳食营养素参考摄入量查询

分别绘制各类人群的能量、维生素 A、维生素 B_1、维生素 B_2、叶酸、维生素 C、钙、铁、锌的摄入量曲线。

任务 2　认识人体的能量需求

一切生物都需要能量来维持其生命活动，蛋白质、脂肪、碳水化合物三大产能营养素供给人体能量，维持机体正常的生理机能。这些物质通过被氧化释放能量，以维持机体代谢、神经传导、呼吸、循环及肌肉收缩等功能，同时在产能过程中释放能量以维持体温。对于健康人来说，能量代谢的最佳状态应为能量平衡。

一、人体能量的储存形式

人体内的能量主要以脂肪的形式储存在脂肪组织中，少量以肝糖原和肌糖原的形式储存在肝脏和肌肉组织中。当机体需要能量时，肌糖原和肝糖原分解，释放出能量；脂肪氧化分解供能以满足机体需要，蛋白质分解为部分氨基酸也会释放能量。

能量平衡是指能量摄入与能量消耗之间的动态平衡。能量摄入与能量消耗基本相等（不超过±5%）为平衡；能量摄入大于能量消耗为正平衡；能量摄入小于能量消耗则为负平衡。

当人体摄入的能量不足时，机体会动用自身的能量储备甚至消耗自身的组织以满足生命活动的能量需要，人若长期处于饥饿状态将导致生长发育迟缓、消瘦、活力消失，甚至生命活动停止而死亡。长期摄入过多的能量，会使人产生异常的脂肪堆积，引起肥胖症等疾病。

二、能量单位

国际上通用的能量单位是焦耳（J）、千焦耳（kJ）和兆焦耳（MJ）。营养学习惯使用的能量单位是卡（cal）和千卡（kcal）。1 J 指用 1N 的力，其作用点在力的方向上移动 1 m 的距离所做的功。1 kcal 指在 1 个标准大气压下，1 L 纯净水由 15 ℃升高到 16 ℃所需要的能量。两种能量单位的换算关系如下：

$$1\ cal = 4.184\ J$$
$$1\ kcal = 4.184\ kJ$$
$$1\ 000\ kcal = 4.184\ MJ$$
$$1\ J = 0.239\ cal$$
$$1\ kJ = 0.239\ kcal$$
$$1\ MJ = 1\ 000\ kJ = 239\ kcal$$

三、产能营养素与能量系数

1. 产能营养素

产能营养素是指在体内代谢过程中能够产生能量的营养素，包括碳水化合物、脂肪和蛋白质。

碳水化合物来源于食物，一般提供机体 50%左右的能量，其能量储存的方式为肌糖原和肝糖原，其中肌糖原主要用来满足机体活动的需要，肝糖原主要用来维持血糖水平和提供脑组织需要的能量。脂肪来源于食物，一般提供机体所需能量的 30%左右。蛋白质来源于食物及机体代谢产物，能量不足或消耗过多时可用于机体供能。由于食物在人体内不能被完全消化吸收，故表现为在体内供能与体外测量的能量值存在差异。

2. 食物能值

食物能值是指食物在体外弹式能量计内彻底燃烧时所测得的能值。食物中每克碳水化合物、蛋白质、脂肪在体外弹式能量计内充分燃烧时所产生的食物能值分别为 17.15 kJ（4.10 kcal）、23.64 kJ（5.65 kcal）和 39.54 kJ（9.45 kcal）。

3. 生理能值

三大类供能物质在体内不能被完全消化吸收，一般混合膳食中碳水化合物的吸收率为98%、脂肪为95%、蛋白质为92%。碳水化合物和脂肪在体内氧化的最终产物都是二氧化碳和水，而蛋白质在体内的氧化并不完全，其最终产物有尿素、尿酸、肌酐等含氮物质，由尿排出体外。

生理能值又称生物卡价、产能系数或能量系数，是指食物中人体可利用的能值。

生理能值＝（食物能值－代谢废物能值）×相应的消化吸收率

例如，蛋白质的食物能值为23.64 kJ，代谢产物中含有一定量的尿素、尿酸、肌酐，它们的能值为5.44 kJ，蛋白质的消化率为92%。

每克蛋白质的生理能值＝（23.64－5.44）kJ×92%≈16.7 kJ≈17 kJ

三大类供能物质及其他食物成分的食物能值、消化率及生理能值分别见表1-1。

表1-1　三大类供能物质及其他食物成分的食物能值、消化率及生理能值

种类	碳水化合物	蛋白质	脂肪	乙醇	有机酸	膳食纤维
食物能值/ [kJ·g^{-1}（kcal·g^{-1}）]	17.15 （4.10）	23.64 （5.65）	39.54 （9.45）	29.70 （7.10）	—	—
消化率/%	98	92	95	100	—	—
生理能值/ [kJ·g^{-1}（kcal·g^{-1}）]	17 （4.0）	17 （4.0）	37 （9.0）	29 （7.0）	13 （3.0）	8.4 （2.0）

四、能量消耗的测定

人体总能量消耗的测定是预测能量需要量的关键。从1985年开始，世界卫生组织建议各国应尽可能以实际测定的能量消耗量为基础，来确定人体的能量需要量。联合国粮食及农业组织（Food and Agriculture Organization of the United Nations，FAO）、WHO、联合国大学（United Nations University，UNU）2004年的报告指出要运用不同的方法进行测定，以获得人体能量消耗及相应的消耗模式方面的信息，从而为制定不同身体活动模式人群的能量需要量提供基础数据。能量的测定方法主要有直接测热（Direct Calorimetry）法、间接测热（Indirect Calorimetry）法、心率监测（Heart Rate Monitoring，HRM）法、运动感应器（Motion Sensors）测量法、调查记录（Investigation Record）法。

五、人体的能量消耗

成人的能量消耗主要用于基础代谢、身体活动和食物热效应三方面。孕妇还应包括胎儿的生长发育及母体子宫、胎盘、乳房等组织的增长和体脂储备等能量需要，乳母还应包括合成、分泌乳汁的需要，婴幼儿、儿童、青少年还应包括生长发育的能量需要。

（一）基础代谢

基础代谢（Basal Metabolism，BM）指维持机体最基本生命活动所消耗的能量，是人体能量消耗的主要部分。基础代谢消耗的能量占总能量消耗的60%~70%。

FAO/WHO在1990年对基础代谢的定义为空腹（饭后10~12 h）和良好的睡眠，清醒

仰卧，恒温条件下（一般为 22~26℃），无任何身体活动和紧张的思维活动，全身肌肉放松时所需的能量消耗。此时机体处于能维持最基本生命活动的状态，能量消耗仅用于维持体温、心跳、呼吸、各器官组织和细胞功能等最基本的生命活动。

1. 基础代谢率

基础代谢率（Basal Metabolic Rate，BMR）指人体处于基础代谢状态下，每小时每千克体重（或每平方米体表面积）的能量消耗。BMR 的常用单位为 $kJ/(kg \cdot h)$ 或 $kJ/(m^2 \cdot h)$。

2. 影响基础代谢率的因素

基础代谢率受许多因素影响，如体表面积大小、性别、年龄、内分泌状态、气候等。BMR 在个体间的差异大于体内，其变异系数约为 8%。

（1）体型和机体构成。个体体表面积越大，散热面积就越大，基础代谢率也越高。人体瘦体组织是代谢的活性组织，包括肌肉、心脏、脑、肝、肾等，其消耗的能量占基础代谢的 70%~80%。脂肪组织是相对惰性的组织，消耗的能量明显低于瘦体组织。因此，瘦高的人基础代谢高于矮胖的人，主要原因是前者体表面积大，瘦体质量或瘦体重（Lean Body Mass，LBM）高。对于群体，平均体重对基础代谢的贡献远大于身高。

（2）年龄。生长期的婴幼儿基础代谢率高，随着年龄的增长，基础代谢率下降。成年后，随着年龄的增长，基础代谢水平逐渐下降，30 岁后 BMR 每 10 年下降 1%~2%，67 岁以后，每 10 年下降 3%~5%。

（3）性别。女性脂肪含量高于男性，因此在相同年龄、相同体重的情况下，一般女性比男性的基础代谢率低 5%~10%。妇女在孕期和哺乳期因需要合成新组织，基础代谢率会增加。

（4）环境温度。寒冷地区居民的基础代谢率比温带地区居民高 10% 左右，而热带居民基础代谢率比温带居民约低 10%。

（5）内分泌。许多激素对细胞代谢起调节作用，内分泌腺（如甲状腺、肾上腺）分泌异常时，甲状腺素的分泌量可影响基础代谢率。甲状腺机能亢进或低下时，基础代谢率可比正常值增加或降低 10% 以上。

（6）应急状态。一切应急状态如发热、创伤、心理应急等均可使基础代谢率升高。女性在月经期基础代谢率有波动，妇女在怀孕期间基础代谢率可增加 28%。

此外，睡眠、情绪、身体活动水平等因素都可影响基础代谢。

3. BMR 的计算

（1）不同国际组织和国家、地区的 BMR 公式来源见表 1-2。

表 1-2 不同国际组织和国家、地区的 BMR 公式来源

来源	年龄/岁	性别		使用组织及国家
		男性/($MJ \cdot d^{-1}$)	女性/($MJ \cdot d^{-1}$)	
Schofield	<3	$0.249W-0.127$	$0.244W-0.130$	WHO/FAO/UNU；澳大利亚、新西兰、马来西亚
	3~10	$0.095W+2.110$	$0.085W+2.033$	
	10~18	$0.074W+2.754$	$0.056W+2.898$	
	18~30	$0.063W+2.896$	$0.062W+2.036$	
	30~60	$0.048W+.3653$	$0.034W+3.538$	
	>60	$0.049W+2.459$	$0.038W+2.755$	

来源	年龄/岁	性别		使用组织及国家
		男性/（MJ·d⁻¹）	女性/（MJ·d⁻¹）	
Henry	<3	$0.255W-0.141$	$0.246W-0.0965$	欧盟、北欧、英国等
		$0.118W+3.59H-1.55$	$0.127W+2.94H-1.20$	
	3~10	$0.0937W+2.15$	$0.0842W+2.12$	
		$0.0632W+1.31H+1.28$	$0.0666W+0.878H+1.46$	
	10~18	$0.0769W+2.43$	$0.0465W+3.18$	
		$0.0651W+1.11H+1.25$	$0.0393W+1.04H+1.93$	
	18~30	$0.0669W+2.28$	$0.0546W+2.33$	
		$0.0600W+1.31H+0.473$	$0.0433W+2.57H-1.18$	
	30~60	$0.0592W+2.48$	$0.0407W+2.90$	
		$0.0476W+2.26H-0.574$	$0.0342W+2.10H-0.0486$	
	>60	$0.0563W+2.15$	$0.0424W+2.38$	
		$0.0478W+2.26H-1.20$	$0.0356W+1.76H+0.0448$	
Ganpule	≥20	$0.0481W+0.0234H-0.0138A-0.4235$	$0.0481W+0.0234H-0.0138A-0.9708$	日本

注：1. W 为体重，单位为 kg；H 为身高，单位为 m；A 为年龄，单位为岁。

2. Schofield、Henry 和 Ganpule 均为不同国家或者地区计算居民 BMR 所采用的公式。

（2）我国 2000 年以后采用的 BMR 计算公式为

$$BMR(kcal/d) = 14.52W-155.88S+565.79$$

（W 为体重，单位为 kg。S 为性别，男性＝0，女性＝1。）

例如，25 岁男性，体重为 65 kg，则其 $BMR = 14.52×65-155.88×0+565.79 = 1509.59$ （kcal/d）

（二）身体活动

从事体力活动所消耗的能量与劳动强度、劳动持续时间及工作熟练程度有关。用于身体活动（Physical Activity）的能量消耗一般占总消耗能量的 15%~30%。

每日从事各种活动消耗的能量，主要取决于体力活动的强度和持续时间。身体活动一般分为职业活动、交通活动、家务活动和休闲活动等，其中以职业活动消耗的能量差别最大，如静态或轻体力活动者，其身体活动的能量消耗约为基础代谢的 1/3；而重体力活动者如运动员，其总能量消耗可达到基础代谢的 2 倍或以上。

1. 身体活动水平

身体活动水平（Physical Activity Level，PAL）是指总能量消耗（TEE）与基础能量消耗（BMR）的比值。它涵盖了职业和工作强度及工作以外的体力活动强度，如家务活动、社会活动及身体锻炼等信息。

2. 中国人群成人 PAL 分级

2023 年，中国营养学会专家委员会在制定中国居民营养素参考摄入量时，将中国人群成人的 PAL 划分为低强度（PAL1.40）、中等强度（PAL1.70）及高强度（PAL2.00）三个等级，65 岁以上的人群无高强度身体活动水平。表 1-3 给出了根据双标记水（Doubly Labeled Water，DLW）结果得出的各种生活方式、从事的职业或人群的 PAL 数值。

表 1-3　根据 DLW 结果得出的各种生活方式、从事的职业或人群的 PAL 数值

生活方式	从事的职业或人群	PAL
1. 休息，主要是坐位或卧位	不能自理的老年人或残疾人	1.2
2. 静态生活方式/坐位工作，很少或没有高强度的休闲活动	办公室职员或精密仪器机械师	1.4~1.5
3. 静态生活方式/坐位工作，有时需走动或站立，但很少有高强度的休闲活动	实验室助理、司机、学生、装配线工人	1.6~1.7
4. 主要站立或走着工作	家庭主妇、销售人员、侍应生、机械师、交易员	1.8~1.9
5. 高强度职业工作或高强度休闲活动方式	建筑工人、农民、林业工人、矿工、运动员	2.0~2.4
6. 每周增加 1 h 的中等强度身体活动		+0.025（增加量）
7. 每周增加 1 h 的高强度身体活动		+0.05（增加量）

为了保持健康体重，建议个体的 PAL 值维持在 1.7 及以上，低强度身体活动水平的人，每日进行 50~100 min 中等强度到高强度身体活动，即可达到 1.7 的 PAL。

成人总能量消耗(Total Energy Requirement,TER) = BMR×PAL

（三）食物热效应

食物热效应（Thermic Effect of Food，TEF）也称食物特殊动力作用（Specific Dynamic Action，SDA），为人体摄食过程中所引起的能量额外消耗。不同能量物质的食物热效应见表 1-4。

常见身体活动强度和能量消耗

表 1-4　不同能量物质的食物热效应

食物成分	食物热效应（占成分能值）/%
脂肪	0~5
碳水化合物	5~10
蛋白质	20~30
成人混合性膳食	10

（四）生长发育

婴幼儿、儿童、青少年的生长发育需要能量，主要包括机体生长发育中形成新的组织所需要的能量，以及新生成的组织进行新陈代谢所需要的能量。3~6 个月婴儿生长发育消耗能量占总消耗能量的 15%~30%；儿童每增加 1 g 体重约需 20 kJ 的能量。青少年期生长发育所需能量占总能量需要量的 1% 左右。

（五）怀孕

怀孕期间，胎儿、胎盘的增长和母体组织（如子宫、乳房、脂肪储存组织等）的增加需要额外的能量，因而需要额外的能量维持这些增加组织的代谢。

（六）哺乳

哺乳期的能量附加量由两部分组成，一是乳汁中含有的能量，二是产生乳汁所需要的能量。营养良好的乳母，哺乳期所需要的附加能量可部分来源于孕期储存的脂肪。

六、能量摄入水平与健康

能量的摄入必须满足机体对能量的需求，一般成人能量的摄入和消耗保持平衡，就能维持人体的健康和正常体力活动的需要。一般人体的能量需要与其食欲相适应，当正常食欲得到满足时，其能量需要也可以满足。成人的体重是评定膳食能量摄入适当与否的标志。能量摄入不足或过量都会影响身体健康。

1. 能量缺乏

轻度或短时间内的能量摄入不足对健康的主要影响是脂肪和肌肉丢失，导致体重降低、消瘦、体能下降等；严重的或长期能量摄入不足可引起消瘦衰弱症（Marasmus），导致身体各系统功能均受到影响，主要表现为消瘦、皮下脂肪消失、头发枯黄稀疏容易脱落、双颊凹陷呈猴腮状、生长发育迟缓、月经失调、骨质疏松等，对神经内分泌、脑认知功能和免疫功能也造成一定损害，甚至导致昏迷。

2. 能量过量

当能量摄入超过消耗时会导致摄入过量，能量在体内转化为脂肪储存，影响细胞代谢功能。机体每增加 $25 \sim 33$ MJ 能量，体重将增加 1 kg。长期能量摄入过量会引发多种健康问题，如超重和肥胖症、血脂异常及相关的慢性代谢性疾病，如心血管代谢性疾病（冠心病、心力衰竭、脑栓塞、2 型糖尿病、代谢综合征、多囊卵巢综合征等）、恶性肿瘤及骨关节炎等；肥胖症人群患高血压风险可增加 5 倍、患冠心病的风险可增加 3.6 倍；超重和肥胖症人群肌肉质量会下降，亦可影响身体活动的能力。

七、人体能量的推荐摄入量及食物来源

（一）推荐摄入量

能量需要量是指能长期保持良好的健康状态，维持良好的体型、机体构成及理想活动水平的人或人群，达到能量平衡时所需要的膳食能量摄入量。这一概念也包括维持儿童的适宜生长发育水平、孕期母体和胎儿的组织生长及乳母分泌乳汁所需的能量附加量。

能量的推荐摄入量与其他营养素不同，是以平均需要量为基础，不需要增加安全量，也没有可耐受最高摄入量，因为只要能量摄入高于需要量，就可能在体内储存或出现体重超重。为了与其他营养素区别，美国/加拿大引入了能量需要量的概念，即针对特定年龄、性别、体重、身高并具有良好健康状况的个体或人群，保持能量平衡的平均膳食能量摄入量。

碳水化合物、脂肪和蛋白质这三种供给能量的营养素在代谢中可以互相转化，但彼此不能完

全替代，因为它们在人体内还各自发挥其独特的生理功能，因此在膳食中应保持恰当的比例。

根据中国人的膳食特点和习惯，特别是为了预防慢性非传染性疾病（Non-Communicable Chronic Disease，NCD），65岁以下成年人膳食中碳水化合物提供的能量应为总能量的50%～65%，脂肪为20%～30%，蛋白质为10%～20%；65岁及以上老年人分别为碳水化合物50%～65%，脂肪20%～30%，蛋白质15%～20%。婴儿时期的食物以液体为主，为满足其快速生长的能量需要，膳食脂肪供能比相对较高，但4岁以后脂肪的供能与成年人相同，不宜超过总能量的30%。

不同人群的能量消耗及推荐摄入量各不相同，各年龄组的能量参考摄入量标准说明如下。

1. 成年人（包括老年人）的能量需要量估算方法

采用要因加算法进行计算，公式为

$$EER = 基础代谢率（BMR）×身体活动水平（PAL）$$

18～49岁年龄组采用中国体重正常人群实测数值估算BMR，BMR（kcal/d）= 14.52W－155.88S+565.79，其中，W为体重（kg），S为性别，男性=0，女性=1。50～64岁、65～74岁和75岁以上三个年龄组的BMR（kcal/d）分别下调5%、7.5%和10%。

2. 儿童、青少年的能量需要量估算方法

采取要因加算法，公式为

$$EER = BMR×PAL+AE$$

其中，BMR采用Henry身高体重参数的预算公式计算，参考日本青少年不同年龄、不同身体活动的PAL值。AE为生长发育需要的能量（Additional Energy，AE），AE值用PAL增加1%估算。

3. 孕妇的能量需要量估算方法

孕妇的额外能量需求源于体重的增加与组织增长。按照孕妇增加体重总计11 kg，分别计算孕妇各期蛋白质和脂肪的累积值，孕妇能量增加的消耗值使用18～49岁女性低强度身体活动水平的EER值，孕中期和孕晚期能量额外增加推荐值分别为250 kcal/d和400 kcal/d。

（二）食物来源

根据《中国居民平衡膳食宝塔》（简称《平衡膳食宝塔》），最高层的油类属于能量密度较高的食品，第一层的谷类、薯类及杂豆类能量密度适中；第三层动物性食品密度较低些，第二层的蔬菜类、水果类属于能量密度低的食品。

常见食物中的能量含量
（kcal/100 g 可食部）

训练项目1 测量人体的体格指标

（一）知识准备

WS/T 424—2013《人群健康监测人体测量方法》

WS/T 428—2013《成人体重判定》

体格大小或生长速度是反映机体营养状况的敏感指标，体格测量是评价群体或个体营养状况的主要方法之一。成年人体格测量的主要指标有身高、体重、上臂围、腰围、臀围和皮褶厚度等。其中，身高和体重可综合反映机体、肌肉和内脏的发育状况。成年人因身高已稳定，通过体重变化可以观察蛋白质和能量的摄入概况。

1. 体格测量与评价的意义

（1）能够反映个体或群体身体的匀称度。通过体格的测量评价可以了解体格现状几个指标间的比例关系。例如，用身高与体重的比例关系表达肥胖程度；用身高与坐高之间的比例关系来反映人体躯干与下肢的比例关系，说明体型的特点等。通过体格的测量评价还可以为运动员选材提供基础资料，为体育锻炼实践及某些疾病的预防提供有价值的依据。

（2）能够反映青少年儿童生长的速度与发育水平。采用跟踪测量的方法，对某一个体在某一时间段内（一年或几年）的生长速度与标准水平进行比较，从而评价生长情况属于正常或异常；通过对测量资料与相同地区同类人群的发育标准进行比较，可以了解某一个体或群体发育水平属于正常或异常。通过对生长速度与发育水平的了解，能清楚掌握其发展趋势，发现其生长发育过程中存在的问题。

2. 体格测量的基本要求

体格测量一般均采取直立姿势，保持耳、眼水平位，左右耳屏点与右侧眼眶下点在同一水平面上。在未提出特定测量要求时（如进行左右侧肢体的对称性比较等），一般测量受试者的右侧肢体。测量前，使受试者了解测量的目的及具体要求；测量时，受试者尽量裸露肢体；测量过程中应统一测量方法，尽量采用通用、标准的方法；注意随时校正仪器，以减少误差，确保测量数据准确、可靠。

3. 体格测量的主要指标

体格测量包括身体的长度、宽度、围度、重量四类。身体长度包括身高、坐高、上肢长、下肢长、大腿长、小腿长、手长、足长等；身体宽度包括肩宽、骨盆宽、指间距等；身体围度包括头围、胸围、上臂围、前臂围、腰围（腰宽×2)、臀围、大腿围、小腿围等；身体重量是指体重。

4. 体格评价

体格评价可直接用测量获得数据进行绝对值评价，也可以把测量数据转换为指数来进行评价。形态指数是根据人体各部分的比例和相互的内在关系，把两项或两项以上指标的测量值按照一定的数学方法计算得出的相对值。用形态指数进行身体发育水平的评价时，可以使不同年龄、性别、地区和种族的个体或群体之间的评价建立在对等条件之上，使相互之间的比较更具有科学性。因此，形态指数在评价身体生长发育和运动员选材等领域得到了广泛的应用。目前国内外常采用多项指标的综合评价。

用形态指数进行体格评价时，先计算出形态指数，然后用离差法、百分位数法对形态指数划分等级，制定出体格评价标准。在制定评价标准时，必须考虑年龄、性别、种族等因素，对生长发育期的少年儿童应按类别和年龄分别制定评价标准。国外的一些评价标准不宜直接用于对中国人进行评价，而且不是所用的指数值对任何性别和年龄的被评价者都是越高越好。因此，在评价时应做具体分析，才能作出正确的判断。

（1）描述人体各环节长度的指数。

① 上肢长/身高×100。

② 指间距/身高×100。

③ 坐高/身高×100。

④ 前臂长/身高×100。

⑤ 下肢长/身高×100。

⑥ 足长/身高×100。

以上几种指数主要是通过有关长度与身高之比，来衡量各环节长度的相对值，指数越大，相对值越大。其他指数的求法可根据评价的需要而定。

（2）描述人体各环节宽度的指数。

① 肩宽/身高×100。

② 骨盆宽/身高×100。

③ 腰宽/身高×100。

④ 手宽/身高×100。

⑤ 足宽/身高×100。

以上几种指数主要通过有关宽度与身高之比，反映人体各部位的发育程度，指数越大，身体相对较宽，体格较强壮。

（3）描述人体各环节围度的指数。

① 胸围/身高×100。

② 腰围/身高×100。

③ 上臂放松围/身高×100。

④ 上臂紧张围/身高×100。

⑤ 大腿围/身高×100。

⑥ 小腿围/身高×100。

以上几种指数主要通过有关围度与身高之比，来评价胸、腰、上臂及大小腿的相对围度，指数越大，相对较粗壮。它们是反映人体各部位发育程度的常用指数。

（4）肥胖评价。

① 体重指数又称体质指数，是一种计算身高与体重比的指数，计算方法是体重（kg）与身高（m）平方的比值，即

$$BMI = 体重/身高的平方$$

我国 BMI 指数评价见表 1-5。

表 1-5　我国 BMI（kg/m^2）指数评价

体重指数（BMI）	类别	体重指数（BMI）	类别
<18.5	偏瘦	24.0≤BMI<28.0	偏胖
18.5≤BMI<24.0	正常	≥28	肥胖
注：BMI 指数适合 18~65 岁人群。			

② 腰臀比（WHR）指数。WHR=腰围（cm）/臀围（cm），正常比值为男性≤0.9、女性≤0.85。

③ 标准体重。标准体重应用于成年人，一般以此来评价人体的体重是否在适宜范围。

$$标准体重（kg）= 身高（cm）-105$$

男性：标准体重（kg）=［身高（cm）-100］×0.9。

女性：标准体重（kg）=［身高（cm）-100］×0.85。

实际体重在标准体重±10%以内为正常范围；±（10%～20%）为超重或减重；超过±20%为肥胖或瘦弱。

④ 体脂含量百分比（Body Fat Percentage，BFP）。BFP 能直接反映体内脂肪的储存，是评价体脂的直观指标。传统上，体脂含量用密度法（水下称重法）测量。近年来，双能 X 射线设备和技术的应用，能更灵敏地测量体内脂肪的含量，但因该设备及测定费用较高而普及率不高。按体脂占体重百分数（%）判定肥胖的标准：

轻度肥胖体脂百分比男性大于 20%～25%，女性大于 25%～30%；

中度肥胖体脂百分比男性大于 25%～30%，女性大于 30%～35%；

重度肥胖体脂百分比男性大于 30%，女性大于 35%。

（5）人体比例。

① 身高中点为耻骨联合上缘。该点至支撑面的垂直距离为身高的 1/2，小于 1/2 为短腿型，大于 1/2 为长腿型。

② 指间距（肩臂长）与身高等长。指间距/身高小于 1 者为臂短型，大于 1 者为臂长型。

③ 坐高与身高比例。一般用"坐高/身高×100"这一指数研究评价人体体格、体型特征。52 以下是短躯型；52～53 为中躯型；54 以上为长躯型。该指数受年龄、性别、城乡和种族等因素的影响，亚洲人较欧洲人大，女性比男性大，儿童较成人大。

（二）实训准备

1. 学习准备

掌握《人群健康监测人体测量方法》（WS/T 424—2013）中相关指标"测量方法"的基本要求。

掌握《成人体重判定》（WS/T 428—2013）中"体重分类""中心型肥胖分类"的基本要求；了解《7 岁以下儿童生长标准》（WS/T 423—2022）。

2. 场地选择

场地应安静、通风、光线良好，室温 25 ℃左右。

3. 器材准备

（1）测量身高的工具有立柱式身高计、电子式身高计等，也可使用简单的软尺、立尺等。身高计装好后应用钢尺校准。

（2）测量体重的工具有机械磅秤、电子磅秤、刻度式体重计、电子式体重计。体重秤安装应稳定，并用砝码校准。

（3）测量体格围度的工具有玻璃纤维软尺。

（4）记录笔。采用纸质记录表时，应用钢笔或圆珠笔填写，不要用铅笔。

（三）实训任务

1. 人体身高、体重、体格围度测量的实训步骤

（1）2 岁以上人群身高测量。

① 测量条件：适合于 2 岁以上人群，测量时被测量者应免冠、赤足，解开发髻。

② 测量工具：立柱式身高计，分度值为 0.1 cm，有抵墙装置，滑测板应与立柱垂直，滑动自如。

③ 测量方法。

a. 被测量者取立正姿势，站在踏板上，挺胸收腹，两臂自然下垂，足跟靠拢，脚尖分开约 60°，双膝并拢挺直，两眼平视正前方，眼眶下缘与耳廓上缘保持在同一水平。

b. 足跟、臀部和两肩胛间三个点同时接触立柱，头部保持立正位置（见图 1-1）。

c. 测量者手扶滑测板轻轻向下滑动，直到底面与头颅顶点接触，此时观察被测者姿势是否正确，确认姿势正确后读数。

④ 读数与记录。读数时测量者的眼睛与滑测板底面在同一水平线上，读取滑测板底面对应立柱所示数值，以 cm 为单位，精确到 0.1 cm。

（2）2 岁以上人群体重测量。

① 测量条件。适合于 2 岁以上人群，测量应在清晨、空腹、排泄完毕的状态下进行。

② 测量工具。经计算认证的体重秤，分度值小于或等于 0.1 kg。使用前以 20 kg 标准砝码为参考物校准体重秤，误差不得超过±0.1 kg，测量时将体重秤放置平稳并调零。

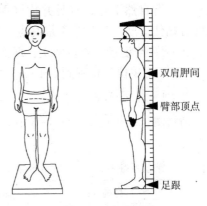

图 1-1 身高测量

③ 测量方法。被测者平静站立于体重秤踏板中央，两腿均匀负重，免冠、赤足、穿贴身内衣裤。

④ 读数与记录。准确记录体重秤读数，精确到 0.1 kg。

（3）腰围测量。

① 测量工具。玻璃纤维软尺。

② 测量部位。双侧腋中线肋弓下缘和髂嵴连线中点位置为测量平面，12 岁以下儿童以脐上 2 cm 为测量平面。

③ 测量方法。被测者取立位，两眼平视前方，自然均匀呼吸，腹部放松，两臂自然下垂，双足并拢（两腿均匀负重），充分裸露肋弓下缘与髂嵴之间测量部位；将双侧腋中线肋弓下缘和髂嵴连线中点处（通常是腰部的天然最窄部位）作标记；将软尺轻轻贴住皮肤，经过双侧标记点，围绕身体一周，平静呼气末读数（见图 1-2）。

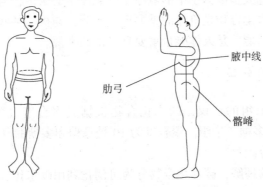

图 1-2 腰围测量

④ 读数与记录。以 cm 为单位，精确到 0.1 cm。重复测量两次，两次测量的差值不得超过 1 cm，取两次测量的平均值。

（4）臀围测量。

① 测量工具。玻璃纤维软尺。

② 测量部位。臀部最高点平面体围。

③ 测量方法。被测者取站立位，两眼平视前方，自然均匀呼吸，腹部放松，两臂自然下垂，双足并拢（两腿均匀负重），穿贴身内衣裤；将软尺轻轻贴住皮肤。经过臀部最高点，围绕身体一周（见图 1-3）。

④ 读数与记录。测量两次，两次差值不超过 1 cm，取两次测量的平均值，以 cm 为单位，精确到 0.1 cm。

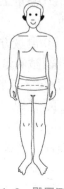

图 1-3　臀围测量

2. 测量结果记录及评价

请将测量结果记录在表 1-6 中，并对被测者的体格情况进行评价。

表 1-6　成人体格测量记录与评价表

测量者姓名：　　　　被测者姓名：　　　　年龄：　　　岁　　　日期：

项目	身高/cm		体重/kg	腰围/cm		臀围/cm	
测量值	测量值		测量值	测量值 1		测量值 1	
				测量值 2		测量值 2	
				平均值		平均值	
评价	BMI/(kg·m⁻²)						
	腰围						
	腰臀比						
结论							

任务 3　认识碳水化合物

碳水化合物（Carbohydrate，CHO），亦称糖类（Saccharides），是由碳、氢、氧三种元素组成的一大类化合物，绝大多数分子中的氢原子是氧原子的 2 倍，与水分子的组成相似，所以称为碳水化合物。碳水化合物是机体的重要组成成分，与机体某些营养素的正常代谢密切相关，具有重要的生理功能，是人体能量重要且经济的来源。

一、碳水化合物的分类

根据 FAO/WHO 专家组的建议，碳水化合物根据其聚合度（Degree of Polymerization，DP）可分为糖、寡糖和多糖三个组。聚合度为 10 是寡糖和多糖的分界点，其亚组按照生理学中消化吸收的概念区分。

按生理学或营养学的理解，碳水化合物分为可消化利用碳水化合物、不可消化利用碳水化合物。主要的膳食碳水化合物的分类见表 1-7。

表 1-7　主要的膳食碳水化合物的分类

分类（DP）	亚组	组成
糖（1~2）	单糖	葡萄糖、半乳糖、果糖
	双糖	蔗糖、乳糖、麦芽糖、海藻糖
	糖醇	山梨醇、甘露糖醇
寡糖（3~9）	异麦芽低聚寡糖	麦芽糊精
	其他寡糖	棉子糖、水苏糖、低聚果糖
多糖（≥10）	淀粉	直链淀粉、支链淀粉、变性淀粉
	非淀粉多糖	纤维素、半纤维素、果胶、亲水胶质物

（一）单糖

单糖（Monosaccharide）是不能被水解的、最简单的碳水化合物。

1. 葡萄糖

葡萄糖（Glucose）主要存在于各种植物性食物中，人体利用的葡萄糖主要由淀粉水解而来，此外还来自蔗糖、乳糖等的水解。葡萄糖不需经消化过程就能直接被人体小肠壁吸收，是为人体提供能量的主要原料。血液中的葡萄糖即血糖浓度保持恒定具有极其重要的生理意义。

2. 果糖

果糖（Fructose）的甜度很高，是糖类中最甜的物质。它主要存在于水果和蜂蜜中，人体易于吸收，在体内被吸收后转变为肝糖，然后分解为葡萄糖。

过去认为使用果糖代替砂糖，在相同甜度下可以减少能量摄取，其升糖指数也很低，果糖在预防及控制糖尿病上效果较佳。此观点已经遭到反驳，现代医学认为果糖只是不会醉的乙醇（会造成脂肪肝、肥胖症及成瘾性），必须限制及预防上瘾，否则会造成代谢综合征。现代医学认为，果糖可能导致新陈代谢紊乱，增加人罹患心脏病和糖尿病的概率。高果糖浆的化学结构会刺激食欲，并可能使肝脏将更多的威胁心脏安全的甘油三酯（Triglyceride，TG）输入到血液中。另外，果糖可抑制体内的微量元素铬，而正三价的铬在维持血糖、胰岛素和胆固醇的正常水平上起着重要作用。

3. 半乳糖

半乳糖（Galactose）不单独存在于天然食物中，但在乳中和脑髓里都有半乳糖成分，是神经组织的重要成分。

（二）双糖

双糖（Disaccharide），又称二糖，是由两个单糖分子通过糖苷键连接而形成的化合物的统称。最重要的二糖是蔗糖（Sucrose）、麦芽糖（Maltose）和乳糖（Lactose），它们的分子式都是 $C_{12}H_{22}O_{11}$，但结构式不同。

1. 蔗糖

蔗糖（Sucrose）是植物界分布广泛的一种双糖（Disaccharide），在甘蔗和甜菜中含量很高，它们是制糖工业的重要原料。日常食用的绵白糖、砂糖、红糖的主要成分都是蔗糖。

多食蔗糖容易引起龋齿，大量摄入蔗糖可能与肥胖症、糖尿病、动脉硬化、冠心病等发病率有关。

2. 麦芽糖

麦芽糖（Maltose）是由两个分子葡萄糖缩合而成的，在麦芽中含量最高。人们吃米饭、馒头时，在细细咀嚼中感到的甜味就是由淀粉水解麦芽糖产生的。麦芽糖在饴糖、高粱饴、玉米糖浆中大量存在，是食品工业中重要的糖质原料。

3. 乳糖

乳糖（Lactose）是动物乳汁中特有的糖，甜味是蔗糖的1/6。乳糖是婴儿主要食用的碳水化合物，它较难溶于水，在消化道中吸收较慢，有利于保持肠道中合适的肠菌群数，并能促进钙的吸收，故对婴儿有重要的营养意义。乳糖是哺乳动物乳腺分泌的一种特有的碳水化合物，一般仅存在于乳制品中。在不同动物的乳中，乳糖含量略有不同，常见的几种动物乳中的乳糖浓度分别为：人乳7.0%，牛乳4.7%，马乳2.6%，绵羊乳4.4%，山羊乳4.6%。

乳糖不耐受（Lactose Intolerance）是指有的人由于体内缺乏乳糖酶，喝了牛乳，其中的乳糖不能被水解，在肠道细菌的作用下产酸、产气，引起胃肠不适、痉挛、胀气和腹泻等症状。

研究表明，世界上80%的成年人都存在乳糖不耐受的情况，有些婴儿先天性缺乏乳糖酶；多数人长期不喝牛乳引起乳糖酶的水平下降（可下降到出生时的5%~10%）；某些药物如抗癌药物或肠道感染也会引起乳糖酶分泌减少。在持续腹泻或肠胃炎后，正常肠道外层的黏膜会短暂受损，这里也是乳糖及其他消化酵素存在的地方，受损的黏膜有碍食物养分的吸收及乳糖的消化；一旦肠道恢复健康，消化乳糖的能力便会恢复。未经消化的乳糖会被肠道细菌分解，造成胃气、腹胀及腹绞痛，未吸收的过量乳糖还会升高肠道内部的渗透压，阻止对水分的吸收而导致腹泻。

（三）糖醇

糖醇（Alditol）广泛存在于生物界，特别是植物中。糖醇是糖的衍生物，食品工业中常用其代替蔗糖作为甜味剂使用，在营养上也有其独特作用。

1. 山梨醇

山梨醇（Sorbitol）是工业上将葡萄糖氢化，使其醛基转化为醇基而成。其特点是代谢时可转化为果糖而不转变成葡萄糖，不受胰岛素控制，食用后不会造成血糖的迅速上升，因而适宜作为糖尿病等患者的甜味剂。

2. 木糖醇

木糖醇（Xylitol）存在于多种水果、蔬菜中，如香蕉、南瓜等。木糖醇的甜度及氧化供能情况与蔗糖相似，但其代谢利用可不受胰岛素调节，因而可被糖尿病患者食用。此外，木糖醇不能被口腔细菌发酵，是具有防龋或抑龋作用的甜味剂。

3. 麦芽糖醇

麦芽糖醇（Maltitol）是由麦芽糖氢化而来的。麦芽糖醇为非能源物质，不升高血糖，也不增加胆固醇和中性脂肪的含量，因此是心血管疾病、糖尿病等患者食用的理想甜味剂。

4. 肌醇

肌醇（Inositol）又称环已六醇。由于其具有降低胆固醇、促进健康毛发生长、防止脱发、预防湿疹等功能，近年来被作为一种保健功能因子添加于食品中。富含肌醇的食物包括动物肝脏、啤酒酵母、白花豆、牛脑和牛心、美国甜瓜、葡萄柚、葡萄干、麦芽、未精制的糖蜜、花生、甘蓝、全麦谷物等。

（四）寡糖

寡糖（Oligosaccharide）也称低聚糖，是指分子结构由 3~9 个单糖分子以糖苷键相连接而形成的糖类。作为特定保健用食品的低聚糖是指具有特殊生物学功能，特别有益于胃肠健康的一类低聚糖，故又称功能性低聚糖。它们常常与蛋白质或脂类共价结合，以糖蛋白或糖脂的形式存在。寡糖如低聚果糖、麦芽糊精、棉子糖、水苏糖、低聚木糖、低聚半乳糖、低聚异麦芽寡糖等，由于在人体胃肠道内没有水解它们（除异麦芽酮糖外）的酶，因而它们不被消化吸收而直接进入大肠并优先为双歧杆菌所利用，是双歧杆菌的增殖因子。另外，这些低聚糖还带有不同程度的甜味（除低聚龙胆糖外），一般甜度相当于蔗糖的 30%~60%。功能性低聚糖已被广泛应用于食品工业中。

低聚糖的获得途径可分为从天然原料中提取、微波固相合成、酸碱转化和酶水解四种。低聚糖具有多方面的作用，主要表现在以下几个方面。

（1）改善人体内微生态环境，有利于双歧杆菌和其他有益菌的增殖，经代谢产生有机酸使肠内 pH 降低，抑制肠内沙门氏菌和腐败菌的生长，调节胃肠功能，抑制肠内腐败物质，改变大便性状，防治便秘，并增加维生素合成，提高人体免疫功能。

（2）低聚糖类如水溶性植物纤维，能改善血脂代谢，降低血液中胆固醇和甘油三酯的含量。

（3）低聚糖属非胰岛素所依赖的一类糖，它不会使血糖升高，适合于高血糖人群和糖尿病患者食用。

（4）由于难被唾液酶和小肠消化酶水解，产能量很低，很少转化为脂肪。

（5）不被龋齿菌形成基质，也没有凝结菌体作用，可防龋齿。

因此，低聚糖作为一种食物配料被广泛应用于乳制品、乳酸菌饮料、双歧杆菌酸乳、谷物食品和保健食品中，尤其是应用于婴幼儿和老年人的食品中。在保健食品系列中，也有单独以低聚糖为原料制成的口服液，直接用来调节肠道菌群、润肠通便、调节血脂、调节免疫力等。

（五）多糖

多糖（Polysaccharide）为聚合度大于或等于 10 的碳水化合物。它由许多单糖分子通过糖苷键结合而成，一般为 1,4- 及 1,6- 糖苷键。由于构成多糖的单糖形式、数量、连接方式等不同，造成多糖结构复杂、数量种类庞大。大多数多糖没有固定的分子量，部分多糖的分子结构尚不清晰。营养学上具有重要作用的多糖有三种，即糖原、淀粉和纤维。

1. 糖原

糖原（Glycogen）又称动物淀粉，是存在于动物肝脏和肌肉组织中类似于植物淀粉的一类物质。它由葡萄糖组成，是人体储存碳水化合物的主要形式，在维持人体能量平衡方面起着十分重要的作用。肝糖原可以维持正常的血糖水平，肌糖原可提供运动所需的能量。

2. 淀粉

淀粉 (Starch) 由葡萄糖聚合而成，因聚合的方式不同可分为直链淀粉和支链淀粉；按照淀粉的消化吸收性能可分为可吸收淀粉和抗性淀粉。

（1）可吸收淀粉是一类数量不等的葡萄糖以 $\alpha-1,4-$糖苷键所组成和 $\alpha-1,6-$糖苷键连接的大分子，可以被人体消化酶消化吸收的植物多糖。其主要储存在植物细胞中，尤其以谷类、薯类和豆类中含量丰富，是人类碳水化合物的主要来源。

（2）抗性淀粉是指不能被人体小肠消化吸收，但能在大肠中发酵或部分发酵的淀粉。其发酵产物是短链脂肪酸 (Short-Chain Fatty Acid, SCFA) 和气体，主要是丁酸和二氧化碳，二氧化碳可调节肠道菌群和降低粪便的 pH。

3. 纤维

纤维 (Fiber) 指存在于植物体中不能被消化吸收的多糖，也称非淀粉多糖。

（1）纤维素 (Cellulose) 是植物细胞壁的主要成分，一般不能被肠道微生物分解。

（2）半纤维素 (Hemicellulose) 是一些与纤维素一起存在于植物细胞壁中的多糖的总称。半纤维素是谷类纤维的主要成分，纤维素和半纤维素在谷类麸皮中含量较多，有些半纤维素是可溶解的。人体因缺少水解纤维素的酶，故不能利用食物纤维。动物体内含有水解纤维素的酶，故能够利用食物纤维。

（3）木质素 (Lignin) 是植物木质化过程中形成的非碳水化合物，不能被人体消化吸收，食物中木质素含量较少，主要存在于蔬菜的木质化部分和种子中，如草莓籽、老化的胡萝卜和花茎甘蓝。

（4）果胶 (Pectin) 是植物细胞壁的成分之一，存在于相邻细胞壁的胶层中，在植物体内一般有原果胶、果胶和果胶酸三种形态。果胶常存在于水果和蔬菜中，尤其是柑橘类和苹果中含量较多。果胶分解后产生甲醇和果胶酸，这就是过熟或腐烂的水果中及各类果酒中甲醇含量较多的原因。

（5）树胶 (Gum) 和黏胶是由不同的单糖及其衍生物组成的，阿拉伯胶 (Arabic Gum)、瓜尔胶 (Guar Gum) 属于这类物质。

上述纤维中纤维素、半纤维素和木质素属于不溶性纤维，而果胶、树胶和黏胶属于可溶性纤维，部分半纤维素也可以溶于水。

二、碳水化合物的消化吸收

1. 消化吸收

碳水化合物的消化从口腔开始，但由于食物停留时间短，其消化量有限。淀粉首先经唾液中的淀粉酶初步消化，到达小肠后，通过小肠上端胰腺分泌的淀粉酶继续被消化。小肠是碳水化合物消化吸收的主要部位。食物中的淀粉和糖原被胰淀粉酶作用于 $\alpha-1,4-$糖苷键，使之水解成为 $\alpha-$糊精、麦芽寡糖、麦芽糖，再经小肠黏膜上皮细胞刷状缘的 $\alpha-$糊精酶、麦芽糖酶等继续分解成为葡萄糖（见图 1-4）。

2. 结肠发酵

结肠发酵是指在小肠中不消化的碳水化合物到达结肠后，被结肠菌群分解，产生氢气、甲烷、二氧化碳和短链脂肪酸的一系列过程。这些成分经循环被转运到呼气系统和直肠中，发酵产生的物质如短链脂肪酸（乙酸、丁酸、丙酸等）很快被肠壁吸收并被机体代谢。乙

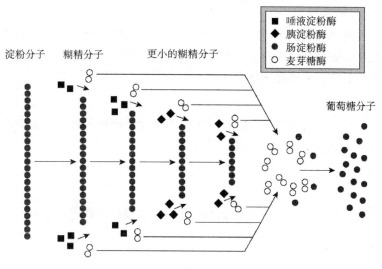

图 1-4　淀粉分子被消化酶逐步分解为葡萄糖

酸入血并被肝脏、肌肉和其他组织吸收。丁酸能够调节上皮细胞的更新，从而影响细胞凋亡。不消化碳水化合物的酵解产物对肠道有良好的保健作用，如促进肠道特定菌群的生长繁殖，因此被称为"益生元（Prebiotics）"。

三、碳水化合物的生理功能

1. 提供和储存能量

碳水化合物是维持人体健康需要的主要能量来源。每克葡萄糖可以产生 16.7 kJ（4 kcal）的能量。脑组织、骨骼肌和心肌活动都只能靠碳水化合物供给能量，大脑活动靠糖的有氧氧化供能，血糖的 2/3 被大脑消耗。

2. 构成机体的重要物质

碳水化合物是构成机体的重要物质，并参与细胞的多种活动。糖和脂肪形成的糖脂是细胞膜和神经组织的重要成分，对维持神经组织系统的机能活动有特别的作用。糖与蛋白形成的糖蛋白是抗体、酶、激素、核酸的组成成分，核糖及脱氧核糖是核酸的重要组成成分。

3. 节约保护蛋白质

当体内碳水化合物供给不足时，机体为了满足自身对葡萄糖的需要，通过糖异生（Gluconeogenesis）作用产生葡萄糖，由于脂肪一般不能产生葡萄糖，所以主要动用体内蛋白质，甚至是器官中的蛋白质，如肌肉、肝脏、肾、心脏中的蛋白质，这会对人体及各器官造成伤害，不当节食减肥的危害性也与此有关。碳水化合物有利于机体的氮储留，充足的碳水化合物摄入，可以节省体内蛋白质或其他代谢物的消耗，使氮在体内的储留增加，这种作用称为碳水化合物对蛋白质的节约作用（Sparing Protein Action）。

4. 抗生酮作用

脂肪在体内的代谢也需要碳水化合物参与，脂肪代谢过程中，如果碳水化合物供应不足，脂肪氧化便会不完全而产生过量酮体（丙酮、乙酰乙酸等）。酮体是酸性物质，它在血液中的浓度过高会引起酸中毒。足量的糖类具有抗生酮作用。人体每天至少需要 50~100 g 碳水化合物才可以防止酮血症（Ketonemia）的产生。

5. 参与肝脏的解毒作用

碳水化合物经糖醛酸途径生成的葡萄糖醛酸是重要的解毒物质。肝脏中的糖原储备充足时,葡萄糖醛酸在肝脏能与许多有害物质如细菌毒素、乙醇、砷等结合,以消除或减轻这些物质的毒性或生物活性,从而起到解毒作用。

6. 增强肠道功能

非淀粉多糖类如纤维素和果胶,抗性淀粉、功能性低聚糖等抗消化的碳水化合物,能刺激肠道蠕动,有助于机体正常消化和增加排便量。

四、血糖指数

碳水化合物的类型不同,消化吸收率不同,引起的餐后血糖水平也不同。

(一) 血糖指数与血糖负荷

1. 血糖指数

血糖指数(Glycemic Index,GI)指进食衡量的食物(含 50 g 碳水化合物)后,2~3 h 内的血糖曲线下面积相比空腹时的增幅除以进食 50 g 葡萄糖后的相应增幅。它是反映食物类型和碳水化合物消化水平的一个参数。通常把葡萄糖的血糖生成指数指定为 100。

$$血糖指数 = \frac{试验餐后 2\,h 血浆葡萄糖曲线下的面积}{等量葡萄糖餐后 2\,h 血浆葡萄糖曲线下的面积} \times 100\%$$

食物 GI 越高,说明这种食物升高血糖的效应越强。通常定义 GI 小于 55 的食物为低 GI 食物,GI 大于或等于 55、小于或等于 70 的食物为中 GI 食物,GI 大于 70 的食物为高 GI 食物。

2. 血糖负荷

血糖负荷(Glycemic Load,GL)指 100 g 食物中可利用碳水化合物(g)与 GI 的乘积。GL 大于 20 为高 GL 食物,10~20 为中 GL 食物,GL 小于 10 为低 GL 食物。

$$食物的 GL = GI \times 食物碳水化合物的含量$$

例如,马铃薯的 GI = 62,其 100 g 中碳水化合物的含量为 16.8,马铃薯的 GL = 62×16.8% ≈ 10.4,因此,马铃薯属于中 GL 食物。

(二) 影响食物血糖指数的因素

食物中碳水化合物的类型、结构,食物的化学成分和含量,以及食物的物理状况和加工制作过程都会影响 GI。

1. 食物中碳水化合物的类型、结构的影响

不同的碳水化合物在肠胃内消化吸收的速度不同,而消化、吸收的快慢与碳水化合物本身的结构(如支链和直链淀粉)、类型(如淀粉或非淀粉多糖)有关。一般果糖含量和直链淀粉含量高的食物,GI 偏低。

2. 食物的化学成分和含量的影响

膳食纤维高,一般 GI 低,可溶性纤维也能降低食物的 GI(如果胶和瓜尔胶),脂肪可延长胃排空和减少淀粉糊化,因此脂肪也有降低 GI 的作用。

3. 加工的影响

食物颗粒大小、软硬、生熟、稀稠及时间、温度、压力等对 GI 都有影响。

总之，越是容易消化吸收的食物，GI 就越高。

（三）食物血糖指数的应用

1. 低 GI 食物的应用

低 GI 食物在调节能量代谢、控制食物摄入量等方面优于高 GI 食物，选择低 GI 食物有利于对体重、血糖、血脂及血压的控制。值得注意的是，尽管含脂肪高的个别食物（如冰激凌）的 GI 较低，但对糖尿病患者来说仍是应限制食用的食物。

2. 高 GI 食物的应用

过多食用高 GI 食物对健康不利，因为高 GI 食物会造成血液中的葡萄糖和胰岛素幅度上下波动；但是运动员在运动量大的训练和比赛中，尤其是参加运动时间长的项目，为了维持血糖水平，就需要选择高 GI 的食物；高 GI 食物对消化吸收功能差的人群有益。

常见食物的 GI

五、碳水化合物的营养不良

1. 碳水化合物的缺乏

人体储存葡萄糖的能力有限，成年人一般只能储存 400 g 左右，其中 200~300 g 是作为肌糖原储存于肌肉中。中枢神经系统、红细胞只能依赖葡萄糖的无氧酵解提供能量，在饥饿、禁食或某些病理状态下，细胞中的碳水化合物储备（如糖原）耗竭，为了维持血糖浓度的稳定和满足脑部的供能，体内的糖异生反应被激活，脂肪动员加强，大量的脂肪酸经过 β-氧化提供能量的同时产生酮体，可导致酮症酸中毒。治疗儿童癫痫的生酮饮食具有非常低的碳水化合物含量，长期进食会引起严重酸中毒、便秘、其他营养素缺乏。同时，酮体的积累也被证实是血管和组织损伤的潜在因素。日常利用低碳膳食减肥的人群，可以观察到有呕吐、便秘和口臭等症状。

2. 碳水化合物的过量

碳水化合物的摄入量会对血脂、低密度脂蛋白胆固醇产生明显的影响。当膳食中饱和脂肪酸摄入量保持不变时，碳水化合物摄入量的改变对血浆中的低密度脂蛋白胆固醇无影响。高碳水化合物和低脂膳食，可提高 13% 的血脂含量，增加心血管疾病发生的危险。过多摄入添加糖和含糖饮料，可增加龋齿的发病风险，过量摄入含糖饮料，可增加成人 2 型糖尿病与儿童和成人肥胖症的风险。每日多喝一份 250 mL 含糖饮料，会增加 18% 2 型糖尿病患病的风险。

六、碳水化合物的参考摄入量及食物来源

1. 参考摄入量

世界上大多数国家居民都以碳水化合物作为主要能量来源。根据每日成人大脑对碳水化合物的需要量，且在避免糖异生的情况下，推算成人的 EAR 为 120 g/d。建议 1 岁以上人群，碳水化合物的 AMDR 为 50%E~65%E，孕妇早、中、晚期和乳母比成人分别增加 10 g/d、20 g/d、35 g/d 和 50 g/d。这些碳水化合物应来自包括复合碳水化合物淀粉、不消化的抗性淀粉、非淀粉多糖和低聚糖等。要限制纯能量食物如蔗糖和其他添加糖的摄入量，建议

碳水化合物的摄入量与全因死亡率关系的 U 形曲线

添加糖摄入量不超过 10%E（约 50 g/d），最好低于 25 g/d，提倡摄入营养素/能量密度高的食物，以保障人体能量和营养素的需要及改善胃肠道环境和预防龋齿。

研究表明，长期高碳水化合物摄入，可促进糖尿病的发生和发展，且碳水化合物摄入量高的人群，代谢综合征发生风险和全因死亡率也会增加。

2. 食物来源

碳水化合物的食物来源丰富，其中谷类、薯类和豆类是淀粉的主要来源，一般谷类提供的碳水化合物占总能量的 50%左右较合理。水果、蔬菜主要提供包括非淀粉多糖，如纤维素和果胶、不消化的抗性淀粉、单糖和低聚糖类等碳水化合物，牛乳能提供乳糖。总之，我国居民应以谷类食物为主要碳水化合物，增加豆类及豆制品的摄入量，并应多吃水果、蔬菜和薯类。

常见食物中碳水化合物的含量
(g/100 g 可食部)

🖱 小实践　碳水化合物的应用计算

1. 请分别计算大学生（男生和女生）每日碳水化合物的需要量。
2. 请评价个人目前碳水化合物每日的摄入量是否适宜。

任务 4　认识蛋白质

蛋白质（Protein）是一切生命的物质基础。每一种生物，包括动物和植物，身体中的每一个细胞都由蛋白质构成。蛋白质既是构造组织和细胞的基本材料，又与各种形式的生命活动紧密相联。机体的新陈代谢和生理功能得以正常进行都依赖蛋白质的不同形式。

一、蛋白质的组成和分类

（一）蛋白质的组成

蛋白质的基本单位氨基酸是分子中具有氨基（—NH_2）和羧基（—COOH）的一类化合物。由一个氨基酸的 α-羧基和另一个氨基酸的 α-氨基组成的共价键称为酰胺键，也称肽键。由多个氨基酸按一定的排列顺序由肽键连接成的长链称为肽，相连氨基酸的数目为 2~10 个的称为寡肽，10 个以上的称为多肽。蛋白质所含的氨基酸大于 100，且具有稳定的高级构象。

食物中大多数蛋白质的含氮量相当接近，平均约为 16%。因此在任何生物样品中，每克氮相当于 6.25 g 蛋白质（即 100÷16），其折算系数为 6.25。只要测定生物样品中的含氮量，就可以算出其中蛋白质的大致含量：样品中蛋白质的百分含量＝每克样品中含氮量（g）×6.25×100%，但不同蛋白质的含氮量是有差别的，故折算系数不尽相同。

（二）蛋白质的分类

食物蛋白质的营养价值取决于所含氨基酸的种类和数量，所以在营养上可根据食物蛋白质的氨基酸组成进行分类，分为完全蛋白质、半完全蛋白质和不完全蛋白质三类。

1. 完全蛋白质

完全蛋白质是指所含必需氨基酸种类齐全、比例适当，不仅能维持人体健康，还能促进生长发育的食物蛋白质。例如，乳类中的酪蛋白、乳清蛋白，蛋类中的卵清蛋白等。

2. 半完全蛋白质

半完全蛋白质是指所含必需氨基酸种类齐全，比例不适当，可以维持生命，但不能促进生长发育的蛋白质。例如，小麦中的麦胶蛋白等。

3. 不完全蛋白质

不完全蛋白质是指所含必需氨基酸种类不全，不能促进生长发育，也不能维持生命的蛋白质。例如，玉米中的玉米胶蛋白，动物结缔组织和肉皮中的胶质蛋白，豌豆中的豆球蛋白等。

（三）必需氨基酸及氨基酸的模式

自然界中的氨基酸有 300 多种，但构成人体蛋白质的氨基酸只有 20 种（见表 1-8），分为必需氨基酸、条件必需氨基酸和非必需氨基酸三大类。

表 1-8　构成人体蛋白质的氨基酸

氨基酸	英文	氨基酸	英文
必需氨基酸		非必需氨基酸	
异亮氨酸	isoleucine（Ile）	精氨酸	arginine（Arg）
亮氨酸	leucine（Leu）	天冬氨酸	aspartic acid（Asp）
赖氨酸	lysine（Lys）	天冬酰胺	asparagine（Asn）
蛋氨酸	methionine（Met）	谷氨酸	glutamic acid（Glu）
苯丙氨酸	phenylalanine（Phe）	谷氨酰胺	glutamine（Gln）
苏氨酸	threonine（Thr）	甘氨酸	glycine（Gly）
色氨酸	tryptophan（Trp）	脯氨酸	proline（Pro）
缬氨酸	valine（Val）	丝氨酸	serine（Ser）
组氨酸*	histidine（His）	条件必需氨基酸	
非必需氨基酸		半胱氨酸	cysteine（Cys）
丙氨酸	alanine（Ala）	酪氨酸	tyrosine（Tyr）
* 组氨酸为婴儿必需氨基酸，成人需要量可能较少。			

（1）必需氨基酸是指人体必需，体内不能合成或合成量不能满足需要，需要从食物中获得的氨基酸，包括缬氨酸、异亮氨酸、亮氨酸、苯丙氨酸、赖氨酸、蛋氨酸、苏氨酸、色氨酸、组氨酸九种。

（2）条件必需氨基酸包括两类，一是在创伤、感染、剧烈运动及高分解代谢等特殊条件下，成为必需的氨基酸，如精氨酸和谷氨酰胺；二是能减少必需氨基酸需求的氨基酸，如酪氨酸和半胱氨酸。半胱氨酸和酪氨酸在体内可分别由蛋氨酸和苯丙氨酸转变生成，如果膳食中能直接提供这两种氨基酸，则人体对蛋氨酸和苯丙氨酸的需要量可分别减少 30% 和 50%。

（3）必需氨基酸需要量模式是指机体在利用蛋白质代谢过程中，对每种必需氨基酸的需要和利用都处在一定的范围内。某种必需氨基酸过多或过少都会影响另外一些必需氨基酸的利用。所以，为了满足机体蛋白质合成的要求，各种必需氨基酸之间应有一个适宜的比例，这种必需氨基酸之间相互搭配的比例关系称为必需氨基酸需要量模式或氨基酸计分模式（Amino Acids Scoring Pattern，AASP）。

几种中国食物和人体蛋白质氨基酸模式

各类人群必需氨基酸的平均需要量[mg/(kg·d)]

一般食物蛋白质的氨基酸构成与人体蛋白质的氨基酸模式越接近，那么这种食物提供的必需氨基酸的利用价值就越高，其蛋白质的营养价值也越高。

（4）限制性氨基酸（Limiting Amino Acid，LAA）指食物蛋白质中一种或几种含量相对较低，影响蛋白质利用率的必需氨基酸。其中缺乏最多的氨基酸称为第一限制氨基酸，这些氨基酸严重影响机体对蛋白质的利用，并且决定蛋白质的质量。膳食中主要的限制性氨基酸包括赖氨酸、蛋氨酸、色氨酸、苏氨酸，其中谷类食物的第一限制氨基酸是赖氨酸，豆类食物的第一限制氨基酸是蛋氨酸。

二、蛋白质的消化吸收

1. 消化

食物蛋白进入胃后，刺激胃黏膜分泌胃泌素，进而刺激胃黏膜壁细胞分泌盐酸、主细胞分泌胃蛋白酶原。胃蛋白酶原经盐酸和自身催化作用转换为活性胃蛋白酶，从而发挥水解蛋白质的作用。由于食物在胃中停留的时间短，对蛋白质的消化并不完全，小肠才是蛋白质消化的主要部位。在小肠胰和肠黏膜细胞分泌的多种蛋白酶和肽酶的作用下，未经消化或消化不完全的蛋白质被进一步水解成氨基酸和短肽。

2. 吸收

经过小肠内的消化，蛋白质被水解为可被吸收的氨基酸和 2~3 个氨基酸的短肽。关于氨基酸的吸收机制，一般认为主要是耗能的主动转运过程，肠黏膜细胞膜上有转运氨基酸的载体蛋白，能与氨基酸和 Na^+ 形成三联体，将其转运入细胞，Na^+ 借钠泵排出细胞外，并消耗 ATP（三磷酸腺苷）。未被吸收的蛋白质在肠道细菌作用下进行无氧分解，即蛋白质的腐败作用。腐败产生的大多数含氮产物对人体有害，但也可以产生少量脂肪酸及维生素等。

三、蛋白质的生理功能

1. 构成人体细胞和组织的重要成分

蛋白质约占人体总重量的 16%，是组成机体所有组织和细胞的主要成分，但其在体内的分布是不均匀的。蛋白质约占细胞内物质的 80%。儿童、青少年、孕妇、乳母体格和组织、器官的生长发育，机体各种损伤修补，消耗性疾病的恢复，以及成人体内细胞和组织的更新，都需要合成大量的蛋白质。有研究证实，成人体内每日有 1%~3% 的蛋白质需要更新，蛋白质的更新包括蛋白质的合成和分解两部分，70%~80% 释放的氨基酸被重新利用、合成蛋白质，剩下的 20%～30% 被降解。例如，肠黏膜细胞平均 6 d 更新一次，红细胞平均 120 d 更新一次。适量的蛋白质摄入将有利于儿童的生长发育、健康成人体内蛋白质的更新和疾病的康复。如果缺乏蛋白质，就会影响组织细胞的正常生命活动，机体也就无法进行正常的生长发育。

2. 构成人体内多种具有重要生理功能的物质

这些物质包括：催化人体内物质代谢和生理生化过程的蛋白类酶；调节各种代谢活动和生理生化反应的蛋白类激素；携带和运输氧的血红蛋白；参与和维持肌肉收缩的肌纤凝蛋白、肌钙蛋白、肌动蛋白；有重要免疫作用的抗体；在体内运输维生素 A、铁等营养素所需的专用结合蛋白；某些氨基酸代谢产生的神经递质，参与神经冲动的传导。色氨酸在体内可代谢成维生素 PP（烟酸），在维生素 PP 缺乏时供机体利用。此外，人体内还有众多的调节细胞活动的蛋白类细胞因子。

近年来研究发现，许多蛋白质降解的肽也具有特殊的生理功能，某些外源性氨基酸的特有生理功能也受到关注和应用。

3. 维持机体内环境稳定及多种生命活动

由于蛋白质的特殊结构和性质，其在人体内有多种生理功能。例如，血液中的白蛋白、球蛋白参与调节和维持体内的酸碱平衡、胶体渗透压、水分在体内的正常分布，维持内环境的稳定以进行各种代谢活动，如神经冲动的传导、信息传递及思维活动等。免疫球蛋白作为抗体可以抵御外来微生物及其他有害物质的入侵。受体可以识别并特异地与具有生物活性的化学信号物质结合，细胞因子能在细胞间传递信息，包括营养素在内的许多重要物质的转运都与蛋白质和氨基酸有关。此外，含有脱氧核糖核酸（DeoxyriboNucleic Acid，DNA）的核蛋白是遗传信息传递的重要物质，遗传信息的传递和表达均与蛋白质有关。

4. 供给能量

蛋白质在人体内可被代谢分解，释放出能量。1 g 食物蛋白质在体内代谢约产生 16.7 kJ（4 kcal）的能量。只在体内碳水化合物、脂肪代谢不足以供给能量所需时，蛋白质才分解，因此，供给能量并非蛋白质的主要功能。

5. 提供特殊氨基酸

蛋白质中蛋氨酸是人体内最重要的甲基供体，很多含氮物质，如肌酸、松果素、肾上腺素、肉碱等在生物合成时需由蛋氨酸提供甲基。此外，甲基在蛋白质和核酸的修饰加工方面也极为重要。牛磺酸是一种氨基磺酸，在人体出生前后的中枢神经系统和视觉系统发育中起关键作用。精氨酸能促进淋巴因子的生成与释放，刺激患者外周血单核细胞朝促细胞分裂剂的胚胎细胞样转变等，以增强免疫功能。

四、食物蛋白质的营养评价

食物中蛋白质营养价值的高低，主要取决于其所含必需氨基酸的种类、含量及其相互比例是否与人体内的蛋白质相近似。食物蛋白质的营养价值应从食物蛋白质的含量、消化率和被机体利用率三方面进行综合评价。

膳食蛋白质的质量评价方法很多，常用的有蛋白质生物价（Biological Value，BV）、氨基酸评分（Amino Acid Score，AAS）、蛋白质净利用率、蛋白质功效比值（Protein Efficiency Ratio，PER）等。

（一）食物中蛋白质的含量

食物中蛋白质含量的多少是评价其营养价值的基础，如果一种食物蛋白质含量很低，其营养价值也有限。

（二）生物评价

1. 蛋白质的消化率

消化吸收是膳食蛋白质被机体利用的先决条件。蛋白质的消化率（Digestibility）是指食物中的蛋白质能够被消化酶分解的程度。蛋白质的消化率越高，被机体吸收利用的可能性越大，其营养价值也就越高。蛋白质的消化率通常用被消化吸收的氮的数量与该种蛋白质的含氮总量的比值来表示，可分为表观消化率（Apparent Digestibility）和真消化率（True Digestibility）。

$$真消化率(\%) = \frac{食物氮-(粪氮-粪代谢氮)}{食物氮} \times 100\%$$

$$表观消化率(\%) = \frac{食物氮-粪氮}{食物氮} \times 100\%$$

蛋白质表观消化率主要反映蛋白质在机体内消化酶作用下被分解的程度，而蛋白质的真消化率是指不考虑粪代谢氮而测定的蛋白质的消化率，这样不仅实验方法简单，而且具有一定的安全性。常见食物蛋白质的真消化率见表1-9。

表1-9　常见食物蛋白质的真消化率

食物	真消化率/%	食物	真消化率/%	食物	真消化率/%
鸡蛋	97±3	花生酱	88	玉米	85±6
面粉（精制）	96±4	大米	88±4	小米	79
牛乳	95±3	大豆粉	87±7	菜豆	78
肉、鱼	94±3	燕麦	86±4	中国混合膳食	96

食物蛋白质消化率除受人体因素影响之外，还受食物因素的影响，如食物的品种、加工和烹调方法、抗营养因子的存在等。一般植物性蛋白质因受纤维物质的包裹，难与消化酶接触，因此其消化率通常比动物性蛋白质低。在一般烹调加工条件下，动物性蛋白质（如乳、蛋、肉类）的消化率可达90%以上，而植物性食物（如米饭、面食）中的蛋白质消化率仅为80%左右。有的食物中含有蛋白质酶抑制剂，如大豆中的胰蛋白酶抑制剂、蛋清中的抗生物素等，都可降低蛋白质的消化率。

2. 蛋白质生物价

蛋白质生物价是用来评定蛋白质在体内被消化、吸收后实际利用程度的重要指标，通常用储留氮量对氮吸收量的百分比表示。

$$生物价 = \frac{储留氮}{吸收氮} \times 100\%$$

$$储留氮=吸收氮-(尿氮-尿内源氮)$$

$$吸收氮=摄入氮-(粪氮-粪代谢氮)$$

生物价最高值为 100，最低值为 0。生物价越高说明蛋白质被机体利用率越高，即蛋白质的营养价值越高。常见食物蛋白质的 BV、PER 和 AAS 见表 1-10。

表 1-10　常见食物蛋白质的 BV、PER 和 AAS

食物	BV	PER	AAS
全鸡蛋	94	3.92	1.06
全牛乳	87	3.09	0.98
鱼	83	4.55	1.00
牛肉	74	2.30	1.00
大豆	73	2.32	0.63
精制面粉	52	0.60	0.34
大米	63	2.16	0.59
土豆	67	—	0.48
明胶	—	-1.25	0

3. 蛋白质功效比值

PER 是用处于生长阶段中的幼年动物（一般用刚断乳的雄性大白鼠），在实验期内其体重增加和摄入蛋白质的量的比值来反映蛋白质营养价值的指标。由于所测蛋白质主要被用来提供生长需要，所以该指标被广泛用于婴幼儿食品中蛋白质的营养评价。

$$PER = \frac{实验期内动物体重增加量（g）}{实验期内蛋白质摄入量（g）}$$

（三）化学评价

1. 氨基酸评分

AAS 也称蛋白质化学分（Chemical Score，CS），是被测食物蛋白质每克氮第一限制氨基酸量（mg/g）与参考蛋白质每克氮相应氨基酸量（mg/g）之比。它是评定单一或混合食物蛋白质营养价值的常用方法，可反映蛋白质构成和利用的关系。

$$AAS = \frac{被测食物蛋白质每克氮或蛋白质氨基酸含量（mg/g）}{参考蛋白质每克氮或蛋白质氨基酸含量（mg/g）} \times 100\%$$

参考蛋白质指所含必需氨基酸种类齐全、数量充足、比例适当，用作评价食物蛋白质营养价值的参照物。常用鸡蛋蛋白质和乳蛋白质作为参考蛋白质。

2. 蛋白质消化率校正的氨基酸评分

蛋白质消化率校正的氨基酸评分（Protein Digestibility Corrected Amino Acid Score，PDCAAS）可替代蛋白质功效比值，对除孕妇和 1 岁以下婴儿以外的所有人群的食物蛋白质进行评价。

$$PDCAAS = 氨基酸评分 \times 真消化率$$

常见食物的 PDCAAS 见表 1-11。

表 1-11　常见食物的 PDCAAS

食物蛋白	PDCAAS	食物蛋白	PDCAAS
酪蛋白	1.00	斑豆	0.63
鸡蛋	1.00	燕麦粉	0.57
大豆分离蛋白	0.99	花生粉	0.52
牛肉	0.92	小扁豆	0.52
豌豆粉	0.69	全麦	0.40
菜豆	0.68	—	—

五、蛋白质的营养状况评价

(一) 膳食蛋白质摄入量

膳食蛋白质摄入量是评价机体蛋白质营养状况的基础和基本背景资料。

氮平衡是指氮的摄入量和排出量的关系，常用于描述体内蛋白质的营养状况，人体氮平衡有以下三种类型。

1. 摄入氮等于排出氮

摄入氮等于排出氮，即 $I = U + F + S$，其中 I 为摄入氮；U 为尿氮；F 为粪氮；S 为通过皮肤及其他途径的排出氮。这种情况称为零氮平衡（Zero Nitrogen Balance），表示体内蛋白质的分解与合成处于平衡状态，是蛋白质的动态平衡。正常成人多处于零氮平衡。

2. 摄入氮大于排出氮

摄入氮大于排出氮，称为正氮平衡（Positive Nitrogen Balance），表示体内蛋白质合成量大于分解量。生长发育的儿童、青少年、孕妇、乳母，以及疾病、创伤恢复期患者多处于正氮平衡。

3. 摄入氮小于排出氮

摄入氮小于排出氮，称为负氮平衡（Negative Nitrogen Balance），表示体内蛋白质分解量大于合成量。负氮平衡常见于蛋白质摄入不足、吸收不良，以及消耗性疾病患者。

(二) 体格测量

机体蛋白质营养状况的好坏，可反映到机体体格构成上。测量体格的指标包括体重、身高、上臂围、上臂肌围、体重指数（Body Mass Index，BMI）等。其中 Z 评分法及年龄别 BMI 法被认为可用于儿童营养状况和蛋白质营养状况的评价。

1. Z 评分法

$$Z 分 = \frac{体格指标实际测定值 - 体格指标参考值中位数}{体格指标参考值标准差}$$

年龄别体重 Z 分（Weight for Age Z Scores，WAZ），以小于−2 界定为低体重，表示近期营养不良；年龄别身高 Z 分（Height for Age Z Scores，HAZ），以小于−2 界定为生长迟缓，反映较长期的营养不良；身高别体重 Z 分（Weight for Height Z Scores，WHZ）是将体重和身高结合起来评价体格和营养状况的指标，以小于−2 界定为消瘦，大于 2 界定为超重。在用 Z 评分法评价体格发育状况时，多采用 WHO 推荐的美国国家卫生统计中心的参考值。

2. 年龄别 BMI 法

WHO 专家委员会认为，年龄别 BMI 是评价儿童生长发育最好的指标，既能反映年龄特征，又能反映体质构成，还能与成人体格评价相连贯。其他评价方法包括百分位法、中位数法、指数法、生长曲线图评价法。

（三）生化检验

1. 血液指标

血清蛋白质常用于评估人体蛋白质的营养水平，主要的指标见表 1-12。

表 1-12　评价血清蛋白质营养水平的主要指标

评价方法	判断标准	优点	缺点
白蛋白	正常值为 35～55 g/L，30～35 g/L 为轻度缺乏，25～30 g/L 为中度缺乏，≤25 g/L 为重度缺乏。当白蛋白低于 28 g/L 时，会出现水肿	是群体调查时常用的指标，白蛋白测定样品易采集，方法简单	白蛋白生物半衰期约为 20 d，早期缺乏时不易测出
运铁蛋白	正常值为 2～4 g/L，1.5～2 g/L 为轻度缺乏，1～1.5 g/L 为中度缺乏，≤1 g/L 为重度缺乏	生物半衰期为 8～10 d，能及时反映脏器蛋白的急剧变化	受铁的影响，当蛋白质和铁的摄取量都低时，其血浆浓度出现代偿性增高
血清前白蛋白（主要功能是运输甲状腺素）	正常值为 250～500 mg/L，150～250 mg/L 为轻度缺乏，100～150 mg/L 为中度缺乏，≤100 mg/L 为重度缺乏	体内储存很少，生物半衰期仅为 1.9 d，较敏感	在任何急需合成蛋白质的情况下，如创伤、急性感染，血清前白蛋白含量都迅速下降
血浆视黄醇结合蛋白（是运输维生素 A 的特殊蛋白）	40～70 μg/L 为正常	生物半衰期为 10 h，是评价蛋白质营养不良急性变化的敏感指标	在很小的应激情况下，也有变化。肾脏有病变时，浓度升高，特异性差，因而临床很少使用
血浆纤维结合蛋白（免疫比浊法）	正常值为 200～280 mg/L	样品易采集，方法简单	—

2. 尿液指标

（1）尿肌酸酐（肌酐）。尿中肌酐是肌肉肌酸的代谢产物，尿肌酐的数量反映肌肉的数量和活动，间接反映体内肌肉中蛋白质含量。正常值为男性每日每千克体重 20～26 mg（7～18 mmol/24 h），女性每日每千克体重 14～22 mg（5.3～16 mmol/24 h）。当蛋白质缺乏时，尿肌酐含量降低。尿肌酐超过正常范围时，反映食物蛋白质摄入过量或肾功能不全。

（2）尿肌酸酐/身高指数。身高指数是 24 h 尿肌酸酐和同性别、同身高、同年龄等 24 h 预期尿肌酸酐的比值。3 月龄～17 岁的身高指数的正常值为大于 0.9；0.5～0.9 为不足；小于 0.5 为缺乏。

（3）三甲基组氨酸。尿中三甲基组氨酸反映肌肉中肌纤蛋白的数量及代谢状况，正常值为男性每日每千克体重（5.2±1.2）μmol，女性每日每千克体重（4±1.3）μmol。

（4）羟脯氨酸。羟脯氨酸是存在于胶原蛋白中的特异氨基酸。对儿童来说，尿羟脯氨酸反映体内胶原蛋白的合成及代谢情况，其正常值：1~5 岁为 0.15~0.49 mmol/d，6~10 岁为 0.27~0.75 mmol/d，11~17 岁为 0.48~1.37 mmol/d，18~21 岁为 0.15~0.42 mmol/d，22~55 岁为 0.11~0.33 mmol/d。

上述指标，种类虽然很多，但各有不足之处，实际应用时还应结合膳食史和临床观察进行综合评价。

六、蛋白质的营养不良

（一）蛋白质缺乏

当人体蛋白质丢失量大于人体蛋白质总量的 20% 时，生命活动就会被迫停止。蛋白质-能量营养不良（Protein-Energy Malnutrition，PEM）是一种因蛋白质和能量长期摄入不足所致的营养缺乏病，它是所有营养不良中最致命的一种。该病在成人和儿童身上均可发生，但处于生长发育阶段的儿童最为敏感。轻度的蛋白质缺乏主要影响儿童的体格生长，导致低体重和生长发育迟缓。长期蛋白质-能量摄入不足将导致人体多种激素水平和身体成分的含量发生明显改变，体重明显下降，各组织器官明显萎缩，出现严重的负氮平衡。约有 50% 的患儿很难活到 5 岁，是发展中国家普遍存在的公共卫生问题。

成人蛋白质摄入不足可引起体力下降、浮肿、抗病力减弱等。这种情况常见于由饥饿引发疾病的人群和久病的恶液质患者。蛋白质缺乏的临床表现为疲倦、体重减轻、贫血、免疫和应激能力下降、血浆蛋白质含量下降，尤其是白蛋白降低，并出现营养性水肿。蛋白质-能量营养不良一般分为消瘦型（Marasmus）、水肿型（Kwashiorkor）和混合型三种类型。

1. 消瘦型

消瘦型主要由能量严重不足所致，临床表现为消瘦、皮下脂肪消失、皮肤干燥松弛、体弱无力等。患者体重常低于其标准体重的 60%，消瘦型的患病人群一般多见于 2 岁以下的幼儿，如图 1-5 所示。

2. 水肿型

水肿型也称夸休可尔症，是指能量摄入基本满足而蛋白质严重不足，以全身水肿为特点，患者虚弱、表情淡漠、生长滞缓、头发变色变脆易脱落，易感染其他疾病，矮小、水肿和腹部突出为该种蛋白质能量营养不良的典型表现。水肿型的患病人群主要为 3~13 岁的儿童，如图 1-6 所示。

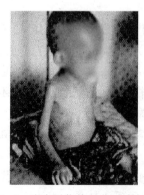
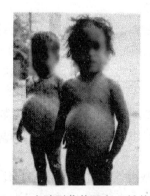

图 1-5　消瘦型营养不良（皮包骨）　　　图 1-6　水肿型营养不良（蛙状腹）

3. 混合型

混合型是指蛋白质和能量同时缺乏，临床表现为上述两型之混合，同时常伴有维生素和其他营养素缺乏。

（二）蛋白质过量

蛋白质摄入不足对人体有较大的危害，但是蛋白质尤其是动物性蛋白质摄入过量对人体的危害更大。首先，过量的动物性蛋白质摄入，会导致胆固醇和饱和脂肪酸、脂肪摄入量的增加；其次，由于蛋白质摄入过量，会加重肾脏代谢负担，同时过量的动物性蛋白质摄入，会导致含硫氨基酸摄入过多，可加速骨骼中钙的丢失，易产生骨质疏松症。

有研究显示，健康成人每日每千克体重摄入 1.9~2.2 g 蛋白质膳食一段时期，会产生胰岛素敏感性下降，尿钙排泄量增加，肾小球滤过率增加，血浆谷氨酸浓度下降等代谢变化。有人在猪的实验中发现，与正常组（蛋白质供能比 15%）相比，摄入蛋白质供能 35% 的高蛋白膳食 8 个月后会出现肾脏损害，表现为肾小球容积增大 60%~70%，组织性纤维化增加 55%，肾小球硬化增加 30%。

七、蛋白质的参考摄入量及食物来源

1. 参考摄入量

蛋白质的摄入量应占总能量摄入量的 10%~20%，至少要达到供能比的 8%。蛋白质的需要量随着年龄的不同有一定差异，10 岁前无性别差异，正常 18~64 岁成人每日每千克体重摄入蛋白质量为 1 g，推荐摄入量男性为 65 g/d，女性为 55 g/d；65 岁以上老年人，男性和女性的推荐摄入量为 72 g/d 和 62 g/d，孕妇为了满足体重的增加和胎儿生长的需要，孕中期和晚期分别增加 15 g/d 和 30 g/d。乳母蛋白质的增加实际上是满足每日泌乳的需要，增加 25 g/d。正常成人优质蛋白质的摄入量应大于 30%，老年人、儿童、青少年、孕妇、乳母等其他人群优质蛋白质的摄入量应小于 50%。

2. 食物来源

蛋白质的食物来源可分为植物性和动物性两大类，动物性食物有各种肉类、乳和蛋类等，植物性食物有大豆、谷类和花生等。其中动物性食物蛋白质和大豆蛋白质是人类膳食中优质蛋白质的来源。植物蛋白质中，谷类含蛋白质 8% 左右，是居民的主食，摄入量大，也是膳食蛋白质的主要来源。

一般要求动物蛋白质和大豆蛋白质应占膳食蛋白质总量的 30%~50%。目前，我国许多地区，居民膳食蛋白质还主要为粮谷类蛋白质，所以应增加优质蛋白质的摄入量。

各类食物的蛋白质含量（%）　　　常见食物的蛋白质含量（g/100 g 可食部）

3. 蛋白质的互补作用

蛋白质的互补作用（Complementary Action）是指两种或两种以上食物蛋白质的混合食

用，其所含必需氨基酸种类和数量之间相互补充，具有提高食物蛋白质营养价值的作用。相对而言，植物蛋白往往缺少必需氨基酸，如赖氨酸、蛋氨酸、苏氨酸和色氨酸，所以其营养价值相对较低。要想充分利用蛋白质的互补作用，提高蛋白质的营养价值，要做到以下几点。

（1）注意混合进食的蛋白质的适宜比例。不同食物蛋白质混合进食的比例不同。

（2）食用时间越近越好，同时食用最好。食用时间最晚不可超过4h，否则起不到互补作用。

（3）食物的生物学种属越远越好。最好同时进食多种不同的食物，如摄入的氨基酸不平衡、种类不齐全时，多余部分的氨基酸就不能组成蛋白质，只能作为能量消耗。

（4）搭配的种类越多越好。食物的多样化，不仅可增进食欲，促进食物的消化吸收，还能充分发挥蛋白质的互补作用。

在膳食安排中应遵循的原则是动物性食物要与植物性食物搭配。要将鱼、肉、禽、乳、豆、菜、果、花及菌藻类食物混合食用，动物性食物与植物性食物搭配在一起要比单纯在植物性食物之间搭配组合更有利于提高蛋白质的营养价值。因此，日常膳食要荤素搭配、粮菜兼食、粮豆混合、粗粮细做，以提高食物蛋白质的消化吸收率。例如，把黄豆和面粉、黄豆面与玉米面混合食用，其蛋白质的生理价值可和瘦牛肉相媲美。

小实践　蛋白质的应用计算

1. 请分别计算大学生（男生和女生）每日蛋白质的需要量。
2. 评价个人目前每日蛋白质的摄入量是否适宜，是否有蛋白质营养不良的现象。

任务5　认识脂类

脂类（Lipids）又叫脂质，包括脂肪，通常人们把来自动物性食物的甘油三酯称为脂，把来自植物性食物的甘油三酯称为油和类脂。类脂是一种在某些理化性质上与脂肪相似的物质，主要包括磷脂（Phospholipid）、固醇类（Steroids）和结合脂类。营养学上重要的脂类主要有甘油三酯、磷脂、固醇类。食物中的脂类95%是甘油三酯，5%是其他脂类。正常体重的成人体内脂类的含量，男性为10%~15%，女性为15%~22%。人体内储存的脂类中，脂肪高达99%。

一、脂肪酸的分类与功能

（一）脂肪酸的分类

甘油三酯是3分子脂肪酸与1分子甘油所形成的酯，组成甘油三酯的脂肪酸的结构，决定了甘油三酯的功能。目前，在自然界中还未发现单一脂肪酸组成的甘油三酯，已知组成脂肪的脂肪酸有40多种。脂肪酸是具有长烃链的羧酸，其结构通式为$CH_3(CH_2)_nCOOH$，根据脂肪酸碳链的长短、饱和程度的不同和空间结构的不同，脂肪酸可以有不同的分类方法。

1. 按照脂肪酸碳链的长度分类

按照脂肪酸碳链的长度可将脂肪酸分为短链脂肪酸（含C_4~C_6）、中链脂肪酸（Medium-

Chain Fatty Acid, MCFA, 含 $C_8 \sim C_{12}$）、长链脂肪酸（Long-Chain Fatty Acid, LCFA, 含 $C_{14} \sim C_{20}$）和极长链（$>C_{22}$）脂肪酸。高等动植物脂肪中的脂肪酸碳链长度多在 $C_{14} \sim C_{22}$，且多为偶数。

中链脂肪酸对特殊人群也有一定的营养意义。中链脂肪酸含量较高的食物有椰子油（含13.9%）、棕榈油（含71%）、牛乳及其制品（含4.0%~4.7%）、人乳（含1.5%~29%）。

2. 按照脂肪酸碳链的饱和程度分类

按照脂肪酸碳链的饱和程度可将脂肪酸分为饱和脂肪酸（Saturated Fatty Acid, SFA, 即没有不饱和双键的脂肪酸）、单不饱和脂肪酸（Monounsaturated Fatty Acid, MUFA, 即含一个不饱和键的脂肪酸）和多不饱和脂肪酸（Polyunsaturated Fatty Acid, PUFA, 即含两个以上不饱和键的脂肪酸）。

食物中常见的饱和脂肪酸有软脂酸、硬脂酸、花生酸和月桂酸等，主要存在于动物脂肪和乳脂中。长期过量摄入可增加心血管疾病发生及死亡的风险。有研究显示，SFA 供能比超过10%，冠心病风险显著增加。另有一项研究发现，SFA 供能比与心血管疾病死亡率呈非线性关系，当供能比达到11%时，死亡率最高。SFA 不易被氧化，且一定量的 SFA 有助于HDL 的形成，因此不应完全限制其摄入。

食物中常见的单不饱和脂肪酸为油酸（Oleic Acid），单不饱和脂肪酸在降低血胆固醇、甘油三酯等方面的作用与多不饱和脂肪酸相近，但不具有多不饱和脂肪酸潜在的不良作用，如促进机体脂质过氧化，促进化学致癌作用和抑制机体的免疫功能等。所以膳食中为了降低饱和脂肪酸，以单不饱和脂肪酸取代部分饱和脂肪酸具有重要意义。

食物中重要的多不饱和脂肪酸是亚油酸（$C_{18:2}$, Linoleic Acid, LA）、亚麻酸（$C_{18:3}$, α-linolenic Acid, ALA）、花生四烯酸（$C_{20:4}$, Arachidonic Acid, ARA）、二十碳五烯酸（$C_{20:5}$, Eicosapentaenoic Acid, EPA）和二十二碳六烯酸（$C_{22:6}$, Docosahexaenoic Acid, DHA），其中 ARA、EPA 和 DHA 在体内可由其他脂肪酸代谢生成。

3. 按照脂肪酸的空间结构分类

按照脂肪酸的空间结构可将脂肪酸分为顺式脂肪酸（Cis-Fatty Acid, 即双键上的氢原子连在碳原子的同侧，如图 1-7 所示）和反式脂肪酸（Trans-Fatty Acid, TFA, 含有一个或一个以上非共轭反式双键的不饱和脂肪酸，如图 1-8 所示）。

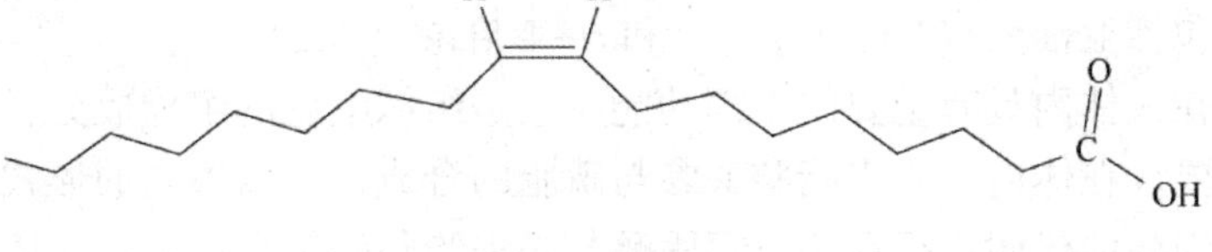

图 1-7　顺式脂肪酸（油酸）结构

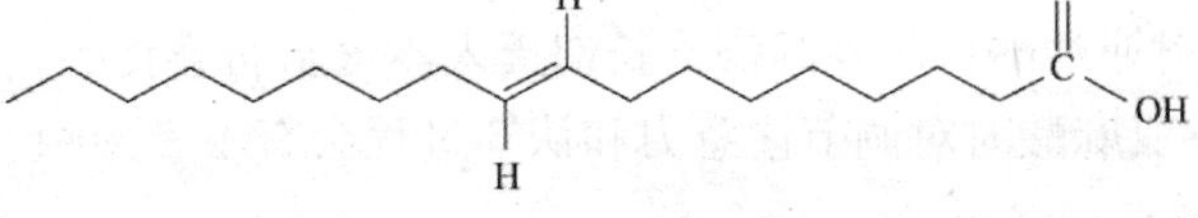

图 1-8　反式脂肪酸（反油酸）结构

食物中的反式脂肪酸多数是由植物油氢化制成的，少量存在于反刍动物的脂肪中。反式脂肪酸的摄入除可氧化供能外，还有升高血浆胆固醇的作用，因此要限制其摄入量，特别是

"三高"（高血脂、高血糖和高血压）人群。有研究表明，反式脂肪酸可升高血浆 LDL-C 水平，同时降低 HDL-C，从而增加冠心病的发生风险。反式脂肪酸供能比增加 2%，心血管疾病的发生风险增加 23%，且长期高 TFS 摄入可引起血管炎症、氧化应急等反应，从而加速动脉粥样硬化的进展，还是糖尿病、肿瘤等疾病发生的危险因素。

虽然摄入过多的反式脂肪酸对人体健康不利，但并不是所有的反式脂肪酸对人体的健康都有害，天然存在的共轭亚油酸就是一种有益的反式脂肪酸，它具有一定的抗肿瘤作用。因此，在对待反式脂肪酸的问题上，人们要有严谨的科学态度。

在自然状态下，食物中大多数的不饱和脂肪酸为顺式脂肪酸，反式脂肪酸天然存在于牛乳、羊乳中，牛乳、羊乳中反式脂肪酸的含量是 3%~5%。在植物油氢化过程和长期高温油炸的过程中会产生反式脂肪酸，其中氢化植物油中反式脂肪酸的含量为 14.2%~34.3%，以氢化油脂油炸的食品、加工的食品中反式脂肪酸的含量也较高。美国、加拿大、瑞士等国家都要求限制加工食品中反式脂肪酸的含量，有些国家要求必须在食品标签上列出其含量。

4. 按照双键的位置分类

按照双键的位置可将不饱和脂肪酸分为 $\omega-3$、$\omega-6$、$\omega-9$ 系列脂肪酸。目前国际上一般从 CH_3— 的碳起计算不饱和脂肪酸中不饱和键的位置。例如，亚油酸为 $C_{18:2}$，$\omega-6$，即亚油酸中有两个不饱和键，第一个不饱和双键从甲基端数起，在第六个碳原子和第七个碳原子之间，即为 $\omega-6$ 系列脂肪酸。此外，国际上还有以 n 来代替 ω 的表示方法，即 $\omega-6$ 系列脂肪酸就是 $n-6$ 系列脂肪酸。

常见脂肪酸的
种类及结构

大多数脂肪酸含偶数碳原子，因为它们通常从双碳单位生物合成。除了常见的偶数碳脂肪酸外，在许多生物体内还存在一些奇数碳脂肪酸。日本沼田光弘博士在研究抗癌药物时发现，奇数碳的脂肪酸具有抗癌活性。橄榄核仁油、野生大豆种子、翅果油树果实、乌桕脂等中含有少量奇数碳脂肪酸。

（二）重要的脂肪酸与功能

1. 必需脂肪酸

必需脂肪酸（Essential Fatty Acid，EFA）是指人体必需、自身不能合成、需要从食物中获得的脂肪酸，包括亚油酸（LA，$C_{18:2}$）和 α-亚麻酸（ALA，$C_{18:3}$）。

必需脂肪酸在人体内具有重要的生理功能：它是组织细胞的组成成分，对线粒体和细胞膜的结构特别重要。在体内，必需脂肪酸参与磷脂的合成，并以磷脂的形式出现在线粒体和细胞膜中；对胆固醇的代谢也很重要，胆固醇与必需脂肪酸结合后才能在体内转运进行正常代谢。动物的精子形成也与必需脂肪酸有关，缺乏可出现不育症；授乳过程也会出现障碍。膳食中长期缺乏必需脂肪酸，就会发生必需脂肪酸缺乏症。在人体中尚未发生过缺乏症的全部症候群，但婴儿缺乏亚油酸可出现湿疹，长期摄入不含脂肪膳食的人会发生皮炎和伤口难以愈合，长期缺乏 α-亚麻酸时对调节注意力和认知过程会有不良影响。

2. $\omega-3$ 系列多不饱和脂肪酸

$\omega-3$ 系列多不饱和脂肪酸有 α-亚麻酸、二十碳五烯酸、二十二碳六烯酸。这些多不饱和脂肪酸在人和哺乳动物组织细胞中一系列酶的催化下，可转变为前列腺素（Prostaglandin，PG）、血栓素及白三烯等重要衍生物，几乎参与所有的细胞代谢活动，具有特殊的营养功能，还具有免疫调节功能和抗炎作用。

3. ω-6 系列多不饱和脂肪酸

ω-6 系列多不饱和脂肪酸是由亚油酸衍生而来，包括 γ-亚麻酸、花生四烯酸，其中最重要的 ω-6 系列多不饱和脂肪酸是亚油酸和花生四烯酸。花生四烯酸是合成前列腺素的前体物质，前列腺素具有调解血液凝固、血管的扩张和收缩、神经刺激传导、生殖和分娩的正常进行、水代谢平衡等作用。母乳中前列腺素可防止婴儿消化道损伤，因此花生四烯酸常被添加到婴儿配方乳粉中，以增强婴儿的免疫功能。

二、脂类的分类与功能

1. 甘油三酯

脂肪是由甘油和脂肪酸组成的三酰甘油酯，其中甘油的分子比较简单，而脂肪酸的种类和长短却不相同。因此脂肪的性质和特点主要取决于脂肪酸，不同食物中的脂肪所含有的脂肪酸种类和含量不一样。自然界有 40 多种脂肪酸，因此可形成多种脂肪酸甘油三酯。

2. 磷脂

磷脂按其组成结构可以分为磷酸甘油酯和神经鞘酯。磷酸甘油酯主要与营养有关。

磷脂是生物膜的重要组成成分，对脂肪的吸收和运转及储存脂肪酸（特别是不饱和脂肪酸）起着重要作用。它能防止脂肪肝的形成，有利于胆固醇的溶解和排泄，防止动脉粥样硬化，也是磷的重要来源。据 WHO 专门委员会报告，一般成人每日需补充 6~8 g 磷脂，食用 22~83 g 的磷脂可以降低血液中的固醇（Sterol），且无任何副作用，因此磷脂是重要的保健食品。

人们从食物，如大豆、蛋黄、瘦肉、脑、肝及肾中可以获得磷脂，但机体也能自行合成所需要的磷脂。食物中含有的磷脂主要为卵磷脂和脑磷脂。大豆卵磷脂降血脂的作用优于蛋黄中的卵磷脂，因为其更易于运输胆固醇，使胆固醇不易沉积于动脉壁。

3. 固醇（甾醇）类

固醇可分为植物固醇（Phytosterol）和动物固醇。

（1）植物固醇。植物固醇为植物细胞的重要组成成分，不能为动物吸收利用。国内外研究表明，植物固醇在肠道内可以与胆固醇竞争，减少胆固醇吸收，可促进饱和脂肪酸和胆固醇代谢，具有降低血液中胆固醇的作用，因此人们将其添加在人造黄油和食用油脂中。植物固醇主要存在于植物油、种子和坚果中，其含量以豆固醇和谷固醇最多。

（2）胆固醇。胆固醇是最重要的动物固醇，又称胆甾醇。人体内胆固醇的来源主要有两种途径，一是内源性的，即由肝脏合成，这部分约占总胆固醇的 70%；另一部分是外源性的，即来自于食物中的胆固醇，大约占 30%。

胆固醇是脑、神经、肝、肾、皮肤和血细胞生物膜的重要组成成分，是合成类固醇激素和胆汁酸的必需物质，对人体健康非常重要。血液中的胆固醇浓度如果过低，对身体会造成损害。研究表明，人体缺少胆固醇时，细胞膜组织就会遭到破坏，噬异变细胞白细胞的功能及活性减弱，不能有效地识别、杀伤和吞噬包括癌细胞在内的变异细胞，人体就会患癌症等疾病。资料显示，机体内胆固醇含量过低的人，患结肠癌的概率是胆固醇水平正常人的 3 倍，其他癌症的患病率也大大提高。合

常见食物中
胆固醇含量
（mg/100 g 可食部）

理饮食是控制人体内胆固醇水平的重要因素。

胆固醇主要存在于动物性食物中，以动物内脏、动物脂肪中含量较高，尤其脑中含量丰富，蛋黄、鱼子、蛤贝类中含量也较高，鱼类和乳类含量较低。

研究显示，膳食胆固醇摄入量与高胆固醇血症的发生密切相关，但与心血管疾病（Cardiovascular Diseases，CD）发生之间的关系并不明确。2011年，关于胆固醇与冠心病关系的四项前瞻性队列研究的系统综述显示，即使胆固醇摄入量达到 768 mg/d，也未发现胆固醇摄入与冠心病发病和死亡有关；研究发现鸡蛋摄入量与冠心病和脑中风（脑出血）也没有关联。注意，膳食胆固醇的来源不同，对血脂及心血管疾病的影响也可能不同。迄今仍缺乏胆固醇增加慢性病危险的阈值摄入量，因而无法制定其可耐受最高摄入量。

三、脂类的消化吸收

（一）脂肪的消化吸收

膳食中脂肪的消化吸收主要在小肠中进行。脂肪在胰液和胆汁作用下，与胆盐混合均匀乳化，在小肠分泌的脂肪酶的作用下将甘油三酯分解成游离脂肪酸和甘油单酯。吸收后的长链脂肪酸与甘油单酯在小肠黏膜细胞内重新合成甘油三酯，并和磷脂、胆固醇及蛋白质结合形成乳糜微粒（Chylomicron，CM），经淋巴系统进入血液循环，成为血脂的主要部分。

中链脂肪酸由于其水溶性好，不需胆汁乳化，可直接被小肠吸收，吸收后无须形成乳糜微粒，可经门静脉进入肝脏，在细胞内可快速氧化产生能量，代谢中可增加 8%~35% 不等的能量消耗；极少再合成甘油三酯、胆固醇，不在体内蓄积，不会提高胆固醇水平等。所以这类脂肪可在婴幼儿配方乳粉、运动员食品等特殊食品中添加，临床上可以用来治疗高脂血蛋白血症，急性、慢性肾功能不全等。中链脂肪酸氧化产生的酮体较多，过多食用对人体有副作用，因此要适当使用。

吸收后的脂肪大部分作为能量储备物质，储存于脂肪组织。一部分可用于合成新细胞，多存在于肝、脑、心、脾、肺等重要器官；一部分在肝内转变为磷脂和糖原进行储存；还有一部分经氧化分解成 CO_2 和 H_2O，释放出能量。

一般而言，熔点低的脂肪易于吸收；摄入量少时吸收率高；由不饱和脂肪酸构成的脂肪比由饱和脂肪酸构成的脂肪易于吸收。婴儿脂肪吸收率低，易发生消化不良；老年人的脂肪吸收和代谢比年轻人慢。通常情况下，食物中脂肪几乎完全被吸收。

（二）类脂的消化吸收

1. 磷脂

活化的磷脂酶 A_2 在小肠中可将膳食中的磷脂水解成脂肪酸和溶血磷脂，或继续水解。卵磷脂水解成甘油、磷酸及胆碱，脑磷脂水解成甘油、磷酸及乙醇胺。小部分磷脂在胆盐的协助下，可不经消化而直接吸收。被吸收的磷脂水解产物在肠黏膜细胞内重新合成磷脂，并与甘油三酯等组成乳糜微粒，经淋巴系统进入血液循环。

2. 胆固醇

食物中的胆固醇酯可经胰液和肠液中的胆固醇酯水解酶水解成胆固醇和脂肪酸。胆固醇借助胆盐的乳化被肠黏膜细胞吸收。被吸收的 2/3 胆固醇在肠黏膜细胞内重新酯化为胆固醇酯。胆固醇酯、游离胆固醇、磷脂、甘油三酯及由肠黏膜细胞合成的脱辅基蛋白共同形成乳糜微粒，经淋巴系统进入血液循环。淋巴细胞和血液中的胆固醇大部分以胆固醇酯的形式存在。未被吸收的胆固醇在小肠下段被细菌转化为粪固醇，由粪便排出。

四、脂类的生理功能

1. 构成人体成分并提供和储存能量

脂肪是体内的一种能量储备形式和主要供能物质。脂肪占正常人体重的 14%~19%，是构成机体成分的重要物质。脂肪是人体重要的能量来源，合理膳食能量中的 20%~30% 由脂肪供给。

2. 构成生物膜

脂类特别是磷脂和胆固醇，是所有生物膜的重要组成部分，如细胞膜、内质网膜、核膜、神经髓鞘膜等机体主要的生物膜。按质量计，生物膜含蛋白质约 20%，含磷脂 50%~70%，含胆固醇 20%~30%。磷脂上的多不饱和脂肪酸赋予膜流动性，卵磷脂是细胞膜的主要结构脂，也是体内胆碱的储存形式。鞘磷脂和鞘糖脂不仅是生物膜的重要组成部分，还参与细胞识别和信息传递。

3. 提供必需脂肪酸

必需脂肪酸
及其衍生物
的转化途径

必需脂肪酸亚油酸（$n-6$）和 $\alpha-$亚麻酸（$n-3$）必须靠膳食脂肪提供。必需脂肪酸的衍生物具有多种生理功能，如二十二碳六烯酸（$n-3$）、花生四烯酸（$n-6$）是脑、神经组织及视网膜中含量较高的脂肪酸，故对脑及视觉功能发育有重要的作用。此外，源于花生四烯酸所产生的 PG_2、TX_2 及 LT_4 和源于 EPA（$n-3$）所产生的 PG_3、TX_3（血栓素，Thromboxane，TX）及 LT_5（白三烯，Leukotriene，LT）共同参与体内免疫、炎症、心率、血凝及血管舒缩的调节，但不同来源的产物在功能上差异很大，甚至相互拮抗。例如，TXB_2 扩张血管，TXB_3 收缩血管；PG_2 致心律失常，而 PG_3 抗心律失常，PG_2 促炎症反应，而 PG_3 被认为是炎症消散因子。必需脂肪酸还能显著地降低甘油三酯和极低密度脂蛋白（Very Low Density Lipoprotein，VLDL）水平，发挥调节血脂的作用。

4. 促进脂溶性维生素的吸收

脂肪是脂溶性维生素的良好载体，食物中脂溶性维生素常与脂肪并存，如鱼肝油和奶油富含维生素 A、维生素 D，麦胚油富含维生素 E。脂肪还能促进脂溶性维生素的吸收。脂肪可刺激胆汁分泌，协助脂溶性维生素的吸收和利用。膳食缺乏脂肪或脂肪吸收障碍时，会引起体内脂溶性维生素不足或缺乏。

5. 维持体温、保护脏器

脂肪是热的不良导体，可阻止体热的散发，维持体温的恒定。此外，体脂也能防止和缓冲因震动而造成的对脏器、组织、关节的损害，发挥对器官的保护作用。

6. 节约蛋白质作用

充足的膳食脂肪摄入可节约蛋白质，令其不被作为能源物质，有助于蛋白质发挥其他生理功能。

7. 改善食物的感官性状、促进食欲和增加饱腹感

膳食脂肪可改善食物的色、香、味、形等感官性状，从而起到促进食欲的作用。膳食脂肪可刺激十二指肠产生肠抑胃食素，使肠蠕动受到抑制，从而减缓胃排空的速度，进而增加饱腹感。

五、脂类的营养不良

人体脂类营养水平的评价主要通过体重指数、腰臀比和体脂含量等体格测量指标和血脂的水平来判断。

1. 脂类缺乏

脂肪摄入过少会影响必需脂肪酸的摄入和脂溶性维生素的吸收，因此导致营养不平衡、脂溶性维生素缺乏、免疫功能下降、皮肤干燥、生理功能受限等问题。

2. 脂类过量

高脂肪膳食会导致能量摄入的增加，继而增加肥胖症及患心血管疾病的风险。随着膳食脂肪供能比的增加，人群超重/肥胖率、2型糖尿病患病率及血胆固醇水平随之增加。

六、脂类的参考摄入量及食物来源

1. 参考摄入量

不同的民族和地区间由于经济发展水平和饮食习惯的不同，脂肪的实际摄入量有很大差异。我国建议4岁以上人群每日膳食中脂肪的适宜摄入量占总能量的比例应为20%~30%，1~3岁儿童可达35%。成人膳食中饱和脂肪酸、$n-6$多不饱和脂肪酸、$n-3$多不饱和脂肪酸、亚油酸和亚麻酸占总能量的比例分别为小于10%、2.5%~9.0%、0.5%~2.0%、4.0%和0.6%。为满足所需脂溶性维生素、必需脂肪酸的摄入，保证脂溶性维生素的吸收，一般认为，每人每日摄入5g左右的油脂就可达到上述要求。

FAO 2010报告将TFA的AMDR定为1%E，我国1岁以上儿童及成人TFA的AMDR上限为1%E。鉴于目前关于膳食胆固醇摄入与血脂代谢和CVD死亡风险之间的关系仍存在争议，暂不设定膳食胆固醇的AMDR值。

2. 食物来源

脂肪的食物来源主要是烹调油，也包括食物本身所含的油脂。不同油脂中的脂肪酸构成不同。通常，动物脂肪含饱和脂肪酸较多，而植物油含不饱和脂肪酸多，是人体必需脂肪酸的良好来源。食用油脂多样化是保证各种脂肪酸摄入比例合理的有效措施。一般认为，植物油中如大豆油、花生油、芝麻油、玉米油、米糠油等营养价值高，动物脂肪中如奶油、蛋黄油、鱼脂、鱼肝油的营养价值较高。动物性食物以肉类含脂肪量较高，禽类次之，鱼类较少。肉类中猪肉、羊肉含脂量较多，牛肉次之。

常见食物中脂肪的含量

小实践 **脂类的应用计算**

1. 请计算大学生（男生和女生）每日脂肪的需要量。
2. 评价个人目前每日脂肪的摄入量是否适宜。

训练项目 2　膳食调查

（一）知识准备

1. 膳食调查的定义

膳食调查指对个人、家庭或人群一定时间内各种食物摄入量及营养素摄入状况的调查。

2. 膳食调查的目的和意义

（1）了解在一定时间内调查对象通过膳食所摄取的能量和各种营养素的数量和质量，评价居民膳食结构和营养现状，预测今后的可能发展趋势。

（2）发现与膳食营养因素有关的营养问题，为合理调配食谱、制定膳食营养素参考摄入量提供参考；为进一步监测或进行原因探讨提供依据；有助于预防、诊断和治疗营养素缺乏症。

（3）膳食调查是营养调查工作中的一个基本组成部分，本身又是一个相对独立的内容。膳食调查结果可以为所调查的单位或人群改善营养提供咨询、指导。

（4）膳食调查可以为某些与营养有关的综合性或专题性研究提供基础资料，为国家制定政策和社会发展规范提供信息。例如，调查某些地方病、营养相关疾病与营养的关系，研究某些生理常数、营养水平判定指标等。

3. 膳食调查的内容

进行膳食调查前应考虑调查对象的选择。调查对象包括调查点的选择和调查人员的选择两个方面。要根据膳食调查的目的、人力、物力来决定。原则上应注意是否有代表性，既能代表全面，又能包括一般的特殊情况。

膳食调查的目的不同，其调查的内容也不尽相同，但一般包括以下主要内容。

（1）每人每日摄入食物的品种和数量。

（2）烹调加工方法对维生素保存的影响。

（3）饮食制度、餐次分配。

（4）过去膳食情况、饮食习惯、生理卫生状况（年龄、性别、劳动强度）、是否有慢性病等。

4. 膳食调查的方法

常用的膳食调查方法有记账法、24 小时回顾法、称量（重）法、膳食史法、熟食采样分析法等。膳食调查的目的不同，其调查方法也不尽相同，必须选择一个最能正确反映个体或人群当时食物摄入量的方法，必要时可以多种方法并用。

膳食调查时间长短也随膳食调查目的、膳食管理方法及调查方法而不同。一般为 5~7 d，其中不包括节假日。如果居民有星期日吃得较好的习惯，则应包括星期日在内的 7 d 调查。如果在集体食堂的机构可用记账法进行调查，调查日数可长达一个月到半年。研究癌症与不同膳食组成成分（如脂肪、膳食纤维等）的关系常用膳食史法，调查期可长达数年。

（1）记账法。记账法是根据该单位在一定期限内的各种食物消耗总量和就餐人数计算出平均每人每日的食物消耗量，再根据《中国食物成分表》计算每人每日的能量和营养素的摄入量，适用于有详细伙食账目的集体单位，也可用于家庭。

记账法的操作简单、费用低、所需人力少，适用于大样本膳食调查，且易于为膳食管理人员掌握。记账法可以调查长时期的膳食，而且适合于进行全年不同季节的调查，但是这种方法只能得到全家或集体的人均摄入量，难以分析个体膳食摄入情况。

（2）24小时回顾法。24小时回顾法是指通过询问调查对象过去24 h实际的膳食摄入状况，对其食物摄入量进行计算的一种方法。24小时回顾法中的"24小时"通常是指从调查时间点开始向前推24 h。24小时回顾法的主要优点是所用时间短，调查对象不需要较高的文化水平，能得到个体的膳食营养素摄入状况，便于与其他相关因素进行分析比较。这种膳食调查结果对于人群营养状况的原因分析也是非常有价值的，缺点是调查对象的回顾依赖于短期记忆，对调查对象要进行严格培训，不然调查对象之间的差别很难标准化。

24小时回顾法可用于家庭中个体的食物消耗状况调查，也适用于描述不同人群个体的食物摄入状况。在实际工作中一般选用3 d连续调查方法，具体询问获得信息的方式也有很多种，包括面对面询问，使用开放式表格或事先确定的调查表通过电话、录音等进行询问，其中最典型的方法是使用开放调查表进行面对面的询问。24小时回顾法一般要求在15~40 min完成，以面对面进行调查的应答率较高者，对其所摄入的食物可进行量化估计。

（3）称量（重）法。称量法对某一个伙食单位或个人一日各餐食物食用量进行称重，计算每人每日的营养素摄入量。称量法准确性高，可作为膳食调查的"金标准"，用于衡量其他方法的准确性。一日食物摄入量记录见表1-13。

表1-13　一日食物摄入量记录

餐次	食物名称	食物摄入量/kg
早餐		
午餐		
晚餐		

（4）膳食史法。膳食史法是估计被调查者在指定的一段时间内摄入某些食物的频率的方法。这种方法以问卷的形式进行膳食调查，以调查个体经常性的食物摄入种类，根据每日、每周、每月甚至每年所食各种食物的次数或食物的种类来评价膳食营养状况。近年来被应用于了解一定时间内的日常摄入量，以研究既往膳食习惯同某些慢性病的关系。

（5）熟食采样分析法。熟食采样分析法是通过实验室化学分析测定调查对象在一定时间内所摄入食品的能量和营养素数量及质量。收集样品的方法是双份饭菜法，制作两份完全相同的饭菜，一份供调查者食用，另一份作为分析样品。分析样品的数量和供给量必须与摄入的食物一致。

5. 膳食调查的步骤

膳食调查的计算与评价主要包括膳食中各类食物摄入量的计算、膳食结构分析和评价、膳食能量摄入量计算与评价、膳食营养素的计算与评价。具体内容包括：每餐饭菜的名称、各类食物的质量、就餐人数；平均每人每日各类食物的摄入量；平均每人每日各种营养素的摄入量；平均每人每日各种营养素供给量标准；平均每人每日各种营养素摄入量占推荐摄入量的百分数；能量营养素来源及分布；蛋白质来源及分布；脂肪来源及分布；三餐能量的分配；营养状况评价。

具体调查步骤如下。

（1）膳食资料的收集与整理，求出平均每人每日各种食物的消耗量。

记账法的记录时间为一个月，统计每日就餐人数，计算平均每人每日各种食物的消耗量。

称量法：计算每日每餐各种食物可食部消耗生重、熟重和剩余熟食量，求出生熟比例，然后将一日各餐的结果相加取得一日的各种食物消耗量。各种食物需经分类综合，然后求得每人每日食物的平均消耗量。

（2）营养素的计算，依据为《中国食物成分表》。

对原始资料按《中国食物成分表》计算出每种主要食物所供给的能量和各种营养素。记账法可按每千克食物计算，称量法按 100 g 食物计算，所得的总量即为调查期间该人群（或个人）平均每人每日能量和各营养素的摄入量（见表 1-14）。

表 1-14　每人每日能量和各营养素摄入量计算

名称	食物量/g	蛋白质/g	碳水化合物/g	能量/kcal	钙/mg	磷/mg	铁/mg	维生素 A/μg	胡萝卜素/mg	硫胺素/mg	核黄素/mg	烟酸/mg	维生素 C/mg	粗纤维/g
总计														

（3）计算膳食中各类食物的质量及百分比，包括三大营养素的能量比、能量的三餐分配、蛋白质的食物来源分配（见表 1-15 和表 1-16）。

表 1-15　膳食成分、能量及蛋白质来源分配

项目		总数	谷类	豆类及豆制品	叶菜类	根茎类	瓜果类	肉类	鱼类	乳类	蛋类	植物油	纯糖	其他
膳食成分	食物量/g													
能量来源	食物量/g													
蛋白来源	食物量/g													

表 1-16　每人每日所得三大营养素提供的能量及其能量比

类别	摄入量/g	能量/kcal	能量比
蛋白质			
脂肪			
碳水化合物			
合计			

（4）依据膳食供给量标准进行膳食状况评价。

根据膳食调查的结果对人体营养素和能量的摄入量、各种营养素的来源比例及膳食构成进行评价判断分析。膳食调查的结果与我国颁布的营养素供给量标准进行比较。从各营养素摄入量、三大产能营养素占总能量的比例及优质蛋白质占总蛋白质的比例等方面进行评价，并提出膳食改进建议。如果某种营养素的供给量长期低于标准的90%，则可能有营养不足症发生；如果长期低于标准的70%，则可能发生营养缺乏病。

6. 膳食调查的评价

（1）合理的营养素摄入量及比例。

① 能量。成人能量的摄入量占参考摄入量的80%以上为基本满足要求，95%以上为最好。长期摄入量低于参考摄入量的70%为供应不足，将导致能量营养不良；但长期摄入量超过参考摄入量的50%或更高是有害无益的。儿童的能量摄入量占参考摄入量的90%以上为正常，低于80%为不足。

② 蛋白质。当能量供应充足时，蛋白质摄入量应达到参考摄入量的80%以上，否则可能使一部分儿童出现蛋白质缺乏症状。如果蛋白质的供应仅为参考摄入量的70%，能量供应又不能满足，儿童可能出现严重的蛋白质缺乏症。优质蛋白质最好能占全蛋白质的1/3以上。

③ 脂肪。在合理膳食中，一般规定每日由脂肪供给的能量占每日总能量摄入的20%~30%，其中饱和脂肪酸提供的能量不能超过总能量的10%。

④ 碳水化合物。合理的碳水化合物摄入所产生的能量应该占每日总能量摄入的55%~65%。

⑤ 矿物质。我国居民容易缺乏的矿物质是钙，特别是婴幼儿、青少年、孕妇和乳母，儿童膳食氮、钙、磷的适宜比例应为10：1：1.5。食物中供给铁的量往往大于参考摄入量的2~4倍，但实际仍有一定数量的人患有缺铁性贫血，主要是因为铁的吸收不良。

⑥ 维生素。合理膳食要求维生素A与胡萝卜素的摄入比例为1：3，因此，膳食中要有一定数量的动物性食品，大约占维生素A总供给量的30%。

（2）膳食模式分析。

《中国居民平衡膳食宝塔》是根据《中国居民膳食指南（2022)》结合中国居民的膳食结构特点设计的，它提出了一个营养上比较理想的膳食模式，可以根据该膳食模式数据对人群的膳食模式进行评价。《中国居民平衡膳食宝塔》分为五层：谷薯类位于底层，每人每日应吃250~400 g；蔬菜类和水果类位于第二层，每人每日应吃蔬菜类300~500 g和水果类200~350 g；畜禽肉、水产类、蛋类食物位于第三层，每人每日应吃畜禽肉40~75 g、水产类40~75 g、蛋类40~50 g；奶及奶制品、大豆及坚果类位于第四层，每人每日应吃奶及奶制品300~500 g、大豆及坚果类25~35 g；第五层塔尖是油和盐，每人每日摄入食用油的量为25~30 g，盐不超过5 g，添加糖不超过30 g。各类食物的摄入量一般指食物的生重。

（3）与DRIs比较评价。

将就餐者实际摄入的能量和营养素的量同中国营养学会《中国居民膳食营养素参考摄入量（2023版）》进行比较。

对个体膳食评价的核心是比较被调查者的日常摄入量和需要量。在任何情况下，一个人的真正需要量和日常摄入量都只能是一个估算结果，因此对个体膳食适宜性评价也是不精确的。正确计算摄入量和恰当选择参考值对评价有重要意义。对评价结果进行解释需要谨慎，必要时应当结合该个体其他方面的材料，如体格测量或生化测定结果进行综合评价，以确定某些营养素的摄入量是否足够。

对群体的评价主要是评估人群中摄入不足或摄入过量的流行情况，以及亚人群间摄入量的差别；方法是比较日常营养素摄入量与需要量来进行评估。对于平均需要的营养素，摄入量低于平均需要者在群体中占的百分数即为摄入不足的比例数。对于有适宜摄入量的营养素只能比较群体平均摄入量或中位数摄入量和适宜摄入量的关系，但当平均摄入量低于适宜摄入量时，没有办法判断摄入不足的比例。日常摄入量超过可耐受最高摄入者所占的百分数就是人群中有过量摄入风险的比例。

任何一个人群的营养素摄入量和需求量都处于一种分布状态，只能通过进行合理的比较得到摄入不足或摄入过多的概率。

（二）实训准备

（1）学习标准。熟悉《膳食调查方法 第1部分：24小时回顾法》（WS/T 426.1—2013）相关技术要求，了解《中国食物成分表》的用法。

（2）调查时间。由于我国居民日常膳食中食物种类较多，各种食物的摄入频率相差较大，因此使用1日的24小时回顾法所获得的调查结果在评价调查对象膳食营养状况时变异较大，在代表一定群体的膳食调查设计中，一般选用连续3日24小时回顾法（每天询问调查对象24 h的进餐情况，连续进行3日，具有较好的食物摄入代表性）。此外，由于调查对象工作日和休息日的膳食常常会有很大的差异，因此，选择3日24小时回顾法的调查时间应该是两个工作日和一个休息日连续进行。

（3）调查表。在调查前根据调查目的和调查对象设计好调查用的工作表。调查表可以是纸质的调查表，也可以是数字化的调查表。调查人员在调查中所使用的调查表应包括表1-17所包含的内容，并对调查项进行编码，以便数据的计算录入。

表1-17 24小时回顾法调查

姓名：   性别：   年龄：   生理状况：

劳动强度：   人日数：   个人编码：

进餐时间	食物名称	原料名称	原料编码	原料量/g	是否可食部
早餐					
上午零食					
午餐					
下午零食					
晚餐					
晚上零食					

注：生理状况分为正常、孕妇、乳母；劳动强度分为轻体力活动（一般指办公室活动、修理电器钟表、实验操作、讲课等）、中等体力活动（一般指学生日常活动、机动车驾驶、电工安装、车床操作、金属制造等）、重体力活动（一般指非机械化农业劳动、炼钢、舞蹈、体育运动、装卸、采矿等）；进餐时间分为早餐、上午零食、午餐、下午零食、晚餐、晚上零食；根据调查目的也可在表中添加进餐地点、制作方法和制作地点等内容。

（4）食物成分表。对于调查的各种食物的原料名称，要通过查询《中国食物成分表》填写相应的原料编码。

（5）食物模型和图谱。调查中可使用食物模型和图谱及各种食品大小的参考质量，从而对回忆的摄入食物进行质量估计。

（6）计算器或计算软件。数据整理中涉及大量的数据计算，为了保证计算的准确和高效，要借助计算器或相关的计算软件。

（7）熟悉调查对象家中（或地区）常用的容器和食物信息。熟悉常用容量如碗、盘子、杯子或瓶子的大小，熟悉常吃的食物如馒头、苹果、梨等的质量；了解被调查者居住地市场上主副食供应的品种、价格及食物生熟比值和体积之间的关系；做到能较准确地按照食物的体积估计食物的质量及生食与熟食的比值。

（8）熟悉《中国食物成分表》《中国居民膳食营养素参考摄入量（2023版）》和《中国居民平衡膳食宝塔》。

（9）通过膳食调查得到24小时回顾法调查表或食物称重登记表、食物能量和营养素计算表。

（10）对调查期间的食谱、各种食物原料进行了解。

（11）预先设计好各类食物摄入量记录表、统计表等。

（三）实训步骤

1. 24小时回顾法

（1）调查对象的告知。与调查对象做好沟通与预约。调查人员在调查前应向调查对象简要介绍调查内容，明确告知回顾调查的时间周期和调查地点。家庭调查应该入户进行询问。

（2）调查内容。调查内容应包括调查对象的基本信息、进餐时间、食物名称、原料名称及原料质量等。

（3）询问和记录调查对象的食物摄入信息。

① 调查人员在调查过程中，可按进餐时间顺序进行询问，对于每一餐次，可按照主食、副食、饮料、水果等的顺序，帮助每名调查对象对进食内容进行回忆，避免遗漏。家庭共同进餐时，应注意每名家庭成员摄入食物的比例分配。

按照表1-17，以进餐为顺序，依次询问和记录调查对象24 h的食物摄入情况。如果遇到混合性食物，要按照其中的原料组成，分别询问每一原料的名称和质量，同时记录是否为可食部，以便在计算食物营养素时去除不可食部分。

② 调查人员在调查过程中，应注意询问一些容易被忽略的食物（如两餐之间的零食），同时也应该注意询问调查对象在外就餐的情况。

③ 对于多种原料组成的食物，如果在《中国食物成分表》中无法找到该种食物，则应该分别记录原料的名称并估计每种原料的质量。

④ 调味品和食用油的用量。24小时回顾法中很难准确估计其消费量，常采用称重法作为补充以准确定量。

⑤ 表1-17的人日数计算，为调查对象在家和在外就餐的人日数之和，即无论在家还是在外，只要进餐并调查到食物消费量，即可记录该餐人次为1。如果调查日调查对象未进早餐，午餐在外就餐，晚餐在家就餐，午餐和晚餐消费食物都已询问并登记，餐次比分配为0.2∶0.4∶0.4，则其当日人日数为0.8×(0×0.2+1×0.4+1×0.4)。

（4）核查和完善表格。调查人员在调查完成后要及时对调查表的内容进行调查和复核，并按照《中国食物成分表》准确填写记录每种食物的原料编码。

（5）计算。

① 平均每日各类食物摄入量。调查对象的各类食物摄入量是根据食物成分的分类原则

（将同一类别的食物进行加和）来计算的。见下式：

$$m = m_1 / V$$

式中　m——调查对象平均每日各类食物的摄入量，单位为 g；

　　　m_1——调查期间调查对象摄入的各类食物的原料量之和，单位为 g；

　　　V——调查期间进餐人日数之和。

② 平均每日能量或营养素摄入量。调查对象平均每日能量或营养素摄入量（见表 1-18），是根据《中国食物成分表》中各种食物的可食部及能量或营养素含量计算的。公式为

$$I = \frac{\sum_{i=1}^{n} m_i \times A_i / 100 \times B_i}{V}$$

式中　I——调查对象平均每日能量或营养素摄入量，单位为 g；

　　　m_i——调查期间被调查对象摄入的某类食物的原料量，单位为 g；

　　　A_i——该食物可食部的比例；

　　　B_i——每 100 g 该食物中能量或营养素的含量，单位为 g；

　　　V——调查期间进餐人日数之和。

表 1-18　食物能量和营养素计算（以脂肪为例）

原料名称	原料编码	原料量/g	可食部/%	每 100 g 食物脂肪含量/g	摄入食物脂肪含量/g
合计					
注：原料编码、可食部及每 100 g 食物能量和营养素的含量数据来源为《中国食物成分表》。					

2. 膳食调查结果的评价

（1）膳食结构分析评价。

① 食物品种的分类排序。将所调查的各种食物分类排序，并记录在表 1-19 中。

表 1-19　各种食物摄入量调查记录

食物类别	食物量/g	食物类别	食物量/g	食物类别	食物量/g	食物类别	食物量/g
米及其制品		蔬菜及其制品		鱼虾类		糕点类	
面及其制品		水果及其制品		奶及奶制品		糖、淀粉	
其他谷类		坚果类		蛋及其制品		食盐	
薯类		畜肉及其制品		植物油		酱油	
豆类及其制品		禽肉及其制品		动物油		酱类	

② 计算各类食物摄入量。通常把食物按《中国居民平衡膳食宝塔》分为谷薯类、蔬菜类、水果类、畜禽肉、水产品、蛋类、奶及奶制品、大豆及坚果类、油和盐 10 类，见表 1-20。在进行食物归类时，有些食物要进行折算才能相加。例如，计算牛奶类摄入量时，不能将鲜奶与奶粉的消费量直接相加，应按蛋白质含量将奶粉折算成鲜奶量后再相加。相当于

鲜奶摄入量=奶制品摄入量×奶制品蛋白质含量/鲜奶蛋白质含量。同样，各种豆制品也需要折算成黄豆的量，然后相加。相当于黄豆摄入量=豆制品摄入量/黄豆蛋白质含量。计算出《中国居民平衡膳食宝塔》中各类食物摄入量的合计值，再根据被调查对象的能量水平，把《中国居民平衡膳食宝塔》建议的不同能量水平的食物摄入量相应值一并填入表1-20中。

表1-20　24 h各类食物的摄入量统计　　　　　　　　　　　　　　　　单位：g

食物	谷薯类	蔬菜类	水果类	畜禽肉	水产品	蛋类	奶及奶制品	大豆及坚果类	油	盐
摄入量										
推荐摄入量										

③ 总体评价和建议。将被调查者24 h所摄入的各类食物与《中国居民平衡膳食宝塔》推荐的食物种类比较，评价食物种类是否齐全、多样化。与《中国居民平衡膳食宝塔》相应能量水平各类食物建议量进行比较，评价各类食物摄入量是否满足人体需要，是否达到膳食平衡的要求。针对被调查者膳食中存在的问题，给出合理化建议，如增加或减少某类食物的摄入。同时，《中国居民平衡膳食宝塔》建议的每人每日各类食物适宜摄入量适用于一般健康人群，应用时需要根据被评价者的性别、年龄和活动强度选择合适的食物建议摄入量。

（2）膳食能量和主要营养素来源计算与评价。

分析评价项目主要有三大营养素供能比、三餐供能比例、优质蛋白质摄入比例、油脂摄入量，与《中国居民平衡膳食宝塔》比较食物类别及数量是否平衡、合理。

① 计算能量摄入量。分别计算各种食物的蛋白质、脂肪和碳水化合物的含量，再计算三大供能营养素的总摄入量，然后得出蛋白质、脂肪、碳水化合物各自提供的能量。最后将三种营养素能量相加，即为总的能量摄入量。

$$蛋白质提供能量（kcal）=蛋白质摄入量（g）×4（kcal/g）$$
$$脂肪提供能量（kcal）=脂肪摄入量（g）×9（kcal/g）$$
$$碳水化合物提供能量（kcal）=碳水化合物摄入量（g）×4（kcal/g）$$

② 计算三大营养素供能比。三大营养素供能比（%）=各营养素摄入量/食物总能量×100%。三大营养素供能比见表1-21。

表1-21　三大营养素供能比

分类	蛋白质	脂肪	碳水化合物
实际比/%	10~15（成人）	20~30（成人）	50~65
参考值/%	12~14（儿童）	25~30（儿童、青少年）	添加糖<10

③ 计算蛋白质的食物来源。分别计算动物性食物、豆类的蛋白质含量。评价膳食中优质蛋白质（豆类蛋白质和动物性蛋白质）占总蛋白的比例，要求优质蛋白质占膳食蛋白质总量的1/3~1/2。

④ 计算脂肪的食物来源。计算动物性脂肪和植物性脂肪的比例。

⑤ 初步结果分析与评价。根据DRIs推荐的膳食能量来源比例，蛋白质能量为10%~15%（儿童为12%~14%），脂肪能量为20%~30%（儿童、青少年为25%~30%），碳水化合物能量为50%~65%（添加糖<10%）。根据此标准对膳食调查结果进行评价。

任务6 认识维生素

一、维生素概述

维生素是促进生物生长发育、调节生理功能所必需的一类低分子有机化合物的总称。维生素既不是构成机体组织的主要成分，也不提供能量，但在人体内调节物质代谢和能量代谢过程中发挥着重要的生理功能。

由于大多数维生素不能在体内合成或合成量甚微，在体内的储存量也很少，因此虽需要量微小，也必须经常由食物供给。少部分维生素，如烟酸和维生素 D 可由机体合成，维生素 K 和生物素可由肠道细菌合成。

人体对维生素的需要量虽少，但是如果维生素长期摄入不足，会影响人体正常代谢和生理功能，严重者会发生维生素缺乏症。近年来，有关维生素的作用有不少新发现，证明它不仅是防止多种营养缺乏病的必需营养素，而且具有预防多种慢性退行性疾病的保健功能。WHO 报告指出，人类常见疾病有 135 种，其中 106 种疾病与维生素摄取不足有关。可以说，没有维生素，人类的各种生命活动将不能进行下去。

（一）维生素的命名

维生素的命名分为三个系统。一是按照其发现顺序，以英文字母命名，如维生素 A、维生素 D、维生素 E、维生素 K 等；二是按照其生理功能命名，如抗干眼病维生素、抗坏血酸维生素（维生素 C）、抗癞皮病维生素、抗凝血维生素等；三是按照其化学结构命名，如硫氨酸、核黄素等。

（二）维生素的分类

根据维生素的溶解性可以将其分为两大类，即水溶性维生素和脂溶性维生素。

1. 水溶性维生素

水溶性维生素包括维生素 B_1（硫胺素）、维生素 B_2（核黄素）、维生素 B_6（吡哆醇、吡哆醛、吡哆胺）、维生素 B_{12}（氰钴胺素）、维生素 C、烟酸（尼克酸、抗癞皮病因子、维生素 PP）、叶酸、泛酸（B_5）、生物素等。它们的共同特点是化学元素除 C、H、O 外，还有 S、N、Co 等元素；溶于水；多余的由尿排出，营养状况大多可以用血液或尿液进行评价；在体内少量储存；绝大多数以辅酶或辅基的形式参与酶的活性，在代谢的很多重要环节，特别是能量代谢环节（如呼吸、羧化、一碳单位转移等）发挥重要的作用；毒性较小而且缺乏症出现较快。水溶性维生素及其对应的辅酶名称见表 1-22。

表 1-22　水溶性维生素及其对应的辅酶名称

水溶性维生素	辅酶名称	水溶性维生素	辅酶名称
维生素 B_1	焦磷酸硫胺素	叶酸	四氢叶酸
维生素 B_2	黄素腺嘌呤二核苷酸、黄素单核苷酸	泛酸	辅酶 A

水溶性维生素	辅酶名称	水溶性维生素	辅酶名称
烟酸	烟酰胺腺嘌呤二核苷酸、辅酶Ⅰ烟酰胺腺嘌呤二核苷酸磷酸、辅酶Ⅱ	生物素	Bio
维生素 B_6	磷酸吡哆醛	维生素 B_{12}	B_{12}

2. 脂溶性维生素

脂溶性维生素包括维生素 A、维生素 D、维生素 E 和维生素 K。脂溶性维生素可溶于脂肪和脂溶剂，不溶于水；需要随脂肪经淋巴系统吸收，吸收后参与代谢，不能从尿排出，极少量可随胆汁排出，可在体内有较大储备；由于能在体内储备，膳食中缺乏此类维生素时，机体短期内不容易出现缺乏症；长期过量摄入可造成大量蓄积而引起中毒。

二、维生素 A

维生素 A 的发现始于人们对食物与夜盲症关系的认识。距今 1 500 多年前，我国就有对夜盲症的描述和肝能明目的记载。维生素 A 缺乏病目前仍是不发达国家中威胁人类健康，尤其是儿童的主要疾病之一。据统计，不发达国家中每年有 25 万~50 万儿童因罹患维生素 A 缺乏病而导致失明，这些失明儿童中有 2/3 在数月后继发感染性疾病而死亡。目前，我国人群中维生素 A 缺乏病的发生率已明显下降，但在边远农村地区仍有群体流行，儿童中亚临床状态缺乏现象还相当普遍。维生素 A 已成为受关注的营养素之一，它对于维持正常的视力、基因表达、生殖、胚胎发育、生长和免疫功能都具有极为重要的功效。

（一）维生素 A 的理化性质

维生素 A 是指所有具有视黄醇生物活性的化合物，可提供视黄醇生物活性的物质有类视黄醇物质和两类维生素 A 原类胡萝卜素。类视黄醇物质是指视黄醇、其代谢产物及具有相似结构的合成类似物，也称为预先形成的维生素 A，主要膳食来源为动物性食物中含有的视黄醇和视黄酰酯。维生素 A 原类胡萝卜素是指来自植物性食物的、在体内可以转化生成视黄醇的类胡萝卜素，它们是膳食视黄醇的前体物质，主要包括 β-胡萝卜素、α-胡萝卜素和 β-隐黄质。

植物性食品的黄、红、橙色中含有类胡萝卜素，其中一小部分可在小肠和肝脏细胞内转变成视黄醇和视黄醛的类胡萝卜素称为维生素 A 原。类胡萝卜素为聚异戊二烯化合物或萜类化合物，目前已发现的类胡萝卜素有 600 多种，仅有约 1/10 具有维生素 A 原营养活性，其中以 β-胡萝卜素最重要，其次是 α-胡萝卜素和 β-隐黄质。相当一部分类胡萝卜素如玉米黄素、辣椒红素、叶黄素和番茄红素，它们不能分解形成维生素 A，不具有维生素 A 的活性。

大多数天然的类维生素 A 溶于脂肪或有机溶剂，对异构、氧化和聚合作用敏感，因而应避免与氧、高温或光接触。维生素 A 和胡萝卜素都对碱稳定，一般烹调和罐头加工中不易破坏。膳食中的类胡萝卜素相对比较稳定，烹调过程中破坏较少，并且食物的加工和热处理有助于提高植物细胞内类胡萝卜素的释出，提高其吸收率，但长时间的高温，特别是在有氧和紫外线照射的条件下，损失会明显增加。当食物中含有维生素 E、维生素 C 和其他抗氧化剂时，视黄醇和胡萝卜素较为稳定；脂肪酸败可以引起维生素 A 严重破坏；密封、低温冷冻组织中的维生素 A 可以稳定保存几年。

（二）维生素 A 的消化吸收与代谢

膳食中的维生素 A 几乎都是以视黄酰酯（尤其是视黄酰棕榈酸酯）的形式存在的，经过口腔咀嚼、小肠内的乳化和形成混合微胶粒等过程，从食物基质中游离出来。微胶粒被运输到肠细胞外，然后视黄酰酯被转运进入肠黏膜细胞并被水解。肠黏膜细胞可将膳食视黄酰酯转变为视黄酰-β-葡萄糖苷酸酯，再由 β-葡萄糖醛酸苷酶水解为视黄酸。在肠细胞内，游离视黄醇或视黄酸再被结合蛋白酯化，并被包裹进入乳糜微粒。乳糜微粒通过肠系膜淋巴系统进入体循环。

类胡萝卜素的吸收依赖于胆盐的存在，膳食脂肪是影响类胡萝卜素吸收的另一重要因素。每餐至少 3~5 g 脂肪对维生素 A 原类胡萝卜素的生物转化是必需的。维生素 A 及其代谢物的主要排泄途径是经胆汁，但是随胆汁进入肠道的维生素 A，大部分经肠肝循环又回到体内。肾功能正常时其保留维生素 A 的效率很高，通常情况下，通过尿流失的维生素 A 极少。在肾功能衰竭或严重感染伴有发烧时，维生素 A 经肾脏的损失量会显著增加。急性腹泻的儿童可有大量维生素 A 经尿液流失。类胡萝卜素完全没有尿液流失，通过胆汁分泌的也很少，但人体组织中的维生素 A 原类胡萝卜素最终被氧化和降解。

混合膳食来源的 β-胡萝卜素与油剂纯品 β-胡萝卜素的营养比值为 6：1。这样，食物来源 β-胡萝卜素换算维生素 A 的比例为 1：12。β-胡萝卜素以外的其他膳食维生素 A 原类胡萝卜素的视黄醇活性当量比值设定为 24：1。

（三）维生素 A 的生理功能

1. 视觉功能

维生素 A 构成视觉系统内感光物质的成分。眼睛视网膜的杆状细胞内含有感光物质视紫红质，它是 11-顺式视黄醛的醛基和视蛋白质赖氨酸的 ε-氨基通过形成西夫氏碱键缩合而成的，对暗视觉是十分重要的。当视紫红质被光照射时可引起一系列的变化，经过各种中间构型，最后 11-顺式视黄醛转变成全反式视黄醛，并与视蛋白分离。在这一过程中感光细胞超极化，引发神经冲动，电信号上传到视神经。和视蛋白分离的全反式视黄醛在一系列酶的作用下，又转变成 11-顺式视黄醛，再与视蛋白结合成视紫红质供下一次循环使用。人从亮处进入暗处，因视紫红质消失，最初看不清楚任何物体，经过一段时间待视紫红质再生到一定水平才逐渐恢复视觉，这一过程称为暗适应。暗适应的快慢取决于照射光的波长、强度和照射时间，同时也与体内维生素 A 的营养状况有关。当维生素 A 不足时，11-顺式视黄醛供给减少，暗适应时间会延长。这种现象在儿童中表现较明显，因为儿童体内维生素 A 的储存量不足。视黄醇参与视觉形成的循环过程如图 1-9 所示。

2. 维持皮肤黏膜完整性

维生素 A 是调节糖蛋白合成的一种辅酶，参与细胞膜表面糖蛋白合成，对上皮细胞的细胞膜起稳定作用，维持上皮细胞的形态完整和功能健全。维生素 A 的这种作用是通过介导临近细胞间的信息交流而实现的。维生素 A 缺乏会造成上皮组织干燥，正常的柱状上皮细胞转变为角状的复层鳞状细胞，导致细胞角化。全身各种组织的上皮细胞都会受到影响，但受影响最早的是眼睛结膜、角膜和泪腺上皮细胞，泪腺分泌减少导致干眼症，结膜或角膜干燥、软化甚至穿孔。皮肤毛囊、皮脂腺、汗腺、舌味蕾、呼吸道和肠道黏膜、泌尿和生殖黏膜等上皮细胞均会受到影响，从而产生相应临床表现和黏膜屏障功能受损。

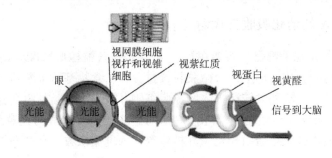

图 1-9　视黄醇参与视觉形成的循环过程

3. 促进细胞生长和分化

维生素 A 通过促进细胞的生长和分化发挥其免疫功能。核激素超家族受体在细胞的生长、分化、增殖及凋亡过程中起着十分重要的调节作用。在视黄酸及其代谢产物中，9-顺式视黄酸和全反式视黄酸的作用尤为重要，参与调节机体多种组织细胞的生产和分化，包括神经系统、心血管系统、眼睛、四肢和上皮细胞等。

4. 维护细胞免疫功能

类视黄酸通过核受体对靶基因的调控，可以提高细胞免疫功能，促进免疫细胞产生抗体，同时促进 T 淋巴细胞产生某些淋巴因子。维生素 A 缺乏时，免疫细胞内视黄酸受体表达相应下降，影响机体免疫功能。

5. 促进生长发育和维持生殖功能

生殖组织和哺乳动物的胚胎发育依赖视黄酸受体进行基因调节，通过相关方式，维生素 A 对这些组织具有极其重要的作用。这些作用也是通过对细胞增殖、分化的调控实现的，尤其是参与软骨内成骨。维生素 A 缺乏时，长骨形成和牙齿发育均受影响；男性睾丸萎缩，精子数量减少、活力下降。

6. 其他生理功能

(1) 维生素 A 与骨质代谢的关系。目前许多研究显示，维生素 A 与骨质代谢存在密切的关系。维生素 A 缺乏可使破骨细胞数目减少，成骨细胞的功能失控，导致骨膜骨质过度增生，骨腔变小。过量维生素 A 可刺激骨的重吸收，并抑制骨的再形成。这种影响可能与慢性维生素 A 中毒时的高钙血症有着共同的机制。考虑到维生素 A 和维生素 D 都广泛参与许多细胞的核受体调节，维生素 A 缺乏和过量对骨质代谢的影响，可能与其对维生素 D 活性的对抗有关。

(2) 维生素 A 对病理状态的调节作用。维生素 A 除影响人体正常功能外，还具有纠正多种病理状态的调节作用。维生素 A 及其异构体能够促进终末分化、抑制增殖、促进凋亡，对组织恶变过程中的细胞发挥抗肿瘤作用。

(3) 维生素 A 对铁吸收的促进及调节作用。干预实验中发现，维生素 A 可增加多种营养素缺乏性贫血人群的血红蛋白和血细胞计数。这种作用的机制可能是维生素 A 和维生素 A 原通过阻断植酸的干扰而改善铁吸收。一些观察性研究发现，维生素 A 营养状况对血液系统的影响，不仅是膳食维生素 A 促进铁吸收的直接作用，还存在对铁营养状况的某种调控作用，包括刺激造血母细胞、促进抗感染、动员铁进入红细胞系。

（4）抗氧化作用。类胡萝卜素能捕捉自由基，猝灭单线态氧，提高抗氧化防御能力，因而具有抑制超氧化物产生的作用。营养流行病学调查发现，高维生素 A 与胡萝卜素摄取者，患肺癌等上皮癌的危险性较小。

（5）抑制肿瘤细胞的生长。动物实验研究揭示天然或合成的类维生素 A 具有抑制肿瘤细胞的作用，可能与其调节细胞的分化、增殖和凋亡有关，也可能与抗氧化有关。

（四）维生素 A 的营养状况评价

1. 视觉暗适应能力测定

维生素 A 缺乏最早的症状是暗适应能力降低，视觉暗适应能力测定一般使用暗适应计。暗适应能力标准如下：超过 30 s，称为暗适应能力降低；超过 120 s，称为夜盲症。暗适应计适用于现场调查。

2. 血清维生素 A 水平测定

成人血清维生素 A 的正常含量为 $430 \sim 860\ \mu g/L$，低于 $200\ \mu g/L$ 可以诊断为维生素 A 缺乏。

3. 其他评价指标

维生素 A 营养状况评价的指标还有维生素 A 耐量、血浆视黄醇结合蛋白、生理盲点等。

（五）维生素 A 的营养不良

1. 维生素 A 缺乏

（1）眼部和视觉表现。维生素 A 缺乏最早的症状是暗适应能力下降，严重者可导致夜盲症、干眼病，进一步发展可导致角膜穿孔、失明。儿童维生素 A 缺乏的发病率较高，最重要的表现为毕脱氏斑，即贴近角膜两侧和结膜外侧因干燥而出现皱褶，角膜上皮堆积，形成大小不等的形状似泡沫白斑。

（2）其他上皮功能异常的表现。毛囊增厚（毛囊角质化）是维生素 A 缺乏的皮肤表征。维生素 A 缺乏还可引起机体不同组织上皮干燥、增生及角化，以至出现皮脂腺及汗腺角化、皮肤干燥、毛囊角化过度、毛囊丘疹及毛发脱落、食欲低、易感染。黏膜内黏蛋白生成减少，黏膜形态、结构和功能异常，可导致疼痛和黏膜屏障功能下降，可累及咽喉、扁桃体、支气管、肺脏和消化道黏膜。维生素 A 缺乏和边缘缺乏导致儿童感染性疾病风险和死亡率升高。

（3）胚胎生长和发育异常。维生素 A 缺乏会损伤胚胎，影响其生长。严重缺乏维生素 A 的实验动物多发生胚胎吸收，而存活下来的胚胎也会出现眼睛、肺、泌尿道和心血管系统畸形。缺乏维生素 A 的孕妇所生的新生儿体重较轻。人体缺乏维生素 A 时较少出现形态异常，但可见肺脏的功能异常。

（4）免疫功能受损。维生素 A 缺乏可导致血液淋巴细胞及自然杀伤细胞减少和特异性抗体反应减弱。维生素 A 摄入不足时，可观察到白细胞数量下降，淋巴器官质量减轻，T 细胞功能受损和对免疫原性肿瘤抵抗力降低。人体维生素 A 缺乏多表现出体液和细胞免疫功能异常。

（5）感染性疾病的患病率和死亡率升高。维生素 A 缺乏可导致人类感染性疾病发病率和死亡率增加，尤其是在发展中国家。患有轻度到中度维生素 A 缺乏症的儿童呼吸道感染和腹泻风险升高；患轻度干眼症儿童的死亡率是无干眼症儿童的4倍。给患麻疹的住院患儿补充大剂量维生素A，能明显降低儿童病死率，减轻并发症的严重程度。补充维生素A可降低幼儿腹泻和疟疾的严重程度。

2. 维生素A过量

过量摄入维生素A可引起急性、慢性及致畸毒性。绝大多数维生素A中毒是服用过量的维生素A制剂（鱼肝油）所致，食用大量动物肝脏也可引起中毒。

（1）急性毒性。一次或多次连续大剂量摄入维生素A，常常是大于成人推荐摄入量的100倍或大于儿童推荐摄入量的20倍。其早期症状有恶心、呕吐、头痛、眩晕、视觉模糊、肌肉失调和婴儿的囟门突出。大量摄入维生素A时可出现嗜睡、厌食、少动、瘙痒、反复呕吐等。

（2）慢性毒性。常见中毒表现有头痛、脱发、耳鸣、复视、皮肤干燥和瘙痒、长骨末端疼痛、肝脏肿大、肌肉僵硬等。

（3）致畸毒性。孕妇在怀孕早期若长期摄入推荐摄入量3~4倍的维生素A，胚胎吸收会导致流产、出生缺陷和子代永久性学习功能丧失，维生素A过量具有严重的致畸（如唇裂）作用，娩出畸形儿的危险度为维生素A摄入量正常孕妇娩出畸形儿的25.6倍。

大量摄入类胡萝卜素一般不会引起毒性作用，但是也有报道称，大剂量的类胡萝卜素摄入可导致胡萝卜素血症，出现类似黄疸的皮肤，停止摄入后，症状会逐渐消失。

（六）维生素A的参考摄入量及食物来源

1. 参考摄入量

计算膳食维生素A摄入量时，应考虑其来源，我国居民膳食中维生素A的主要来源为类胡萝卜素。膳食维生素A的供给量都是以视黄醇当量表示的。

膳食视黄醇当量的计算方法：视黄醇当量＝膳食或补充剂来源全反式视黄醇（μg）+1/2补充剂纯品全反式β-胡萝卜素（μg）+1/12膳食全反式β-胡萝卜素（μg）+1/24其他膳食维生素A类胡萝卜素（μg）。

我国居民维生素A的推荐摄入量（μgRAE/d）：1~3岁、4~6岁儿童男性和女性分别为340和330、390和380；18~49岁成年男性为770，女性为660，孕妇为730，乳母为1 260。

2. 食物来源

维生素A的主要食物来源：维生素A在动物肝脏、奶油、全乳和蛋黄中含量较多；在植物性食物中，维生素A在深绿色或红黄色蔬菜、水果中含量较多，如胡萝卜、红心甘薯、芒果、柿子和辣椒等。药食同源的食物中车前子、紫苏、藿香、枸杞等含有丰富的胡萝卜素。儿童膳食中要求至少提供1/3来自动物性食物的维生素A。

常见食物中视黄醇和维生素A原类胡萝卜素的含量（μg/100 g可食部）

三、维生素D

维生素D是人类必需的一种脂溶性维生素，是钙磷代谢的重要调节因子之一，有助于维持正常的血钙和磷水平，参与许多组织细胞的分化和增殖等生命过程。

（一）维生素 D 的理化性质

维生素 D 至少有五种形式，最具生物学意义的形式有两种：维生素 D_2（即麦角骨化醇）和维生素 D3（即胆钙化醇）。维生素 D_2 是由酵母菌或麦角中的麦角固醇经日光或紫外光照射后的产物，并且能被人体吸收。维生素 D_3 是由人体储存于皮下的胆固醇的衍生物（7-脱氢胆固醇）在紫外光照射下转变而成的。

维生素 D 为白色晶体，在中性及碱性条件下对热稳定，在烹调过程中不受破坏；维生素 D 溶液中加入抗氧化剂后更稳定；光、酸可促使其异构化。

（二）维生素 D 的消化吸收与代谢

维生素 D 本身没有生物活性，维生素 D 在体内的功能都是通过其代谢产物来实现的。维生素 D 经过肝脏代谢成 25-(OH)D，然后在肾脏转化成 $1,25-(OH)_2D$ 和 $24,25-(OH)_2D$，则具有生物活性。在体内，维生素 D 主要储存在脂肪组织与骨骼肌中，肝脏、大脑、肺、脾、骨骼和皮肤中也存在少量维生素 D。维生素 D 的分解代谢主要在肝脏中进行。

（三）维生素 D 的生理功能

维生素 D 在维持血钙和磷水平稳定中发挥着重要作用，对骨骼正常矿化过程、肌肉收缩、神经传导及细胞基本功能都是必需的。

1. 维持血液钙和磷含量稳定

$1,25-(OH)_2D$ 与甲状旁腺激素结合发挥维持血液钙和磷水平稳定的作用，包括促进钙吸收和骨吸收。当血液中钙浓度下降时，甲状旁腺通过钙受体识别钙浓度降低分泌甲状旁腺激素，刺激肾 25-(OH)D-1-羟化酶从 25-(OH)D 储存池中转化更多的 $1,25-(OH)_2D$。随着甲状旁腺激素水平的升高，$1,25-(OH)_2D$ 合成量增加，导致肠、骨和肾中钙转运增多，使血钙恢复正常水平。甲状旁腺激素分泌减少不仅受钙活性的反馈调节，也可通过与 $1,25-(OH)_2D$ 有关的短反馈环路直接抑制甲状旁腺分泌甲状旁腺激素。

2. 参与某些蛋白质转录的调节

维生素 D 参与钙转运蛋白和骨基质蛋白的转录及细胞周期蛋白转录的调节，增加体内特殊细胞的分化（如破骨细胞前体物、肠细胞和角化细胞等）。维生素 D 的这种特性可以解释其在骨吸收、肠腔内钙转运，以及在皮肤中的作用。

3. 发挥激素样作用，参与体内免疫调节

随着在许多非靶组织中发现 $1,25-(OH)_2D$ 的受体，如脑、各种源于骨髓的细胞、皮肤、甲状腺等，提出了有关 $1,25-(OH)_2D$ 诱导巨噬细胞混合和分化的观点。$1,25-(OH)_2D$ 也可抑制活化 T-淋巴细胞中白细胞介素 Ⅱ 的产生，说明维生素 D 的这种激素作用能够参与体内免疫调节。此种作用已经成功地被用于治疗银屑病及其他皮肤病。

（四）维生素 D 的营养状况评价

维生素 D 在血浆中主要以 $1,25-(OH)_2D_3$ 的形式存在，其正常值为 25～150 nmol/L。血浆中 $1,25-(OH)_2D_3$ 的半衰期是 3 周，因此，它可以特异地反映人体几周到几个月内维生素 D 的储存情况。

（五）维生素 D 的营养不良

1. 维生素 D 缺乏

维生素 D 缺乏可导致肠道钙、磷吸收减少，肾小管对钙、磷的重吸收减少，影响骨钙化，造成骨骼和牙齿的矿物质异常。婴儿缺乏维生素 D 将导致佝偻病；成人（尤其是孕妇、乳母和老年人），缺乏维生素 D 可使已形成的骨骼脱钙从而发生骨质软化症和骨质疏松症。

（1）儿童佝偻病。佝偻病常发生在日照不足、喂养不当的婴儿及出生后生长较快的早产儿。佝偻病儿童主要表现为低钙血症，牙齿萌出延迟，骨骼生长障碍，骨骼不能正常钙化、易变软、易弯曲、畸形，贫血和易患呼吸道感染。神经、肌肉、造血、免疫等器官的功能也可受到影响。典型的骨骼病变为骨骼畸形，特别是在膝、腕、踝等部位及与肋软骨关节功能有关的一些变化。"念珠肋"是佝偻病患儿肋骨和胸廓畸形的常见表现。急性佝偻病一般多见于 6 个月以内婴儿，以骨质软化为主要表现，患儿可能会出现惊厥和抽搐，这是由低血钙（一般小于 1.7 mmol/L）造成的；但是也可能仅有轻微骨骼变化。较大儿童多见亚急性佝偻病，以骨质增生为主，容易出现骨疼和抽搐。佝偻病患儿的血浆 25-（OH）D 浓度范围从未检出到 20 nmol/L（8 ng/mL）。

（2）成人骨质软化症。成年人维生素 D 缺乏症表现为骨质软化症，特别是妊娠和哺乳妇女及老年人容易发生。其主要表现为肌肉乏力，脊柱、肋骨、臀部、腿部疼痛和骨骼触痛，骨软化和易断裂。上述症状通常活动时加剧。严重时，骨骼脱钙、骨质疏松，有自发性和多发性骨折。

（3）老年人骨质疏松。骨质疏松是慢性退行性疾病，其特征为骨密度降低、骨骼的微观结构破坏，包括易脆性和骨折风险增加等。骨骼易脆性的增加与年龄有关，与骨骼吸收的分解代谢增加有关，使骨骼强度和骨密度降低。维生素 D 营养状况差和钙摄入量低是骨质疏松和骨折风险的重要决定因素。当骨质疏松症患者的血浆 25-（OH）D 浓度低于 10 nmol/L（4 ng/mL）时，可能伴有血浆钙磷水平的降低。

研究显示，45 岁以上的中老年人同时补充钙（1 200 mg/d）和维生素 D₃（≥20 μg/d）可降低骨折风险。补充维生素 D 能改善维生素 D 缺乏儿童和青少年的维生素 D 营养状况，增加腰椎骨密度和全身骨矿物质含量。多数观察性研究显示，不论是儿童、青少年，还是绝经期妇女，其血浆 25-（OH）D 浓度与骨密度之间呈正相关。

（4）手足痉挛症。缺乏维生素 D、钙吸收不足、甲状旁腺功能失调或其他原因造成血清钙水平降低，引起肌肉痉挛、小腿抽筋、惊厥等。

天然食物中维生素 D 含量通常较低，因此由天然食物引起维生素 D 中毒的报道较为罕见。但是由维生素 D 强化食物或补充剂导致的过量和中毒时有发生，长期摄入过量维生素 D 补充剂所致的维生素 D 中毒风险明显增加。

2. 维生素 D 过量

钙吸收增加导致的高钙血症、高钙尿症，钙沉积在心脏、血管、肺和肾小管等软组织，出现肌肉乏力、关节疼痛、弥漫性骨质脱矿化及一般定向能力障碍等；还可能引起体重下降和心律不齐；严重的可导致心脏和肾脏软组织钙化和肾结石。在一些病例中，毒性表现程度与膳食钙摄入水平有关。如果不及时治疗，严重维生素 D 中毒可导致死亡。轻度中毒症状有食欲不振、厌食、恶心、烦躁、呕吐、口渴、多尿、便秘或腹泻交替出现。

（六）维生素 D 的参考摄入量及食物来源

1. 参考摄入量

维生素 D 既可由膳食提供，又可经暴露在日光下的皮肤自身合成，因而较难估计膳食维生素 D 的供给量。在钙、磷供给量充足的条件下，中国营养学会建议维生素 D 的摄入量为 10 μg/d（400 IU/d）；65 岁以上老年人维生素 D 的推荐摄入量为 15 μg/d；建议 0~12 月龄婴儿维生素 D 的适宜摄入量为 10 μg/d；成人、孕妇、乳母的可耐受最高摄入量为 50 μg/d。

维生素 D 的量可用 IU 或 μg 表示，它们的换算关系是 1 IU 维生素 $D_3 = 0.025$ μg 维生素 D_3，即 1 μg 维生素 $D_3 = 40$ IU 维生素 D_3。

2. 食物来源

天然食物中维生素 D 的含量很少，但是脂肪含量高的海鱼、动物肝脏、蛋黄和奶油中相对较多，而瘦肉和乳中含量较少，强化维生素 D 食品中的含量变异较大。谷类、果蔬中只含有极少量的维生素 D 或几乎没有维生素 D 的活性。母乳和牛乳中维生素 D 的含量也较低，为此，婴幼儿食品中常给予维生素 D 强化。

常见食物中
维生素 D 的含量
〔μg（IU）/100 g 可食部〕

经常晒太阳可以获得充足的维生素 D_3，在阳光不充足的地区或季节，也可采用紫外线灯进行预防性照射，成人只要经常接触阳光，一般不会发生维生素 D 缺乏病。

四、维生素 E

维生素 E 又名生育酚，是所有具有 α-生育酚活性的生育酚和三烯生育酚及其衍生物的总称。它包括生育酚和三烯生育酚两类共八种化合物，即四种生育酚（α-T、β-T、γ-T、δ-T）和四种生育三烯酚（α-TT、β-TT、γ-TT、δ-TT），其中 α-生育酚是自然界中分布最广泛、含量最丰富且活性最高的维生素 E 形。植物种类不同，其主要成分也不同。例如，美国小麦油是以 α-体为主要成分；欧洲小麦油以 β-体为主要成分；大豆油以 δ-体为主要成分；玉米油以 γ-体为主要成分。

（一）维生素 E 的理化性质

维生素 E 为黄色油状液体，溶于乙醇与脂溶剂，不溶于水；极易被氧化，光照、热、碱及铁或铜等微量元素可加速其氧化过程。它在酸性、无氧条件下较稳定。酯化维生素 E 比游离维生素 E 稳定。维生素 E 对氧十分敏感，各种生育酚都可被氧化成氧化型生育酚、生育酚氢醌及生育酚醌。这种氧化受光照射、热、碱，以及一些微量元素如铁和铜的存在而加速。脂肪酸败可加速维生素 E 的破坏。食物中维生素 E 在一般烹调中损失不大，但是油炸时维生素 E 的活性明显降低。商品中的生育酚常以其醋酸酯的形式存在，其在有氧条件下比较稳定。

（二）维生素 E 的消化吸收和代谢

各种形式的维生素 E 都能和脂肪一起被小肠上皮细胞吸收。维生素 E 补充剂没有和脂肪一起摄入时，吸收率很低。脂肪吸收不良综合征及其他影响脂肪吸收的因素均可导致维生素 E 吸收不良。

维生素 E 能被所有的血浆脂蛋白非特异性地转运。各种形式的维生素 E 被吸收后大多由乳糜微粒携带经淋巴系统到达肝脏。在肝脏合成脂蛋白的过程中，维生素 E 被整合到极低密度脂蛋白中并分泌进入血液循环。维生素 E 在不同脂蛋白间可互相转移，因此血浆脂蛋白水平对血浆维生素 E 的浓度有很大影响。维生素 E 也可在脂蛋白与红细胞之间进行快速交换，红细胞的维生素 E 每小时大约有 1/4 被转换，因此红细胞的维生素 E 浓度与血浆浓度高度相关。红细胞膜的 α-生育酚含量较高，其浓度与血浆水平处于平衡状态，当血浆维生素 E 低于正常水平时，易发生红细胞膜破裂从而导致溶血。

（三）维生素 E 的生理功能

以往对维生素 E 的研究几乎都集中于其抗氧化作用。近年来，总结维生素 E 对信号传导及基因表达影响的基础研究，发现维生素 E 的效应除来自其抗氧化作用，还有其他生理功能。

1. 抗氧化作用

维生素 E 是非酶抗氧化系统中重要的抗氧化剂，能清除体内的自由基并阻断其引发的链反应，保护生物膜（包括细胞膜、细胞器膜）、脂蛋白中多不饱和脂肪酸、细胞骨架及其他蛋白质的疏基免受自由基和氧化剂的攻击。细胞膜内具有生物活性的脂质是细胞重要的信号分子，脂质过氧化导致这些信号分子数量的改变或丢失引起了细胞内的一系列改变。生育酚分子与自由基起反应后，自己本身被氧化成生育酚羟基自由基，即氧化型维生素 E。氧化型维生素 E 在维生素 C、谷胱甘肽和还原型烟酰胺腺嘌呤二核苷酸磷酸（Reduced Nicotinamide Adenine Dinucleotide Phosphate，$NADP^+$ 或 NADPH）的参与下重新还原成生育酚（还原型）。因此，维生素 E 与其他抗氧化剂，如维生素 C 及抗氧化酶包括超氧化物歧化酶（Superoxide Dismutase，SOD）、谷胱甘肽过氧化物酶（Glutathione Peroxide，GP）等一起构成体内抗氧化系统，保护生物膜及其他蛋白质免受自由基攻击。维生素 E 缺乏时红细胞膜易被氧化破坏，致使红细胞寿命缩短。

2. 维持生育功能

维生素 E 是哺乳动物维持生育功能必不可少的营养物质。缺乏维生素 E 会造成大鼠繁殖性能降低，胚胎死亡率增高。临床上常用维生素 E 治疗先兆流产和习惯性流产，但在人类尚未发现因维生素 E 缺乏引起的不育症。

3. 维持免疫功能

维生素 E 对维持正常免疫功能，特别是 T 淋巴细胞的功能很重要，该功能已在动物模型和美国老年人群中得到证实。维生素 E 对不同抗原介导的体液免疫有选择性影响，这种影响具有剂量依赖性。

（四）维生素 E 的营养状况评价

1. 血浆（清）α-生育酚水平测定

目前维生素 E 的营养状况主要通过血浆或血清 α-生育酚浓度来进行评价。维生素 E 测定最常用的方法是高效液相色谱方法。成人血浆或血清中维生素 E 平均浓度为 22.1 μmol/L（9.5 μg/mL），范围为 11.6~46.4 μmol/L（5~20 μg/mL），当小于 11.6 μmol/L（5 μg/mL）时，会发生红细胞溶血，这种情况提示维生素 E 缺乏。最合理的方法是采用血中维生素 E

与脂类的比例来表示维生素 E 的营养情况。成人血浆总生育酚水平低于 0.8 mg/g（以总脂质计）、婴儿低于 0.6 mg/g 时，提示有维生素 E 的临床缺乏。

2. 红细胞溶血试验

红细胞溶血试验是间接但实用的判断体内维生素 E 状况的功能性指标。足量的维生素 E 能保护红细胞膜，抵抗脂质过氧化损害诱导的溶血。当维生素 E 缺乏时，红细胞膜脆性增加，易发生溶血。用弱 H_2O_2 溶液可测定红细胞对抗溶血的能力，红细胞与 2% ~ 2.4% 的 H_2O_2 溶液保温 3 h 后，溶血率大于 5%，提示有维生素 E 缺乏。在该条件下，溶血率小于 5% 可排除维生素 E 缺乏的可能。

3. 膳食摄入量

维生素 E 的膳食摄入量对其营养状况的评价有一定参考价值。通过膳食调查，按照食物中维生素 E 的不同形式，统一折算为 α-生育酚当量，与维生素 E 的适宜摄入量值进行比较，膳食摄入量小于 80% 者为不足，大于或等于 80% 者为正常。

（五）维生素 E 的营养不良

1. 维生素 E 缺乏

维生素 E 缺乏在人类中较为少见，但可出现在低体重的早产儿、成人血 β-脂蛋白缺乏症和脂肪吸收障碍的患者中。维生素 E 缺乏主要影响脊索的后柱、第三和第四脑神经核、周围神经的大髓鞘轴突管、脑干的细长核，最后是肌肉和视网膜。因此维生素 E 缺乏的典型神经体征包括深层键反射丧失、震颤和位感受损、平衡与协调改变、眼移动障碍（眼肌麻痹）、肌肉软弱和视野障碍。成年人已成熟的神经系统对维生素 E 缺乏比较耐受，一般 5~10 年后才会出现神经方面的异常。儿童发育中的神经系统对维生素 E 缺乏很敏感，当维生素 E 缺乏时，如不及时使用维生素 E 补充治疗，可很快出现神经系统的异常症状，并影响认知能力。早产儿出生时血浆和组织中维生素 E 水平很低，而且消化器官不成熟，多有维生素 E 的吸收障碍，往往容易出现溶血性贫血，肌肉注射维生素 E 可以改善症状。

2. 维生素 E 过量

在脂溶性维生素中，维生素 E 的毒性相对较低。动物实验未见维生素 E 有致畸、致癌、致突变作用，人和动物均可耐受需求量 2 倍以上的剂量。极高剂量的维生素 E 可与其他脂溶性维生素（维生素 A、维生素 D 和维生素 K）产生拮抗作用。动物实验发现，大剂量维生素 E 可抑制生长、干扰甲状腺功能及血液凝固，使肝脏中脂类增加。大多数成人都可以耐受每日口服 100~800 mg 的维生素 E 而没有明显的毒性症状和生化指标的改变。使用抗凝药物或有维生素 K 缺乏的人，在没有密切医疗监控情况下不宜使用维生素 E 补充剂，因为有增加出血致命的危险。早产儿对补充 α-生育酚的副作用敏感，因此必须在儿科医生的监控下使用。

补充维生素 E 制剂，每日不宜超过 400 mg 为宜。大剂量（800 mg α-TE/d ~ 3.2 g α-TE/d）的维生素 E 摄入有可能出现中毒症状，如肌无力、视觉模糊、复视、恶心、腹泻及维生素 K 的吸收和利用障碍。

（六）维生素 E 的参考摄入量及食物来源

维生素 E 的需要量因人而异，不同生理时期对维生素 E 的需要量不同。婴幼儿、乳母、老年人对维生素 E 的需要量较大。中国居民成人、孕妇及乳母的膳食维生素 E 的适宜摄入量为 14 mg α-TE/d，乳母的适宜摄入量为 17 mg α-TE/d，儿童依年龄有所不同。根据国外制定的可耐受最高摄入量值，我国成年人维生素 E 的可耐受最高摄入量值为 700 mg α-TE/d。

常见食物中维生素 E 的含量 （mg/100 g 可食部）

维生素 E 只能在植物中合成，所有绿色组织中都有一定的含量，尤以种子中为多。植物油是人类膳食中维生素 E 的主要来源，且因为这些油中四种生育酚的相对含量不同，所以维生素 E 的总摄入量在很大程度上取决于不同国家对烹调油的选择。橄榄油和葵花籽油中所含的主要是 α-生育酚，玉米油中主要为 γ-生育酚，而大豆油中则含有相对较高的 δ-生育酚。

五、维生素 K

维生素 K 又称凝血维生素，是一种由萘醌类化合物组成的能促进血液凝固的脂溶性维生素。维生素 K 有三种形式，维生素 K_1（叶绿醌，Phylloquinone）和维生素 K_2（甲萘醌，Menaquinone）是天然维生素 K 的两种类型，其中维生素 K_1 存在于绿叶植物中；维生素 K_2 存在于发酵食品中，由细菌合成；维生素 K_3 由人工合成，具有天然维生素 K 的基础结构，生物活性最高。天然存在的维生素 K 是黄色油状物，人工合成的则是黄色结晶粉末。

（一）维生素 K 的理化性质

维生素 K 抗热性好，不溶于水，但易遭酸、碱、氧化剂和光（特别是紫外线）的破坏。由于天然食物中的维生素 K 对热稳定，且不溶于水，因此在一般的烹调过程中损失很少。

（二）维生素 K 的消化吸收和代谢

维生素 K 经十二指肠和空肠吸收。这一过程需借助胰液和胆汁的作用，使维生素 K 以溶解的微团分散到水性的肠腔内，因此，维生素 K 的吸收取决于胰液和胆汁的正常分泌。脂肪酸吸收障碍的患者维生素 K 的吸收不良，其他影响肠腔微团形成的因素也可影响肠道维生素 K 的吸收。膳食中维生素 K 是维生素 K_1 和维生素 K_2 的混合物，其吸收率为 40%~70%。

由于肝脏对维生素 K 的储存能力有限，故人体内维生素 K 的储存较少，更新较快。其中维生素 K_3 代谢最快，24 h 内排出量约为生理剂量的 70%，仅有少部分转变为 MK-4，已知的维生素 K_2 有 MK-4、MK-3 等多种形式。人体摄入的维生素 K_1 的 60%~70% 将通过分泌物排泄而丢失。另有大约 15% 的维生素 K 以水溶性代谢产物的形式经尿排出。

（三）维生素 K 的生理功能

1. 参与人体内正常的凝血过程

维生素 K 有助于某些凝血因子，如凝血因子 Ⅱ（凝血酶原）、凝血因子 Ⅵ（转变加速因子前体）、凝血因子 Ⅸ（凝血酶激酶组分）和凝血因子 X 等在肝脏的合成，从而促进血液的凝固，防止出血和形成血栓。

2. 参与骨骼代谢

维生素 K 参与合成维生素 K 依赖骨钙蛋白（又称骨钙素），该蛋白能调节骨骼中磷酸钙的合成。老年人的骨密度和维生素 K 的水平呈正相关，经常摄入富含维生素 K 绿叶蔬菜的妇女，其骨折的发生率要比食用较少绿叶蔬菜的妇女低。研究证明，成人补充维生素 K_1 和维生素 K_2 可以有效地降低骨丢失和骨质疏松患者的骨折发生率。

3. 与心血管健康有关

基质 GLA 蛋白是血管钙化的强抑制剂，维生素 K 缺乏可以使 GLA 蛋白质低羧化，从而影响血管钙化过程。近年来的研究证明，膳食摄入维生素 K_2 有利于心血管健康，可降低冠心病的发生率。

(四) 维生素 K 的营养状况评价

血浆中维生素 K 的正常值为 $0.1 \sim 1.0 \text{ ng/mL}$，维生素 K 缺乏时，血浆蛋白源水平、凝血酶原活动度降低。目前应用的维生素 K 营养状况评价指标主要包括以下几种。

1. 血清维生素 K 浓度

血清维生素 K 的主要形式是维生素 K_1，其主要运输形式是脂蛋白。由于血浆维生素 K_1 浓度与膳食维生素 K_1 摄入量呈正相关，被认为可用于评价维生素 K 的营养状况。健康成人空腹血清维生素 K_1 的正常参考值中位数为 0.5 μg/L $(0.15 \sim 1.0 \text{ μg/L})$。

2. 凝血试验

凝血试验检查包括凝血酶原时间和促凝血酶原时间，其中凝血酶原时间延长并非评价维生素 K 缺乏的特异性指标。因此，凝血试验不能单独作为维生素 K 亚临床缺乏的诊断依据。

3. 脱羧性血清维生素 K 依赖蛋白

针对维生素 K 亚临床缺乏的高危人群 (婴儿、消化不良者)，已证实凝血酶原前体蛋白 PIVKA-II 是一个极其有用的生物标志物，最常用的测定方法是酶联免疫法。此外，脱羧骨钙素也是被广泛用于骨维生素 K 储存的替代性标志物，可间接反映骨骼内维生素 K 的储存水平。

4. 尿 γ-谷氨酸

尿 γ-谷氨酸水平可反映凝血酶原和羧化骨钙蛋白的代谢状况，进而反映机体维生素 K 的营养状况，当维生素 K 供应不足时，其水平降低。

(五) 维生素 K 的营养不良

由于维生素 K 食物来源丰富，加之正常人体肠道的大肠埃希菌、乳酸菌等微生物也能合成维生素 K，正常成人很少发生维生素 K 缺乏，但 $0 \sim 3$ 月龄的婴儿易发生维生素 K 缺乏性出血症。

维生素 K 缺乏可使凝血时间延长。由于新生儿肠道内尚无足够的细菌合成维生素 K，母乳中维生素 K 的含量又少，不能满足新生儿的机体需要，因此，部分早产儿容易在出生后数周内出现维生素 K 缺乏症，严重者可发生颅内出血导致死亡。美国和加拿大的新生儿常规接受 $0.5 \sim 1 \text{ mg}$ 的维生素 K_1 肌内注射，或出生后 6 h 口服 2.0 mg，我国临床也有相关的预防措施。

成人最常见的维生素 K 缺乏是由于疾病或药物治疗引起的继发性结果，如脂肪吸收异常 (胃肠道功能紊乱、肝胆疾病等)、肠道微生物合成维生素 K 障碍，以及体内维生素 K 代谢紊乱 (用 4-羟基香豆素治疗) 等。

维生素 K 缺乏的主要临床体征是出血，生化检查表现为凝血时间延长和凝血酶原水平低下。目前已确定至少有 12 种形式的先天性凝血酶原异常性贫血和至少 3 种凝血因子VII变异性疾病，这些患者的凝血系统对高剂量的维生素 K 不敏感。

目前，天然形式的维生素 K 即正常膳食来源的维生素 K 不会产生毒性，动物或人群研究均未显示补充剂摄入维生素 K 会对机体产生不良影响，但是补充剂摄入维生素 K 应遵从医嘱，防止产生不良后果。

（六）维生素 K 的参考摄入量及食物来源

1. 参考摄入量

中国居民膳食维生素 K 的适宜摄入量（μg/d）：成人为 80；0~6 月龄婴儿为 2；7~12 月龄婴儿为 10；1~3 岁幼儿为 30；孕妇为 80；乳母为 85。

2. 食物来源

维生素 K 的来源有两方面：一方面由肠道细菌合成，占 50%~60%；另一方面来自食物，占 40%~50%。维生素 K 广泛分布于植物性食物和动物性食物中，绿叶蔬菜中的含量最高，其次是乳及肉类。维生素 K 含量丰富的食物包括豆类、麦麸、绿色蔬菜、动物肝脏、鱼类等。菠菜、羽衣甘蓝、西兰花、卷心菜、莴苣是成人及儿童维生素 K 的主要食物来源。

常见食物中维生素 K 的含量（μg/100 g 可食部）

六、维生素 B₁

维生素 B₁ 由嘧啶环及噻唑环通过亚甲基桥连接而成，维生素 B₁ 又称硫胺素，也称抗神经炎素。

（一）维生素 B₁ 的理化性质

维生素 B₁ 呈白色针状结晶，易溶于水，微溶于乙醇，在酸性溶液中（pH 5.0 以下）比较稳定，加热不易分解，而在碱性溶液中极不稳定。紫外线可使维生素 B₁ 降解而失去活性。维生素 B₁ 在碱性铁氰化钾溶液中被氧化为硫色素。在紫外线照射下发出荧光，在给定条件下，以及没有其他荧光物质干扰时，其荧光强度与硫色素呈正比，常利用这一特性测定维生素 B₁ 的含量。

（二）维生素 B₁ 的生理功能

1. 辅酶功能

维生素 B₁ 的主要活性形式为焦磷酸硫胺素（Thiamine Pyrophosphate，TPP），也称辅羧酶，在体内的能量代谢中具有重要作用。TPP 是碳水化合物代谢中氧化脱羧酶的辅酶，参与三大产能营养素的分解和合成代谢；作为转酮醇酶的辅酶参与转酮醇作用，在核酸合成和脂肪酸合成中起重要作用。因此，TPP 在体内参与两个重要的反应，即 α-酮酸的氧化脱羧反应和磷酸戊糖途径的转酮醇反应，从而影响能量代谢。

2. 非辅酶功能

维生素 B₁ 在维持神经、肌肉，特别是心肌的正常功能，以及维持正常食欲、胃肠蠕动和消化分泌方面也有重要作用。神经组织的能量主要由糖的氧化来供应。维生素 B₁ 缺乏时，乙酰辅酶 A 的生成减少，影响乙酰胆碱（促进胃肠蠕动和腺体分泌）的合成。同时，由于对胆碱酯酶的抑制减弱，乙酰胆碱分解加强，影响神经传导。

（三）维生素 B_1 的营养状况评价

维生素 B_1 的营养状况可通过膳食调查结合体格检查及生化检查进行全面评价。生化检查客观、灵敏，往往在临床缺乏症状出现前可检测出生化改变。红细胞转酮醇酶活性效应、基线或硫胺素负荷后血清和尿中硫胺素浓度常用于评估人体维生素 B_1 营养状况，但目前还没有指标本身可用于估计维生素 B_1 的需要量。

维生素 B_1 的生化评价指标有以下几种。

（1）克肌酐尿维生素 B_1 排出量，以维生素 B_1 肌酐表示。评价标准：小于 27 μg 为缺乏；27~66 μg 为不足；大于 66 μg 为正常。

（2）全日尿中维生素 B_1 排出量。评价标准：小于 40 μg 为缺乏；40~100 μg 为不足；大于 100 μg 为正常。

（3）口服 5 mg 维生素 B_1 后 4 h 内尿中维生素 B_1 排出量。评价标准：小于 100 μg 为缺乏；100~199 μg 为不足；大于或等于 200 μg 为正常。

（4）红细胞转酮醇酶焦磷酸硫胺素效应，是常用的酶功能评价方法。用冻融溶解的红细胞，在添加 TPP 刺激前后测定转酮醇酶活性，以刺激后增加的倍数表示。评价标准：大于或等于 25 为缺乏；15~24 为不足；小于或等于 14 为正常。

（5）血液中维生素 B_1 含量，其正常值波动范围较大，只有在临床缺乏症状明显时才显著降低，故很少采用。

（四）维生素 B_1 的营养不良

1. 维生素 B_1 缺乏

维生素 B_1 缺乏症又称脚气病（Beriberi），主要表现为神经-血管系统损伤，其早期症状为食欲不佳、便秘、恶心、抑郁、周围神经障碍、易兴奋及疲劳等，一般将其分为成人脚气病和婴儿脚气病两种。成人脚气病又分为干性脚气病、湿性脚气病和混合型脚气病（干性和湿性）三类。

（1）干性脚气病。以多发性周围神经炎症状为主，表现为踝及足麻木和灼烧感，跟腱及膝反射异常。出现上行性周围神经炎，表现为指（趾）端麻木、肌肉酸痛、压痛，尤以腓肠肌为甚。肢端麻痹先发生在下肢，脚趾麻木，呈袜套状感觉。

（2）湿性脚气病。多以水肿和心脏症状为主。由于心血管系统障碍，出现水肿，右心室可扩大，表现为心悸、气短、心动过速，如果处理不及时，常致心力衰竭。

（3）混合型脚气病（干性和湿性）。其特征是既有神经炎又有心力衰竭和水肿。

（4）婴儿脚气病。常发生在 2~5 月龄的婴儿，常因维生素 B_1 缺乏的母乳喂养婴儿导致，发病突然，病情急。早期表现为食欲不振、烦躁不安、哭声无力或嘶哑、呕吐、腹泻、心跳快、气促，严重时可出现青紫、心脏扩大、心脏衰竭和强制性痉挛。

（5）脑型脚气病。长期酗酒者可出现 Wernicke-Korsakoff 综合征，表现为呕吐、眼球震颤、眼外展肌麻痹、共济失调（指肌力正常的情况下运动的协调障碍），并可发展至精神错乱、昏迷、死亡。

维生素 B_1 摄入不足时，轻者表现为肌肉乏力、精神淡漠和食欲减退，重者会发生典型的脚气病，甚至引起心脏功能失调、心力衰竭和精神失常。

2. 维生素 B₁ 过量

尽管大剂量非胃肠道途径进入体内时有毒性表现，但没有经口摄入维生素 B₁ 中毒的证据。有研究表明，每日口服 500~1 500 mg 维生素 B₁，持续 10 d 未发现不良反应。维生素 B₁ 过量十分少见，摄入量大于推荐摄入量的 100 倍，可导致头痛、惊厥、心律失常等。

（五）维生素 B₁ 的参考摄入量及食物来源

1. 参考摄入量

由于维生素 B₁ 参与能量代谢，常以每 4 184 kJ（1 000 kcal）的能量消耗为单位表述维生素 B₁ 的需要量。影响维生素 B₁ 需要量的因素包括维生素 B₁ 的生物利用率、能量摄入、体力活动水平及性别因素等。大量研究表明，某些特殊作业及特殊环境应激往往使维生素 B₁ 需要量增加。职业运动员或运动爱好者可能需要更多的维生素 B₁。

常见食物中维生素 B₁ 的含量（mg/100 g 可食部）

中国居民膳食维生素 B₁ 的推荐摄入量（mg/d）：成人男性为 1.4，女性为 1.2，孕妇中期为 1.4、晚期为 1.5，乳母为 1.5。

2. 食物来源

维生素 B₁ 含量丰富的食物有谷类、豆类及干果类。动物内脏（心、肝、肾）、瘦肉、禽蛋中含量也较高。日常膳食中维生素 B₁ 主要来自谷类食物，但随加工精细程度的提高，维生素 B₁ 含量逐渐减少。加工及烹调可造成食物中维生素 B₁ 的损失，其损失率为 30%~40%。

七、维生素 B₂

维生素 B₂ 又称核黄素。

（一）维生素 B₂ 的理化性质

维生素 B₂ 较耐热，不易受大气中氧的影响。其在碱中易受热分解，酸性条件下稳定，光照射易被破坏。当在酸性和中性溶液中，光照射产生的光黄素是一种很强的氧化剂，可催化破坏维生素 C 等维生素。

（二）维生素 B₂ 的生理功能

维生素 B₂ 在自然界中主要以磷酸酯的形式存在于黄素单核苷酸（Flavin Mononucleotide，FMN）和黄素腺嘌呤二核苷酸（Flavin Adenine Dinucleotide，FAD）两种辅酶中，常以 FMN 和 FAD 两种辅酶的形式参与氧化还原反应。

1. 参与体内生物氧化与能量生成

维生素 B₂ 在体内以两种辅基形式，即黄素腺嘌呤二核苷酸、黄素单核苷酸与特定蛋白质结合，形成黄素蛋白参与体内氧化还原反应与能量生成。

2. 参与维生素 B₆ 和烟酸的代谢

FMN 和 FAD 作为辅基参与色氨酸转变为烟酸、维生素 B₆ 转变为磷酸吡哆醛（Pyridoxal Phosphate，PLP）的过程。

3. 参与体内的抗氧化防御系统

FAD 作为谷胱甘肽还原酶的辅酶，参与维持体内还原型谷胱甘肽的正常水平，与机体的抗氧化防御体系密切相关。

4. 其他功能

维生素 B_2 与细胞色素 P-450 结合，参与药物代谢；有助于维持肠黏膜的结构与功能，影响铁的吸收和转运过程；视网膜有维生素 B_2 依赖性的光感受体存在，推测维生素 B_2 也参与暗适应过程。

（三）维生素 B_2 的营养状况评价

维生素 B_2 的营养状况，除了采用膳食调查的方法计算维生素 B_2 摄入量及体格检查维生素 B_2 缺乏表现外，主要采用一些生化指标进行评价。由于尿中黄素类物质排出量受体内维生素 B_2 营养状况的影响，因此，可通过测定空腹尿、随机尿、24 h 尿或负荷尿中黄素物质含量来评价机体的维生素 B_2 营养状况；由于 FAD 是谷胱甘肽还原酶的辅酶，也可采用红细胞谷胱甘肽还原酶活性系数来评价维生素 B_2 营养状况。近年来的研究发现，血清游离维生素 B_2 浓度也是反映机体维生素 B_2 营养状况的一个灵敏指标。

1. 红细胞或全血谷胱甘肽还原酶活性系数

红细胞或全血谷胱甘肽还原酶活性系数 (Erythrocyte or Blood Glutathione Reductase Activity Coefficient, EGRAC 或 BGRAC) 是评价维生素 B_2 营养状况较灵敏的功能性指标，通过加入或不加入 FAD 来检测红细胞谷胱甘肽还原酶活性，计算活性系数。一般活性系数小于 1.2 为正常，1.2~1.4 为不足，大于 1.4 为缺乏。EGRAC 不能应用于患有葡萄糖-6-磷酸脱氢酶遗传缺陷人体的维生素 B_2 营养状况评价，原因是在此病理状况下，红细胞对 FAD 的需要显著增加。

2. 尿中黄素类物质排出量

通过测定空腹尿、随机尿、24 h 尿或负荷尿中黄素类物质含量，可评价机体的维生素 B_2 营养状况。由于尿中维生素 B_2 代谢产物约占黄素类物质总量的 1/3，采用高效液相分离的方法可以精确地测定尿中维生素 B_2 的实际排出量。每日尿中维生素 B_2 排出量大于 0.32 μmol (120 μg/g) 或 0.21 μmol (80 μg/g) 肌酐为正常。我国常采用口服 5mg 维生素 B_2 后，测定 4 h 负荷尿中维生素 B_2 排出量来评价维生素 B_2 营养状况，大于 1 300 μg 为充裕，800~1 300 μg 为正常，400~800 μg 为不足，小于 400 μg 为缺乏。

3. 红细胞维生素 B_2 类物质含量

红细胞中维生素 B_2 辅酶占黄素类物质总量的 90% 以上，因此，通过水解后采用荧光比色或微生物生长试验测定红细胞维生素 B_2 含量可以反映体内维生素 B_2 的储存情况。目前认为红细胞维生素 B_2 含量超过 400 nmol/L 或 150 μg/L 为正常，低于 270 nmol/L 或 100 μg/L 为缺乏。

4. 血清游离维生素 B_2 浓度

血清游离维生素 B_2 浓度也可反映机体的维生素 B_2 营养状况的变化。根据有关研究结果，我国男性成年人正常血清游离维生素 B_2 浓度为 10~30 nmol/L，低于 10 nmol/L 则提示有维生素 B_2 营养不良情况的发生。

（四）维生素 B_2 的营养不良

1. 维生素 B_2 缺乏

人体缺乏维生素 B_2 后，可导致物质代谢紊乱，表现为眼部、口腔及皮肤等的炎性症状，称为口腔综合征。

（1）眼部症状。维生素 B_2 缺乏的眼部症状有畏光、流泪、视物模糊、结膜充血、角膜周围增生等症状。

（2）口腔症状。维生素 B_2 缺乏的口腔症状有唇炎、口角炎、舌炎等。唇炎表现为微肿、脱屑、开裂、口角糜烂，舌炎表现为疼痛、肿胀和"地图舌"。

（3）皮肤症状。维生素 B_2 缺乏的皮肤症状表现为鼻翼两侧皮肤出现脂溢性皮炎，阴囊炎也较为常见。

（4）其他。由于维生素 B_2 缺乏影响铁的吸收，导致儿童易出现继发缺铁性贫血，妊娠期缺乏维生素 B_2 可导致胎儿骨骼畸形。最近的研究显示，甲基四氢叶酸还原酶基因型为 TT 型的人群对维生素 B_2 营养状况十分敏感，维生素 B_2 缺乏或不足可导致血中同型半胱氨酸和血压水平升高，有可能导致心血管疾病的发生。

2. 维生素 B_2 过量

由于维生素 B_2 肠道吸收有上限（27 mg 左右），故大剂量摄入并不能无限增加维生素 B_2 的吸收。目前尚无因维生素 B_2 摄入过量产生毒性的报道。

（五）维生素 B_2 的参考摄入量及食物来源

1. 参考摄入量

中国居民膳食维生素 B_2 的推荐摄入量（mg/d）：成人男性为 1.4，女性为 1.2，孕中期为 1.3，孕晚期为 1.4，乳母为 1.7。

2. 食物来源

维生素 B_2 广泛存在于动物与植物性食物中，包括乳类、蛋类、各种肉类、动物内脏、谷类、蔬菜与水果等。乳类和肉类提供相当数量的维生素 B_2，谷类和蔬菜是中国居民维生素 B_2 的主要来源。由于谷类加工对维生素 B_2 存留有显著影响，如精白米维生素 B_2 存留率只有 11%，小麦标准粉维生素 B_2 存留率只有 35%。此外，谷类烹调过程还会损失一部分维生素 B_2。

常见食物中维生素 B_2 的含量（mg/100 g 可食部）

八、维生素 B_6

维生素 B_6 为水溶性维生素，是蛋白质代谢中氨基酸脱羧酶和转氨酶的重要辅助成分。维生素 B_6 有吡哆醇、吡哆醛、吡哆胺三种天然存在形式，这三种形式的维生素 B_6 性质相近，均具有活性，它们以磷酸盐的形式广泛分布于动植物体内。

（一）维生素 B_6 的理化性质

维生素 B_6 易溶于水和乙醇，在空气与酸性溶液中稳定，但在碱性溶液中易被破坏，在中性和碱性环境中对光敏感，易被破坏。吡哆醛和吡哆胺不耐热，而吡哆醇较耐热，后者在食品加工和储存中稳定性较好，最常见的维生素 B_6 制剂是盐酸吡哆醇。

（二）维生素 B_6 的生理功能

维生素 B_6 在体内被磷酸化转变为活性辅基形式，即 5′-磷酸吡哆醇、5′-磷酸吡哆醛和 5′-磷酸吡哆胺，参与机体的物质代谢和能量代谢。其中 5′-磷酸吡哆醛是维生素 B_6 在体内的主要活性形式。

1. 参与氨基酸代谢

（1）转氨基作用。维生素 B_6 参与机体多种氨基酸代谢的转氨基作用，如丙氨酸、天冬酰胺、精氨酸、半胱氨酸、赖氨酸、异亮氨酸等。

（2）脱羧基作用。其包括酪氨酸、组氨酸、色氨酸、多巴等的脱羧基作用。中枢神经系统中谷氨酸转化为 γ-氨基丁酸，半胱氨酸转化为牛磺酸等均需要维生素 B_6 的参与，当缺乏维生素 B_6 时，可使尿中黄尿酸、犬尿酸、3-羟基犬尿酸及喹啉酸排出增多。

（3）转硫作用。维生素 B_6 是半胱氨酸脱羧酶、胱硫醚酶、胱硫醚 β-合成酶的辅因子，这些酶均参与同型半胱氨酸转变为半胱氨酸的转硫反应。

2. 参与糖原与脂肪酸代谢

维生素 B_6 是糖原磷酸化反应中磷酸化酶的辅助因子，催化肌肉与肝脏组织中的糖原转化。维生素 B_6 还参与亚油酸合成花生四烯酸的过程，并参与胆固醇的合成与转运。

3. 参与某些微量营养素的转化与吸收

在色氨酸转化成烟酸的过程中，会受维生素 B_6 营养状况的影响，因磷酸吡哆醛参与该过程的酶促反应，当肝脏中磷酸吡哆醛水平降低时会影响烟酸的合成。另外，维生素 B_6 还可促进维生素 B_{12}、铁和锌的吸收等。

4. 调节神经递质的合成和代谢

维生素 B_6 参与神经系统中的多种酶促反应，间接影响神经系统的生理功能，并与某些周围神经病变有关。在神经系统中，磷酸吡哆醛参与的酶促反应可使某些神经递质水平升高，如 5-羟色胺、去甲肾上腺素、γ-氨基丁酸、多巴胺等。

5. 参与一碳单位和同型半胱氨酸代谢

维生素 B_6 是丝氨酸羟甲基转氨酶的辅酶，该酶通过转移丝氨酸羟甲基侧链到四氢叶酸而参与一碳单位代谢，在 DNA 合成中发挥作用。

在同型半胱氨酸代谢的转硫途径中，维生素 B_6 是此代谢途径关键酶——胱硫醚-β-合成酶（Cystathionine-Beta-Synthase，CBS）的辅酶，维生素 B_6 缺乏将导致 CBS 活性降低，引起同型半胱氨酸积累，形成高同型半胱氨酸血症。

6. 其他生理作用

维生素 B_6 参与造血，以磷酸吡哆醛的形式参与琥珀酰辅酶 A 和甘氨酸合成血红素的过程，维生素 B_6 缺乏可能造成巨幼红细胞贫血；维生素 B_6 可促进体内抗体的合成，缺乏维生素 B_6 时抗体的合成减少，机体抵抗力降低。

（三）维生素 B_6 的营养状况评价

维生素 B_6 营养状况的评价方法包括直接法、间接法和膳食调查法。直接法为检测血浆、血细胞或尿中的维生素 B_6 含量；间接法则通过检测维生素 B_6 相关酶类的活性或某些代谢物质的水平来评价。在实际应用中常常结合直接法和间接法来评价维生素 B_6 的营养状况。

1. 直接法

（1）血浆 PLP 含量。PLP 是肝脏中维生素 B_6 的主要存在形式，使用高效液相色谱或酶学方法测定血浆中 PLP 含量能较好地反映体内的维生素 B$_6$ 储存量，是最常用的方法。正常情况下，血浆中 PLP 含量大于 30 nmol/L 时说明成年人体内维生素 B$_6$ 达到适宜水平，若在 20～30 nmol/L 范围内则属于边缘缺乏状态，当含量小于 20 nmol/L 则存在维生素 B$_6$ 不足。血浆中 PLP 对维生素 B$_6$ 摄入量变化的反应比较缓慢，约需 10 d 才能达到新的稳定水平，而且蛋白质摄入量增加、碱性磷酸酶（Alkaline Phosphatase，AKP）活性升高、维生素 B$_6$ 边缘缺乏、某些疾病及吸烟、年龄增长等因素都可影响该指标的变化，故在应用此指标时应考虑上述影响因素的存在，建议同时利用其他方法来评估维生素 B$_6$ 的营养状况。

（2）尿中 4-吡哆酸含量。此指标很容易用高效液相色谱法检测，是仅次于 PLP 能反映体内维生素 B$_6$ 营养状况的指标，已被广泛应用于维生素 B$_6$ 需要量的研究。4-吡哆酸是维生素 B$_6$ 代谢的最终产物，其排出量约占维生素 B$_6$ 摄入量的 50%，由于需要收集 24 h 尿样，因此会受到近期膳食的影响。尿中 4-吡哆酸含量大于 3μmol/d，则说明体内维生素 B$_6$ 含量达到适宜。

2. 间接法

（1）色氨酸负荷试验。给予受试者口服负荷剂量的色氨酸（每千克体重为 0.1 g），收集 24 h 尿测定黄尿酸含量，计算黄尿酸指数（Xanthurenic Acid Index，XI）。

XI＝24 h 尿中黄尿酸排出量（mg）/色氨酸给予量（mg）

XI 在 0～1.5 表示维生素 B$_6$ 的营养状况良好，当维生素 B$_6$ 不足时，XI 可大于 12。

（2）红细胞天冬氨酸转氨酶和丙氨酸转氨酶活性。在以维生素 B$_6$ 为辅酶的转氨酶中，红细胞天冬氨酸转氨酶和丙氨酸转氨酶活性常在维生素 B$_6$ 缺乏时降低，故常被作为评价指标，但由于影响因素较多，测定值变异较大，限制了该指标的使用。

（四）维生素 B$_6$ 的营养不良

1. 维生素 B$_6$ 缺乏

维生素 B$_6$ 广泛存在于各种食物中，单独缺乏症状表现并不多见，维生素 B$_6$ 缺乏通常与其他 B 族维生素缺乏同时存在。人体维生素 B$_6$ 缺乏可导致眼、鼻与口腔周围皮脂溢出性皮炎、低色素性贫血、脑功能紊乱、婴儿生长缓慢等症状。

维生素 B$_6$ 缺乏对幼儿的影响较成人大，缺乏时表现为烦躁、肌肉抽搐和癫痫样惊厥、呕吐、腹痛、体重下降及脑电图异常等症状。

2. 维生素 B$_6$ 过量

经食物摄入维生素 B$_6$ 没有不良反应，营养补充剂中的高剂量维生素 B$_6$ 可引起严重不良反应，表现为神经毒性和光敏感反应。

（五）维生素 B$_6$ 的参考摄入量及食物来源

1. 参考摄入量

人体对维生素 B$_6$ 的需要量与膳食蛋白质水平、人体肠道内维生素 B$_6$ 合成量、人体生理状况等有关。中国居民膳食维生素 B$_6$ 的推荐摄入量（mg/d）：成人为 1.4，50 岁后为 1.6，孕妇为 2.4，乳母为 1.7。当口服避孕药或服用治疗结核的药物异烟肼时，维生素 B$_6$ 的需要量增加。

2. 食物来源

维生素 B_6 的食物来源很广泛，动植物中均含有，但一般含量不高。其中含量较多的食物有干果和鱼肉、禽肉等白色肉类，其次为豆类和肝脏等。水果和蔬菜中维生素 B_6 含量较低。人体肠道内也可合成少量维生素 B_6，一般认为人体不易缺乏维生素 B_6。

常见食物中维
生素 B_6 的含量
（mg/100 g 可食部）

九、烟酸

早在 1867 年，德国化学家 Huber 曾由烟草提取的尼古丁中制得烟酸。烟酸曾称尼克酸，烟酸和烟酰胺总称为维生素 PP，烟酸在体内以烟酰胺的形式存在。

（一）烟酸的理化性质

烟酸为无色针状结晶体，味苦；烟酰胺晶体呈白色粉状，两者均溶于水及乙醇。烟酰胺的溶解度大于烟酸。烟酸和烟酰胺性质比较稳定，不易吸潮，酸、碱、氧、光照或加热条件下均不易被破坏；在高温（120 ℃）高压下持续 20 min 也不被破坏。烟酸对食物的一般加工烹调损失很小，但洗涤时会随水流失。

（二）烟酸的生理功能

1. 参与能量与氨基酸代谢

烟酰胺与腺嘌呤、核糖和磷酸结合构成的 NAD 及烟酰胺腺嘌呤二核苷酸磷酸（Nicotinamide Adenine Dinucleotide Phosphate，NADP）是体内多种脱氢酶的辅酶，依赖烟酰胺作为其重要功能基团，在生物氧化还原中起电子载体或递氢体作用，在细胞代谢过程中参与多种氧化还原反应；特别是葡萄糖酵解、三羧酸循环、脂肪酸 β-氧化、酮体生成和氨基酸代谢。

2. 参与蛋白质等物质的转化

NAD 作为各种 ADP-核糖基化反应的底物，参与蛋白质的核糖基化过程，与 DNA 复制、修复和细胞分化有关。NADP⁺在维生素 B_6、泛酸和生物素存在下，参与脂肪酸、胆固醇及类固醇激素等的生物合成。

3. 调节葡萄糖代谢

非辅酶形式的烟酰胺作为葡萄糖耐量因子的组分，可促进胰岛素反应，增加葡萄糖的利用及促使葡萄糖转化为脂肪。烟酸在葡萄糖耐量因子中的作用机制尚不明确，游离的烟酸无此作用。

（三）烟酸的营养状况评价

烟酸的营养状况可以用生化指标和烟酸缺乏的临床表现来估计。生化改变往往发生在明显缺乏体征出现以前，主要指标为尿中排泄的烟酸代谢物和红细胞烟酰胺腺嘌呤二核苷酸（Nicotinamide Adenine Dinucleotide，NAD⁺）浓度减少和 NAD⁺/NADP⁺比例下降，以及口服烟酰胺后血浆 2-吡啶酮浓度减少。对烟酸需要量的估计中未调整其生物利用率，但考虑到部分色氨酸可以转化为烟酸，故在计量膳食烟酸参考摄入量时应将色氨酸转化成烟酸的部分计入。孕期色氨酸转化为烟酸的效率更高。

（四）烟酸的营养不良

1. 烟酸缺乏

烟酸缺乏会引起癞皮病，典型症状为皮炎（Dermatitis）、腹泻（Diarrhea）及痴呆（Dementia），又称3D症状。皮炎多发生在身体暴露部位，如面颊、手背、足背，呈对称性皮炎，患处皮肤粗糙、脱色、色素沉着。消化道症状为食欲减退、消化不良、腹泻，同时会出现口腔黏膜、舌部糜烂及猩红舌；神经精神症状有抑郁、忧虑、记忆力减退、感情淡漠和痴呆，有的出现狂躁和幻觉，同时伴有肌肉震颤、腱反射过敏或消失。烟酸缺乏常与维生素 B_1、维生素 B_2 缺乏同时存在。

2. 烟酸过量

目前尚未见因食物中烟酸引起中毒的报道。长期大量服用烟酸可能对肝脏有伤害，烟酸过量主要表现为皮肤发红、眼部不适、恶心、呕吐、高尿酸血症等。

（五）烟酸的参考摄入量及食物来源

1. 参考摄入量

烟酸的参考摄入量应考虑能量的摄入量和蛋白质的摄入量。烟酸除了从食物中摄入外，还可在体内由色氨酸转化而来，平均约 60 mg 色氨酸可转化为 1 mg 烟酸。因此，膳食中烟酸的参考摄入量应以烟酸当量（Niacin Equivalent，NE）表示。

$$NE(mg) = 烟酸(mg) + 1/60 色氨酸(mg)$$

中国居民膳食烟酸的推荐摄入量（mgNE/d）：成人男性为15，女性为12，乳母为16。

2. 食物来源

烟酸广泛存在于动物和植物性食物中，植物性食物中主要存在的是烟酸，动物性食物中以烟酰胺的形式存在。烟酸和烟酰胺在动物内脏、瘦禽肉、鱼及坚果中含量很高，乳和蛋中烟酸含量偏低，但是其色氨酸含量较高，蔬菜也含有较多的烟酸，谷类含量也不少，但与核黄素一样受加工程度的影响。此外，玉米中烟酸含量高于大米，但是，玉米中烟酸为结合型，需加碱处理后，游离烟酸才易被机体吸收。

常见食物中烟酸的含量和烟酸当量（可食部）

十、泛酸

泛酸（Pantothenic Acid）又称遍多酸，曾称维生素 B_5，因其广泛存在于动植物组织而命名。

（一）泛酸的理化性质

泛酸易溶于水，不溶于有机溶剂，对酸、碱和热不稳定，泛酸常以钙盐的形式存在，为易溶于水的白色粉状结晶，在中性水溶液中受热时能保持稳定，不易受破坏。在一般的温度下蒸煮，损失很少，但高热会使其受破坏，在酸性和碱性条件下不稳定，易受破坏。

（二）泛酸的生理功能

泛酸的生理功能主要是其衍生物 4'-磷酸泛酰巯基乙胺作为 CoA（辅酶 A）和酰基载体蛋白（Acyl Carrier Protein，ACP）的活性成分。CoA 是许多酶的辅因子和酰基载体，而

ACP 是脂肪合酶复合体的一个组成部分，起转移酰基的作用。

1. 参与脂质代谢

乙酰辅酶 A 和琥珀酰辅酶 A 在三羧酸循环中起着重要作用，参与脂肪酸和膜磷脂的生物合成，胆固醇和胆盐的产生，类固醇激素、维生素 A 和维生素 D 的合成，以及卟啉和咕啉环的生成。辅酶 A 活化脂肪酸，形成的脂酰辅酶 A 与脂肪酸的延长和甘油三酯合成有关。

2. 参与碳水化合物和蛋白质代谢

乙酰辅酶 A 参与乙醇、氨、糖类和氨基酸的乙酰化，产生神经递质、肝脏解毒物质、糖蛋白和糖脂的组成成分，如乙酰胆碱、磺胺、p-氨基苯甲酸盐、N-乙酰葡萄糖胺、内源性半乳糖胺和 N-乙酰神经氨酸。辅酶 A 修饰蛋白质的酰基化（包括乙酰化和脂酰化），有利于增强 DNA 的稳定性，减少氧自由基导致的细胞损害。

ACP 是脂肪酸合酶多酶复合体的组成部分，ACP 的 4'-磷酸泛酰巯基乙胺在代谢中结合和转移酰基。

（三）泛酸的营养状况评价

泛酸营养状况评价方法尚缺乏理想的生化指标。一些研究表明，尿的泛酸排出量与其摄入量明显相关，尿中泛酸含量可用于估计其膳食中的摄入量。试验观察到长期泛酸摄入不足时的尿泛酸排出量小于或等于 2 mg/d，而摄入缺乏泛酸的膳食外加泛酸拮抗剂，尿泛酸排出量逐渐减少，甚至达到零。

血液中的泛酸主要以 CoA 形式存在于红细胞中，正常全血泛酸含量为 2 mg/L 左右，如果低于 1 mg/L 则表明泛酸摄入缺乏或不足。红细胞泛酸含量比全血更能反映泛酸营养状况。

（四）泛酸的营养不良

由于泛酸广泛存在于自然界，所以缺乏病相当罕见。泛酸缺乏通常与三大营养素和维生素摄入不足伴随发生。泛酸缺乏会导致机体代谢受损，包括脂肪合成减少和能量产生不足。泛酸缺乏者依其缺乏程度不同可显示不同的症状，如易怒、头痛、抑郁、坐立不安、疲劳、冷淡、不适、睡眠不良、恶心、呕吐和腹部痉挛、麻木、麻痹、肌肉痉挛、手脚感觉异常、肌无力和步态摇晃、低血糖症状等。也有人因泛酸缺乏表现出葡萄糖耐量改变、对胰岛素敏感性增加和抗体减少的现象。

泛酸毒性很低，有研究显示，每日摄入 10~20 g 时，可偶尔出现腹泻。

（五）泛酸的参考摄入量及食物来源

1. 参考摄入量

人体每日泛酸的需要量尚未得出结论，一般认为 5~10 mg/d 可满足机体需要，但孕妇、乳母应适当增加，蛋白质充足的膳食可适当减少对泛酸的需要量。

中国居民膳食泛酸的适宜摄入量（mg/d）：成人为 5.0，孕妇为 6.0，乳母为 7.0。

2. 食物来源

泛酸广泛分布在食物中，来源最丰富的食品首先是肉类（内脏含量更为丰富）、蘑菇、鸡蛋、坚果类；其次为大豆粉、小麦粉；蔬菜与水果中含量相对较少。

常见食物中泛酸的含量
（mg/100 g 可食部）

十一、叶酸

叶酸（Folic Acid）最初是从菠菜叶子中分离提取出来的，故名叶酸；由蝶酸和谷氨酸结合而成，故又称蝶酰谷氨酸。食物中的叶酸大部分是多谷氨酸型叶酸。

（一）叶酸的理化性质

叶酸不溶于冷水，稍溶于热水，在有氧时可被酸、碱水解，可被日光分解，在无氧条件下对碱稳定。叶酸在食物储存和烹调中一般损失 50%~90%，在加工和储藏中的失活过程主要是氧化，维生素 C 可保护叶酸。

叶酸的生物利用率在不同食物中差异较大，如莴苣为 25%，豆类为 95%，这种差异可能与食物中叶酸的存在形式有关。一般来说，还原型叶酸吸收率高，叶酸分子中谷氨酸分子越少，吸收率越高。锌缺乏可引起叶酸结合酶的活性降低。

（二）叶酸的生理功能

叶酸在肠壁、肝脏及骨髓等组织细胞中，经叶酸还原酶作用，还原成具有生理活性的四氢叶酸。四氢叶酸是体内生化反应中一碳单位转移酶系的辅酶，起着一碳单位传递体的作用。四氢叶酸分子式中第 5、10 两个氮原子即为一碳单位的传递体。

1. 参与核酸和蛋白质合成

组氨酸、丝氨酸、甘氨酸、蛋氨酸等均可供给一碳单位，这些一碳单位从氨基酸释出后，以四氢叶酸作为载体，参与其他化合物的生成和代谢（见图 1-10）；参与嘌呤和胸腺嘧啶的合成，进一步合成 DNA 和 RNA；参与氨基酸之间的相互转化，如丝氨酸与甘氨酸之间的相互转换（也需维生素 B_6 参与），组氨酸分解为谷氨酸、同型半胱氨酸与蛋氨酸之间的相互转换（也需维生素 B_{12} 参与）；参与血红蛋白和其他重要的甲基化合物合成，如肾上腺素、胆碱、肌酸等。

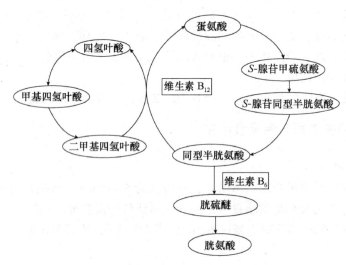

图 1-10　参与氨基酸代谢

叶酸携带一碳单位的功能与许多重要的生化过程密切相关。体内叶酸缺乏则一碳单位传递受阻，核酸合成及氨基酸代谢均受影响，而核酸及蛋白质合成正是细胞增殖、组织生长和机体发育的物质基础，因此叶酸对于细胞分裂和组织生长具有极其重要的作用。

2. 参与DNA甲基化

DNA甲基化能引起染色质结构、DNA构象、DNA稳定性及DNA与蛋白质相互作用方式的改变，从而控制基因表达。基础研究和人类观察研究发现，叶酸水平低下可降低基因组DNA甲基化水平。

3. 参与同型半胱氨酸代谢

叶酸与维生素B_6和维生素B_{12}共同作用，是体内同型半胱氨酸代谢的重要因子。如果叶酸缺乏，可出现高同型半胱氨酸血症。

（三）叶酸的营养状况评价

1. 叶酸摄入量调查

叶酸摄入量调查是评价叶酸营养状况的基础，包括天然食物、强化食物及补充剂等各种来源的叶酸的摄入情况。

2. 生化指标

（1）血清叶酸浓度，反映近期叶酸摄入情况，正常值为$11.3 \sim 36.3$ nmol/L（$5 \sim 16$ ng/mL）。微生物法是评价机体总叶酸水平理想的检测方法。近几年建立的色谱质谱联用法，可以分离、检测各种形式的叶酸。血清总叶酸低于6.8 nmol/L（3 ng/mL）为叶酸缺乏。

（2）红细胞叶酸浓度，反映机体组织细胞内叶酸的储存状况，是叶酸长期营养状况的重要评价指标。目前红细胞叶酸的理想检测方法是微生物法。红细胞叶酸低于318 nmol/L（140 ng/mL）为叶酸缺乏。

（3）血浆同型半胱氨酸浓度，在维生素B_6及维生素B_{12}营养状况适宜前提下，血浆同型半胱氨酸可作为反映叶酸营养状况的敏感指标。当血浆同型半胱氨酸水平高于16 μmol/L即提示叶酸缺乏。

（四）叶酸的营养不良

人体缺乏叶酸时可引起巨幼红细胞贫血、胎儿神经管缺陷、高同型半胱氨酸血症、衰弱、健忘、失眠等。

1. 叶酸缺乏

（1）巨幼红细胞贫血。叶酸缺乏时可影响核酸代谢，尤其是胸腺嘧啶核苷的合成，以致红细胞等体细胞成熟受阻，核蛋白形成不足，核内染色体不能正常进行有丝分裂，红细胞体积增大。患有巨幼红细胞贫血的孕妇，易出现胎儿宫内发育迟缓、早产。

（2）胎儿神经管缺陷。研究表明，叶酸携带和提供"一碳基团"，是合成神经鞘和神经递质的主要原料，因此缺乏叶酸会影响神经系统的发育，神经管闭合是在胚胎发育的第3~4周，怀孕早期缺乏叶酸是引起胎儿神经管缺陷的主要原因。神经管缺陷主要表现为脊柱裂和无脑畸形等中枢神经系统发育异常。

（3）高同型半胱氨酸血症。膳食中缺乏叶酸会使同型半胱氨酸向胱氨酸转化受阻，从而使血中半胱氨酸水平升高，形成高同型半胱氨酸血症。高浓度同型半胱氨酸是动脉硬化和心血管疾病发病的一个独立危险因素。

（4）其他。叶酸缺乏还可导致孕妇先兆子痫、胎盘早剥的发生率增高，表现为影响锌的吸收而导致自发性流产。人类的结肠癌、前列腺癌及宫颈癌与膳食中叶酸的摄入量不足有关。研究还发现，结肠癌患者的叶酸摄入量明显低于正常人，叶酸摄入不足的女性，其结肠癌的发病率是正常人的 5 倍。

2. 叶酸过量

叶酸过量影响锌的吸收，使胎儿发育迟缓；叶酸过量干扰维生素 B_{12} 缺乏的诊断与治疗，可使叶酸合并维生素 B_{12} 缺乏的巨幼红细胞贫血患者产生严重的不可逆的神经损害，干扰抗惊厥药物的作用，诱发患者惊厥发作。叶酸和抗惊厥药在肠细胞表面，也可能在大脑细胞表面相互拮抗。大剂量叶酸可诱发正在应用抗惊厥药治疗癫痫症状的患者发生惊厥。

（五）叶酸的参考摄入量及食物来源

1. 参考摄入量

美国国家医学科学院的食品营养委员会于 1988 年提出叶酸的摄入量应以膳食叶酸当量（Dietary Folate Equivalent，DFE）表示。食物叶酸的生物利用率为 50%，而叶酸与膳食混合时的生物利用率为 85%，是膳食叶酸利用率的 1.7 倍，所以膳食叶酸当量的计算公式为

$$DFE(\mu g) = 膳食叶酸(\mu g) + 1.7 \times 叶酸补充剂(\mu g)$$

中国居民膳食叶酸的推荐摄入量（μg DFE/d）：成人为 400，孕妇为 600，乳母为 550。

2. 食物来源

叶酸广泛存在于各种动植物食品中。富含叶酸的食物有动物肝、肾、鸡蛋、豆类、酵母、坚果类、深绿色叶类蔬菜及水果等。

常见食物中
叶酸的含量
（μg/100 g 可食部）

十二、维生素 B_{12}

维生素 B_{12} 的化学名称为钴胺素（Cobalamine），是一种预防和治疗恶性贫血的维生素。20 世纪 30 年代，美国内科医生 Castle 发现在正常人胃部可分离出一种"内因子"，但在恶性贫血患者的胃分泌物中该因子缺失，患者食用动物的肝脏之后，能改善病情。

（一）维生素 B_{12} 的理化性质

维生素 B_{12} 因含钴而呈红色结晶体，结构性质相当稳定，在中性溶液中耐热，在强酸、强碱环境中易被破坏，日光、氧化剂和还原剂能将其破坏。

（二）维生素 B_{12} 的生理功能

维生素 B_{12} 在体内以甲基 B_{12}（甲基钴胺素）和辅酶 B_{12}（5-脱氧腺苷钴胺素）两种辅酶形式存在并参与生化反应。

1. 甲基转移酶的辅酶

甲基 B_{12} 作为甲基转移酶的辅助因子参与蛋氨酸、胸腺嘧啶的体内合成，从而促进蛋白质和核酸的生物合成。例如，甲基 B_{12} 作为蛋氨酸合成酶的辅助因子，从 5-甲基四氢叶酸获得甲基后转而供给同型半胱氨酸，并在蛋氨酸合成酶的作用下合成蛋氨酸。

2. 参与甲基丙二酸-琥珀酸异构化过程

体内代谢过程中，由甲基丙二酰辅酶 A 转变成琥珀酰辅酶 A 的反应需要辅酶 B_{12} 参与。当维生素 B_{12} 缺乏时，此反应不能进行，导致血清中甲基丙二酸堆积，尿中甲基丙二酸排出量增多。

（三）维生素 B_{12} 的营养状况评价

1. 血清全转钴胺素 Ⅱ

血清全转钴胺素 Ⅱ 是反映维生素 B_{12} 负平衡的早期指标。血清全转钴胺素是把维生素 B_{12} 释放到所有 DNA 合成细胞的循环蛋白质，约含血清维生素 B_{12} 的20%，在血清中半衰期仅为 6 min，因而维生素 B_{12} 肠道吸收停止后一周内即可降到正常水平以下。一般以血清全转钴胺素 Ⅱ 水平小于或等于 29.6 pmol/L（40 pg/mL）定为维生素 B_{12} 负平衡。

2. 血清全结合咕啉（维生素 B_{12} 结合咕啉）

结合咕啉是循环中维生素 B_{12} 的储存蛋白质，约含血清维生素 B_{12} 的80%。血清全结合咕啉与肝脏维生素 B_{12} 的储存相平衡，当结合咕啉含量小于或等于 110 pmol/L（150 pg/mL）时表示肝脏维生素 B_{12} 储存缺乏，进入维生素 B_{12} 缺乏的第二期。

3. 脱氧尿嘧啶抑制试验

脱氧尿嘧啶抑制试验用于维生素 B_{12} 缺乏的第三期即生化改变的评价。当骨髓细胞或淋巴细胞的 DNA 合成降低时该试验出现异常。

4. 血清维生素 B_{12} 浓度

这是一个反映体内维生素 B_{12} 储存的稳定指标，目前大多数实验室将传统的 120~180 pmol/L 界值范围定义为正常。

5. 血清同型半胱氨酸及甲基丙二酸

它们在维生素 B_{12} 缺乏时含量增高。

（四）维生素 B_{12} 的营养不良

维生素 B_{12} 缺乏可引起巨幼红细胞贫血、高同型半胱氨酸血症和神经系统损害。维生素 B_{12} 缺乏造成的巨幼红细胞贫血与高同型半胱氨酸血症的原理同叶酸。维生素 B_{12} 缺乏导致神经系统损害的原因主要是通过阻止甲基化反应而引起神经系统损害，可引发斑状、弥漫性的神经脱髓鞘，此种进行性的神经病变起始于末梢神经，逐渐向中间发展累及脊髓和大脑，形成亚急性复合变性，出现精神抑郁、记忆力下降、四肢震颤等神经症状。

近年来有关人群维生素 B_{12} 营养状况的研究引起重视，人群维生素 B_{12} 的缺乏率为3%~29%。素食者、母亲为素食者的婴幼儿和老年人是维生素 B_{12} 缺乏的高危人群。膳食摄入不足、各种因素引起胃酸过少、胰蛋白酶分泌不足、回肠疾病及血清全转钴胺素 Ⅱ 运输蛋白合成减少等均可导致维生素 B_{12} 吸收减少，进而导致维生素 B_{12} 缺乏。有研究表明，常染色体隐性遗传病造成的先天性维生素 B_{12} 转运及代谢异常也会导致维生素 B_{12} 缺乏。

迄今未见从食物或补充剂摄入过量维生素 B_{12} 有害人体健康的报告。长期给恶性贫血患者口服或肌注维生素 B_{12} 量高达 1~5 ng/d 时，未观察到有害作用。

（五）维生素 B$_{12}$的参考摄入量及食物来源

1. 参考摄入量

中国居民膳食维生素 B$_{12}$的推荐摄入量（μg/d）：成人为 2.4，孕妇为

2.9，乳母为 3.2。

2. 食物来源

膳食中的维生素 B$_{12}$来源于动物食品，主要食物来源为肉类、动物内脏、鱼、禽、贝壳类及蛋类，乳及乳制品中含有少量。植物性食品中基本不含维生素 B$_{12}$。口服的维生素 B$_{12}$不能被吸收，需要药物注射。

十三、维生素 C

维生素 C 又称抗坏血酸，是一种含有六个碳原子的酸性多羟基化合物。

（一）维生素 C 的理化性质

维生素 C 具有高度水溶性，不溶于有机溶剂，其水溶液呈酸性，具有强还原性。自然界存在 L-型、D-型两种维生素 C。D-型无生物活性，其水溶液呈酸性，遇空气、热、光和碱性物质，特别是当氧化酶及微量金属离子铜、铁存在时，可促进其氧化，是最不稳定的一种维生素。一般食物在储存过程中，维生素 C 都有不同程度的损失，但在某些食物如枣、刺梨等高等植物中含有生物类黄酮，能增加维生素 C 的稳定性。维生素 C 在加工中很容易从食品的切面或擦伤面流失，如在果蔬烫漂、沥滤时的损失。维生素 C 最大的损失还是因化学降解而引起的。冷冻或冷藏、热加工均可造成维生素 C 的损失，果蔬用二氧化硫（SO$_2$）处理可减少加工和储藏过程中维生素 C 的损失。维生素 C 在一般烹调中损失较大，在酸性溶液中较稳定。

（二）维生素 C 的生理功能

1. 抗氧化作用

维生素 C 是体内一种很强的抗氧化剂，可直接与氧化剂作用，如在组织中可被氧化型谷胱甘肽氧化成脱氢维生素 C，然后又被还原型谷胱甘肽还原，保持了两者之间的平衡，使体内氧化还原过程正常进行。维生素 C 还可在体内还原超氧化物、羟自由基、次氯酸及其他活性氧化剂，也可清除自由基，防止脂质过氧化。这时体内的氧化剂可能影响 DNA 的转录或损伤 DNA、蛋白质和膜结构。

2. 羟基化作用

维生素 C 作为羟基化过程的底物和酶的辅助因子，参与体内的胶原合成。羟脯氨酸和羟赖氨酸是细胞间质胶原蛋白的重要组成成分，而脯氨酸和赖氨酸的羟基化过程需要维生素 C 的参与。当体内维生素 C 不足时，这种羟基化过程不能正常进行，影响胶原蛋白的合成，导致创伤愈合延缓，毛细血管壁脆弱，引起不同程度出血。维生素 C 含量充足可保持细胞间质的完整，维护结缔组织、骨、牙、毛细血管的正常结构与功能，促进创伤与骨折愈合。

3. 提高机体免疫力

维生素 C 提高机体免疫力主要通过两方面的作用。其一，白细胞的吞噬功能依赖于血浆维生素 C 水平；其二，维生素 C 能通过抗氧化作用促进抗体形成，在抗体分子中含有相当数量的二硫键（—S—S—），这些二硫键是由两个半胱氨酸构成的，合成抗体必须有半胱

氨酸，较高浓度的维生素 C 能通过使二硫键还原为巯基（—SH），促进食物中的胱氨酸还原为半胱氨酸，以促进抗体的形成。

4. 解毒

大剂量维生素 C 对某些毒物（如重金属离子 Pb^{2+}、Hg^{2+}、As^{2+}、Cd^{2+}，苯、细菌毒素及某些药物）具有解毒作用。其作用途径表现在三个方面。

（1）维生素 C 有较强的还原作用，使体内氧化型谷胱甘肽还原为还原型谷胱甘肽，然后与重金属离子结合为复合物排出体外。

（2）维生素 C 结构中 C_2 位上的氧带负电，能与金属离子结合经尿排出体外。

（3）维生素 C 具有羟基化作用，在细胞内质网上的羟基化作用是生物转化中的重要反应，该反应由混合功能氧化酶完成，维生素 C 能增强该酶的活性，从而促进毒物和药物的解毒过程。

（三）维生素 C 的营养状况评价

维生素 C 的营养状况，可根据膳食调查、临床检查及血和尿中的生化检测结果进行综合评价。膳食调查与临床检查的方法与其他营养素相近。目前，常用于评价维生素 C 营养状况的生化指标主要有血中维生素 C 含量（血浆、白细胞）及尿中维生素 C 含量（24 h 或 4 h 尿负荷）。

1. 血浆维生素 C 含量

血浆维生素 C 含量反映维生素 C 的摄入状况，但不能反映体内维生素 C 的储存状况。评价血浆维生素 C 含量的参考标准：大于或等于 4 mg/L 为正常，2.0~3.9 mg/L 为不足，小于 2 mg/L 为缺乏。

2. 白细胞维生素 C 含量

白细胞维生素 C 含量能反映组织中的储存状况，但不能反映近期维生素 C 的摄取量，一般认为维生素 C 含量小于 $2\ \mu g/10^8$ 个白细胞为缺乏。

3. 尿负荷试验

成人受试者晨起空腹口服维生素 C 500 mg，收集 4 h 尿液，测定其中维生素 C 的含量，大于 13 mg 为充裕，5~13 mg 为正常，小于 5 mg 为不足。

（四）维生素 C 的营养不良

1. 维生素 C 缺乏

出血、牙龈炎和骨骼病变与骨质疏松是维生素 C 缺乏的主要表现。轻度疲劳是维生素 C 缺乏的早期症状，进而出现全身乏力、倦怠、皮肤出现瘀点或瘀斑、牙龈疼痛或发炎等。维生素 C 缺乏的特异性体征是毛囊过度角化并带有出血性晕轮。维生素 C 长期严重缺乏能导致坏血病，其典型病理改变是以胶原结构受损害，合并毛细血管广泛出血为特征。维生素 C 缺乏还可引起骨骼有机质形成不良，继而导致骨骼病变与骨质疏松，出现关节疼痛、骨痛甚至骨骼变形。

2. 维生素 C 过量

维生素 C 的毒性很小，但过量服用仍能产生一些副作用。主要是因为维生素 C 的分解代谢主要产物之一是草酸盐，过量摄取维生素 C 时，草酸盐排泄量增加，可能会导致泌尿系统结石。成人每日摄入超过 2 g 的维生素 C，可引起渗透性腹泻，此时小肠蠕动加速，导致人体出现腹痛、腹泻等症状，且容易造成人体脱水。有草酸结石的患者，摄入量过多时可能会增加尿中草酸盐的排泄，增加患尿路结石的风险。

（五）维生素 C 的参考摄入量及食物来源

1. 参考摄入量

中国居民膳食维生素 C 的推荐摄入量（mg/d）：1～3 岁、4～6 岁、7～8 岁、9～11 岁、12～14 岁分别为 40、50、60、75、95，青少年及成人为 100，孕妇中、晚期为 115，乳母为 150。婴幼儿、成人、孕妇、乳母等的可耐受最高摄入量应小于或等于 2 000 mg/d。

2. 食物来源

维生素 C 主要来源于新鲜的水果、蔬菜。水果中以红枣、山楂、柑橘类含量较高，苹果、梨中含量较低；蔬菜中以绿色蔬菜如辣椒、菠菜等含量丰富。野生果蔬中，苜蓿、苋菜、沙棘、猕猴桃和酸枣等维生素 C 含量尤为丰富。由于维生素 C 易受储存和烹调加工的影响，所以果蔬要尽可能保持新鲜。

常见蔬菜与水果中维生素 C 的含量（mg/100 g 可食部）

小实践 **常见人群的维生素应用分析**

1. 请分析自己是否有维生素缺乏的现象，缺乏哪种维生素？
2. 孕妇食品主要强化的维生素有哪些？
3. 婴儿配方乳粉主要强化的维生素有哪些？
4. 老年人配方乳粉主要强化的维生素有哪些？

任务 7　认识矿物质

一、概述

矿物质是指人体和食物中含有的无机物，其中有些元素是身体维持适当生理功能所不可或缺的，因此必须经常不断地从膳食中得到供给。另一些元素则是身体不一定需要的，但它们却可能从各种渠道进入机体。目前地壳中发现有 90 余种矿物质，人体中已发现 60 余种，其中 21 种是人体所必需的。

（一）矿物质的分类

1. 按照矿物质在人体内的含量分类

按照矿物质在人体内的含量分类，维持人体正常生理功能所必需的矿物质分为常量元素和微量元素两大类。

（1）常量元素或称宏量元素，是指占人体总质量 0.01% 以上、每人每日需要量在 100 mg 以上的矿物质，分别是钙、磷、镁、氯、硫、钠、钾七种。

（2）微量元素是指含量极少、占人体总质量 0.01% 以下、每人每日需要量在 100 mg 以下的矿物质。

2. 按照矿物质的生物学作用分类

1990年，FAO、国际原子能机构（International Atomic Energy Agency，IAEA）、WHO三个国际组织的专家委员会重新界定必需微量元素的含义，并按照各自生物学的作用将其分为三类。

（1）人体必需微量元素，包括碘、锌、硒、铜、钼、铬、钴及铁共八种。

（2）人体可能必需的微量元素，包括锰、硅、硼、矾及镍五种。

（3）具有潜在的毒性，但在低剂量时，可能具有人体必需功能的微量元素，包括氟、铅、镉、汞、砷、铝、锂及锡共八种。

（二）矿物质在体内的生理功能

1. 构成人体组织的重要成分

例如骨骼和牙齿等硬组织，大部分是由钙、磷和镁组成的，而软组织含钾较多，蛋白质中含有硫、磷、氯等，也是构成人体的重要组成成分。

2. 存在于细胞内和外液中

例如钾离子主要存在于细胞内液，钠离子与氯离子主要存在于细胞外液，它们与蛋白质一起调节细胞膜的通透性，控制水分，维持正常的渗透压和酸碱平衡（磷、氯为酸性元素，钠、钾、镁为碱性元素），维持神经肌肉兴奋性。

3. 构成酶的成分或激活酶的活性，参与体内物质代谢

例如盐酸对胃蛋白酶原、氯离子对唾液淀粉酶、镁离子对磷酸转移酶等均有作用。许多酶含有微量金属元素，如碳酸酐酶含有锌、呼吸酶含有铁和铜、谷胱甘肽过氧化物酶含有硒等。

4. 构成某些激素或参与激素的作用

例如甲状腺素含碘，胰岛素含锌，铬是葡萄糖耐量因子的重要组成成分，铜参与肾上腺类固醇的生成等。

5. 参与核酸代谢

核酸是遗传信息的携带者，含有多种微量元素，并需要铬、锰、钴、锌、铜等维持核酸的正常功能。微量元素含量不足或过多可影响核酸遗传信息的携带，如发生在生殖细胞，可表现为畸形；发生在体细胞将形成肿瘤。

二、钙

钙（Calcium，Ca）是自然界中分布广泛的元素之一，约占地壳重量的3%。按元素在人体的构成比，钙的排位仅次于氧、碳、氢和氮，列第五位，是人体含量最多的矿物元素。

成人体内含钙总量为1 000~1 200 g，占体重的1.5%~2%，其中99%集中于骨骼和牙齿，主要以羟磷灰石结晶 $[Ca_{10}(PO_4)_6(OH)_2]$ 的形式存在。其余的1%钙或与柠檬酸螯合或与蛋白质结合，但大多数（约50%）呈离子状态存在于软组织、细胞外液及血液中，统称为混溶钙池，它与骨骼的钙维持着动态平衡，对维持机体细胞正常生理状态有重要意义。

（一）钙的生理功能

1. 构成骨骼和牙齿并维持骨骼生长

正常情况下，骨骼中的钙不断地在破骨细胞的作用下释放出来，进入混溶钙池；而混溶

钙池中的钙又不断地沉积于成骨细胞中，从而使骨骼不断更新。幼儿骨骼 1~2 年更新一次，以后随年龄的增长而减慢，成人每日约更新 700 mg，每年更新 2%~4%，全部更新需 10~12 年。男性在 18 岁以后，骨的长度开始稳定，女性要早于男性。40 岁以后，骨钙溶出大于生成，骨组成中矿物质含量逐渐减少，每年约为 0.7%，女性早于男性，绝经后加速，可能会出现骨质疏松的现象，但长期体力活动可减缓此过程。

2. 维持神经与肌肉活动

人体正常的心脏搏动，神经、肌肉的兴奋，神经递质的释放及神经冲动的传导都需要依赖钙和其他离子，如镁、钾、钠等保持一定的比例。Ca^{2+} 参与调节神经、肌肉兴奋性，并调节肌肉及细胞内微丝、微管等的收缩；Ca^{2+} 影响毛细血管通透性，并参与调节生物膜的完整性和质膜的通透性及其转换过程，如改变钾、钠离子的通透性，从而引起机体不同的生理变化。若血清钙下降，可使神经和肌肉的兴奋性增高，引起抽搐；血清钙量过高，则可抑制神经、肌肉的兴奋性，损害肌肉收缩功能，引起心脏和呼吸衰竭。

3. 促进体内某些酶的活性

Ca^{2+} 能直接参与脂肪酶、ATP 酶等的活性调节，还能激活多种酶（腺苷酸环化酶、鸟苷酸环化酶及钙调蛋白等），调节代谢过程及一系列细胞内的生命活动。

4. 参与血凝过程、激素分泌及维持体液的酸碱平衡

Ca^{2+} 是血液凝固过程所必需的凝血因子，可使可溶性纤维蛋白原转变成纤维蛋白，使血液凝固。受伤时，只有在钙离子的存在下才能完成凝血过程的多级反应。钙离子具有调节渗透压，使体液正常通过细胞膜的作用。此外，钙与其他酸性、碱性离子适当配合形成一定的缓冲体系，可维持机体的酸碱平衡。

（二）钙的营养状况评价

1. 血清学指标

（1）血清总钙。血清总钙正常值为 2.1~2.75 mmol/L（8.5~11 mg/d）。佝偻病、软骨病患者有时血清总钙含量下降，但老年性骨质疏松症患者血清总钙含量一般在正常范围内。

（2）血清磷。佝偻病及软骨病患者血清磷含量降低，患骨质疏松症的绝经妇女血清磷含量升高，但老年性骨质疏松症患者血清磷含量一般在正常范围内。

（3）血清镁。患骨质疏松症的绝经妇女及老年性骨质疏松症患者血清镁含量均下降。

（4）碱性磷酸酶。单纯测血清 AKP 意义不大，且不敏感。测骨 AKP 较敏感，骨 AKP 是反映骨代谢的指标。骨更新率增加的代谢性骨病患者，如患骨质疏松症的绝经妇女骨 AKP 升高者占 60% 左右，而血清 AKP 升高者仅占 22%。老年性骨质疏松症形成缓慢，AKP 变化不显著。

（5）骨钙素。骨钙素是骨骼中含量最高的非胶原蛋白，形成骨细胞分泌，受 $1,25-(OH)_2D_3$ 调节。通过测定骨钙素可以了解成骨细胞的动态，骨钙素是骨更新的敏感指标。老年性骨质疏松症患者骨钙素可有轻度升高。绝经后骨质疏松症患者骨钙素升高明显，雌激素治疗 2~8 周后骨钙素下降 50% 以上。

2. X 射线检查

X 射线检查是一种简单的检查骨质疏松症的方法。该方法只能定性，不能定量，并且不够灵敏，一般在骨质丢失 30% 以上时，X 射线才有阳性所见。

3. 骨矿物质含量测量

骨矿物质含量测量方法包括单光子吸收测定法、双能 X 射线吸收测定法和定量降钙素等。

（三）钙的吸收与代谢

1. 钙的吸收

（1）钙的吸收途径。在膳食的消化过程中，钙通常由复合物中游离出来，被释放成为一种可溶性离子化状态，以便于吸收。钙的吸收有主动吸收和被动吸收两种途径。吸收的机制因摄入量多少与需要量的高低而有所不同。

① 主动吸收。当机体对钙的需要量较高或摄入量较低时，肠道对钙的主动吸收机制最活跃。这一过程需要钙结合蛋白的参与，也需要 $1,25-(OH)_2D_3$ 作为调节剂。主动吸收在十二指肠上部效率较高，那里 pH 较低（pH 6.0），结合蛋白也存在，但在回肠的吸收较多，因在那里停留时间最长。由结肠吸收的比重（在正常人中）约为总吸收量的 5%。

② 被动吸收。当钙摄入量较高时，则大部分由被动的离子扩散方式吸收。这一过程可能也需要 $1,25-(OH)_2D_3$ 的作用，但更主要取决于肠腔与浆膜间钙的浓度梯度。

（2）影响钙吸收的因素。影响钙吸收的因素很多，主要包括机体与膳食两个方面。

① 机体因素。钙的吸收与机体的需要程度密切相关，故而生命周期的各个阶段钙的吸收情况不同。婴儿对钙的吸收率为 60%～70%，儿童约为 40%，年轻成人停留在 25% 上下，成人降至 20% 左右，老年人则更低。妊娠期主动和被动钙吸收率均增加，孕前期、孕早期、孕中期、孕晚期的钙吸收率分别为 36%、40%、56%、60%。女性因绝经原因，吸收率每年下降 2.2%，增龄与绝经的联合作用，导致女性在 40～60 岁，钙吸收率下降 20%～25%。钙在肠道的通过时间和黏膜接触面积大小可影响钙吸收。胃酸降低会减少不易溶性钙盐的溶解度从而降低钙吸收。体力活动可促进钙吸收，活动很少或长期卧床的老人、患者钙吸收率会降低，因而常发生负钙平衡。此外，种族因素也会影响钙代谢差异。影响钙吸收的机体因素见表 1-23。

表 1-23 影响钙吸收的机体因素

增加吸收	降低吸收	增加吸收	降低吸收
维生素 D 状况适宜	维生素 D 缺乏	磷缺乏	老年
增加黏膜接触面积	降低黏膜接触面积	妊娠	胃酸降低
钙缺乏	绝经	黏膜渗透性大	通过肠道时间快

② 膳食因素。a. 膳食钙摄入量。钙摄入量高，吸收量相应也高，但吸收量与摄入量不一定成正比，摄入量增加时，吸收率相对降低。b. 维生素 D。维生素 D 首先在肝、肾中被羟化成 $1,25-(OH)_2D_3$，它能诱导产生钙结合蛋白，促进钙的吸收。c. 能降低肠道 pH 或增加钙在肠道中溶解度的物质均能促进钙的吸收。乳糖可降低肠道 pH，与钙形成低分子的乳酸钙络合物，故有利于钙的吸收。某些氨基酸如精氨酸、赖氨酸和色氨酸等，可与钙形成可溶性的钙盐从而有利于钙的吸收。d. 高脂膳食可延长肠道停留和钙与黏膜接触时间，可使钙吸收有所增加，但脂肪酸与钙形成脂肪酸钙，则影响钙吸收。e. 钙磷比例适宜有利于钙吸收，食物中碱性磷酸盐可与钙形成不溶解的钙盐而影响钙吸收。f. 一些植物性食物中植

酸和草酸含量高，易与钙形成难溶的植酸钙和草酸钙，不利于钙吸收。g. 膳食纤维中的糖醛酸残基与钙螯合而干扰钙吸收。h. 另据报道，一些药物如青霉素和新霉素，能增加钙吸收；而一些碱性药物，如抗酸药、四环素、肝素等可干扰钙吸收。影响钙吸收的主要膳食因素见表1-24。

表1-24 影响钙吸收的主要膳食因素

增加吸收	降低吸收	增加吸收	降低吸收
维生素D	植酸	酸性氨基酸	膳食纤维
乳糖	草酸	低磷	脂肪酸

2. 钙的代谢

钙在体内代谢的过程，就是维持体内钙环境稳定的过程。人体内有一个灵敏的维持钙内环境稳定性的生物控制系统。整个系统涉及两种激素：甲状旁腺激素（Parathyroid Hormone，PTH）和降钙素（Calcitonin，CT）。当血钙下降时，PTH分泌增加，而CT分泌减少，于是骨钙溶出增加、肾钙排泄减少；与此同时，通过PTH刺激，$1,25-(OH)_2D_3$合成增加，进而使肠吸收钙也增加。当血钙浓度增加到高于生理水平时，则抑制PTH分泌并刺激CT分泌，这些变化使骨钙溶出减少，肾钙排泄增加，肠钙吸收随之减少。如此不断重复，以维持血钙浓度在极小的生理浓度范围内波动。

钙的排泄主要通过肠道和泌尿系统，也有少量经汗液排出。按推荐的摄入量，成人每日摄入800 mg钙，200~300 mg钙经肠道吸收进入血液，100~200 mg经尿液排出，吸收的钙经粪便再排出100~150 mg，另有50~60 mg的钙由汗液、头发和指甲排出。女性在哺乳期，由乳汁排出钙150~230 mg/d。人体每日摄入钙的10%~20%从肾脏排出，80%~90%经肠道排出。经肠道排泄的钙即粪钙，其来源包括两部分：一是膳食中未被吸收的钙，其多寡与影响吸收的因素有关；另一部分是通过黏膜、细胞、唾液、胰腺和胆汁而进入肠内的钙，称为内源性钙，这部分钙比较稳定，每日为100~150 mg。因年龄变化的差异不明显，影响体内钙平衡最主要的途径是肾对钙的排出，每日从肾小球滤过的钙总量可达10 g，在肾小管各段钙的重吸收率达99%。肾对钙的滤过量和重吸收量均取决于血钙浓度。因骨钙溶出增多而使血钙升高时，则尿钙排出增加。当血钙低于1.88 mmol/L（75 mg/L）时，几乎无尿钙排出。当肠道钙吸收或骨钙溶出使血钙增高时，尿钙排出随之增高。尿钙排出也受年龄、生理状态和膳食因素的影响。婴儿尿钙较低，随年龄增长，尿钙增高。女性怀孕期因钙吸收率增加导致尿钙排泄增加，而哺乳期尿钙排泄出现保护性降低。女性停经后的雌激素水平降低也引起尿钙的排出增加。在膳食因素中，蛋白质、钠和其他碱性阳离子（如钾、镁）及磷等均可影响尿钙的排出。钠与钙均在肾小管内重吸收，两者产生竞争性抑制。总体上膳食钙增加，尿钙排出增加，排出量与吸收的钙量呈平行关系。蛋白质代谢产生的酸根离子降低血液pH，增加骨钙的溶出，使血钙增高，导致尿钙的排出增加，而碱性阳离子（钾、镁）的作用与其正好相反。皮肤对钙的排泄主要受出汗量和血钙浓度的影响，成人每日通过皮肤排出的钙为50~60 mg。

（四）钙的营养不良

钙缺乏症是较常见的营养性疾病，我国居民钙的摄入量普遍偏低，仅达到推荐摄入量的50%左右，主要表现为骨骼的病变。

1. 钙缺乏

（1）血钙过低。正常生理状态下，机体不会出现体液和细胞内液钙的缺乏或过量。病理状态下可出现血钙过低，钙吸收不足、缺乏维生素D、甲状旁腺功能失调等均可造成血清中钙的水平降低。当血钙低于1.75 mmol/L时，神经肌肉兴奋性升高，引起手足痉挛症，主要表现为腓肠肌和其他部位肌肉痉挛等。

（2）骨骼钙化不良与骨质疏松，也是骨钙缺乏症的主要表现，不同人群所表现的症状不同。

① 佝偻病。生长期婴幼儿（主要为2岁以下婴幼儿）需要较多的钙，长期缺钙则导致骨骼钙化不良、生长迟缓、新骨结构异常，严重者出现骨骼变形和佝偻病。佝偻病在中国南方地区发生率为20%，北方地区更高达50%。其原因除钙缺乏外，还由于维生素D缺乏导致钙吸收和利用不良。因此，婴幼儿、孕妇和乳母等钙需要量大的人群应摄入或补充足量的钙与维生素D。

② 骨质疏松症。老年人特别是老年妇女骨质丢失加快，骨密度降低，骨脆性增加而易骨折。长期低钙饮食（每日摄入钙小于600 mg）是引发骨质疏松症的重要危险因素之一。女性骨质疏松症的患病率比男性高2~8倍，因为男性骨量比女性高30%，而且妇女绝经以后，由于雌激素分泌减少，骨质丢失速度加快。女性50岁后和男性60岁后骨质疏松症发病率升高，80岁以上达到高峰。由于人体各部位骨骼的骨质分布并不均衡，前臂骨、椎骨（尤其是腰椎）、股骨颈和股骨粗隆是骨质较薄弱的部位，容易发生骨质疏松性骨折。骨质疏松症的临床表现以腰背痛多见，占疼痛患者的70%~80%。一般骨质丢失12%以上时即会出现骨痛。骨质疏松症患者身长平均缩短3~6 cm。骨折是退行性骨质疏松症最常见和最严重的并发症。骨质疏松受遗传及多种环境因素（如身体活动、膳食、吸烟甚至精神心理因素）的影响，钙只是引起骨质疏松的重要因素之一。

③ 骨质软化症。骨质软化症常见于怀孕和哺乳期的妇女及老年人，钙摄入不足和维生素D缺乏使这些人腿部以及脊柱的骨骼发生软化、变形。骨软化的主要症状是身高降低，经常腰、腿痛；行走困难，全身性骨压痛或摇摆步态并伴有肢体近端肌痛；容易出现骨折；孕妇骨盆变窄，易难产。

④ 其他疾病。钙缺乏除与骨健康相关外，流行病学研究提示缺钙还可能与糖尿病、心血管疾病、高血压、某些癌症（如直肠结肠癌）等慢性疾病及牙周病等相关，但目前研究尚不足以作为估算钙需要量的依据。

2. 钙过量

随着钙强化食品的增多和钙补充剂的使用越来越普遍，钙过量的问题逐渐增加。钙摄入过量的主要不良后果包括：高钙血症、高钙尿症、血管及软组织钙化、肾结石、乳碱综合征、干扰铁锌等金属离子的吸收和便秘等。

（1）高钙血症与高钙尿症。当血清钙水平达到或超过110 mg/L时称为高钙血症。高钙血症可以由摄入过量的钙和/或维生素D引起，但更多的是因甲状旁腺机能亢进所致。当血钙水平超过120 mg/L时，肾脏的重吸收能力达到极限，导致高尿钙的出现。高尿钙是指每日尿钙排出量女性超过250 mg，男性超过275 mg。高钙血症，加之导致的高钙尿症，可能引起肾功能不全、血管及软组织钙化和肾结石。

（2）乳碱综合征。乳碱综合征是高钙血症以及伴随代谢性碱中毒和肾功能不全的症候群。临床表现为高钙血症，可逆或不可逆肾衰，软组织转移性钙化，昏睡甚至昏迷，碱中毒、碱超负荷后出现易兴奋、头痛和情感淡漠。在临床上，长期将牛乳与碳酸钙同时服用或过多服用碳酸钙都容易引起乳碱综合征。

（3）增加软组织钙化及心血管疾病的危险性。长期血钙和血磷增高或软组织异常等原因可导致钙在软组织沉着。一些代谢异常，如甲状旁腺功能亢进、结缔组织病等容易引起软组织钙化。高钙血时，肾脏功能异常更容易引起肾脏组织钙化或肾结石。

（4）增加肾结石的风险。肾结石与各种原因导致的高钙尿有关，大约80%的肾结石中含有钙。高钙血是肾结石的一个重要危险因素，但高钙尿在正常血钙时也可发生。研究表明，钙或维生素D摄入量增多与肾结石发生风险增加有直接关系。

（5）影响其他矿物质的吸收。钙过量可明显抑制铁的吸收，并存在剂量反应关系，其确切机制还不清楚；可降低锌的生物利用率，一些代谢研究报告发现，高钙膳食对锌的吸收率和锌平衡有影响；对镁代谢有潜在副作用。

（五）钙的参考摄入量及食物来源

1. 参考摄入量

钙的需要量是指能弥补由尿、粪、汗等丢失的钙，并加上满足骨骼生长时期骨加速增长所需要的钙量，即能维持机体适宜营养与健康状况的生理需要量。不同年龄因骨生长情况不同，钙的吸收与代谢情况也有差异，故钙需要量在整个生命周期各阶段是不一致的。

中国居民膳食钙的推荐摄入量（mg/d）：成人、孕妇、乳母和50岁以上老人均为800，儿童1~3岁为500，4~6岁为600，7~8岁为800，9~17岁为1 000，18岁以后成人均为800；4岁以上人群钙的可耐受最高摄入量为2 000。

2. 食物来源

食物中的钙以乳及乳类制品为最好，不但含量丰富而且吸收率高，是理想的补钙食品。牛乳中的酪蛋白在肠道蛋白酶的作用下会生成部分酪蛋白磷酸肽，酪蛋白磷酸肽可螯合钙、铁、锌等二价矿物质，使其在肠道内保持溶解状态，从而促进这些营养素的吸收和利用，此即为牛乳中的矿物质吸收利用率高的原因之一。豆类、坚果类、各种瓜子也是钙的较好来源。少数食物如虾皮、海带、发菜、芝麻酱等含钙量特别高。

常见食物中钙的含量
（mg/100 g 可食部）

三、镁

1934年，首次发现人类镁（Magnesium，Mg）缺乏病，证实镁是人体必需的常量元素。镁可与卟啉形成络合物，其中最重要的络合物是叶绿素，所以，绿叶蔬菜是镁的重要来源之一。

正常人体内含镁20~38 g，其中60%~65%存在于骨骼和牙齿中，约27%分散在肌肉、肝、心脏、胰等软组织中。镁主要集中在细胞内，细胞外液的镁不超过1%。血液中镁主要集中在红细胞内。红细胞镁含量为2.2~3.1 mmol/L，血清镁含量为0.75~0.95 mmol/L（18~23 mg/L）。血清中的镁相当恒定，不能反映体内镁的充足与否，即使机体缺镁，血清镁也不降低。镁在人体生理、病理及临床治疗中占有重要地位，近年来已引起广泛的注意。

（一）镁的生理功能

1. 激活多种酶的活性

镁作为多种酶的激活剂，参与300多种酶促反应，能与细胞内许多重要成分，如三磷酸腺苷等形成复合物而激活酶系，或直接作为酶的激活剂激活酶系。糖酵解、脂肪酸氧化、蛋白质合成、核酸代谢等都需要镁离子的参与。

2. 促进骨骼生长

镁是骨细胞结构和功能所必需的元素，在骨骼中仅次于钙和磷的含量，对促进骨形成和骨再生、维持骨骼和牙齿的强度及密度具有重要作用。在极度低镁时，会因甲状旁腺功能低下而引起低血钙。骨培养于低镁溶液中，可使骨钙溶出降低。

3. 维持神经肌肉兴奋性

镁与钙能使神经肌肉兴奋或抑制的作用相同，无论是血中的镁还是钙过低，神经肌肉兴奋性都增高；反之则有镇静作用。镁和钙又有拮抗作用，竞争性地与某些酶结合，在神经肌肉功能方面表现出相反的作用，如由镁引起的中枢神经和肌肉接点处的传导阻滞可被钙拮抗。

4. 维护肠道功能

低度硫酸镁溶液经十二指肠时，能促使胆囊排空，具有利胆作用。碱性镁盐可中和胃酸。镁离子在肠道内吸收缓慢，促使水分滞留，具有导泻作用。低浓度镁可减少肠壁张力和蠕动，有解痉作用，并有对抗毒扁豆碱的作用。

5. 对激素的作用

血浆镁的变换直接影响 PTH 的分泌。在正常情况下，当血浆镁增加时可抑制 PTH 分泌，血浆镁水平下降时则可兴奋甲状旁腺，促使镁自骨骼、肾脏、肠道转移至血液中，但其量甚微。当镁水平极端下降时，反而可使甲状旁腺功能低下，经补充镁后即可恢复。许多激素、神经递质及其他细胞因子，需通过细胞信号传导第二信使环磷酸腺苷（cyclic Adenosine Monophosphate，cAMP）的调节发挥作用，而 cAMP 的激活又需要镁的存在，镁作为 cAMP 的激活剂，可促进细胞内 cAMP 的产生。

（二）镁的营养状况评价

1. 血清镁

血清镁浓度是临床上最易获取且使用最多的用于评价镁营养状况的指标，然而，它并不是反映体内镁营养状况的可靠指标。血清镁浓度小于 0.7 mmol/L（1.7 mg/dL）通常提示某种程度的镁缺乏。

2. 血清离子镁

由于游离的镁具有生理活性，它可能是最重要的细胞外组成成分。采用离子特异性电极测定血浆或血清中的离子镁，结果表明，与血清总镁含量相比，它可能是一个评价镁营养状况的更好指标，但是这还需要做进一步的验证。

3. 细胞内镁

由于镁被认为具有活化细胞内酶的作用，研究者曾尝试将细胞内镁与机体镁营养状况联系起来。初步的报告表明，肌肉、红细胞、淋巴细胞和骨骼细胞内镁水平比血清镁浓度更能准确反映机体镁的营养状况。

4. 尿镁

尿镁也是反映镁营养状况的一个指标，采用半定量尿负荷试验，即注射一定量镁盐后测定尿镁，评价镁的营养状况。当给镁耗竭患者静脉注射镁后，镁能较快地进入体内一个或多个代谢池中，储留量增加，尿中镁的排出减少。

（三）镁的吸收与代谢

膳食摄入的镁在整个肠道均可被吸收，但主要是在空肠末端与回肠部位吸收，吸收率一般为 30%～50%，可通过耗能的主动吸收和被动扩散两种机制吸收。

1. 镁的吸收

影响镁吸收的因素很多，首先是受镁摄入量的影响，摄入少时吸收率增加，摄入多时吸收率降低。膳食成分对镁吸收也有很大影响。氨基酸、乳糖等可提高镁盐的溶解度，因此可促进镁的吸收；磷、草酸、植酸和膳食纤维等抑制镁的吸收。另外，镁的吸收还与饮水量有关，饮水多时对镁离子的吸收有明显促进作用。由于镁与钙的吸收途径相同，二者在肠道竞争吸收，因此，也有相互干扰的问题。正常情况下膳食钙对镁的吸收无影响，但当每日钙摄入量超过 2 600 mg 时，可以降低镁的吸收。

2. 镁的代谢

肾脏是排镁的主要器官，滤过的镁 85%～95% 被重吸收。血清镁水平高，肾小管重吸收减少；血清镁水平低，肾小管重吸收增加，此调节过程有甲状旁腺激素参与。消化液中含有镁，但在正常情况下 60%～70% 被重吸收，故粪便只排出少量内源性镁，汗液也可排出少量镁。

（四）镁的营养不良

健康人一般不会发生镁缺乏。引起镁缺乏的主要原因与镁摄入不足、吸收障碍、肾排出增多有关。饥饿不仅使镁摄入减少，并因继发代谢性酸中毒而使肾排镁增多，故应长期使用胃肠外营养及蛋白质。慢性酒精中毒、多种临床疾病等也可造成镁丢失过多。

1. 镁缺乏

（1）对钙代谢的影响。低血钙患者常有显著的镁缺乏表现，而镁耗竭也可导致血清钙浓度显著下降。

（2）对神经肌肉兴奋性的影响。低血钙可引起神经肌肉兴奋性亢进的临床表现，但是无低血钙的低镁血症患者也可出现神经肌肉的兴奋性亢进。神经肌肉兴奋性亢进是镁缺乏症的最初表现，常见肌肉震颤、手足抽搐、反射亢进，有时出现听觉过敏和幻觉，严重时出现精神错乱、定向力失常，甚至惊厥、昏迷。

（3）对骨骼的影响。镁能直接影响骨细胞功能，以及羟磷灰石晶体的形成与增大。镁缺乏可能是导致女性绝经后骨质疏松症的一种危险因素。

（4）其他。镁缺乏对血管功能可能有潜在的影响，动脉粥样硬化的发生与镁有关，镁在血压调节方面也起到重要作用，镁耗竭还可以导致胰岛素抵抗及胰岛素分泌损害。

2. 镁过量

体内镁过量可发生镁中毒，但正常情况下，肠、肾及甲状旁腺等能调节镁代谢，一般不易发生镁中毒。发生镁中毒的原因包括：肾功能不全者和接受镁剂治疗者常因体内镁过量而易引起镁中毒；糖尿病酮症早期因脱水使镁从细胞内溢出至细胞外，继而引起血清镁升高；肾上腺皮质功能不全、黏液水肿、骨髓瘤、草酸中毒、肺部疾患及关节炎等疾病可使血镁升高；偶尔大量注射或口服镁盐也可引起高镁血症，尤其在脱水或伴有肾功能不全者中更为多见。

过量镁摄入：血清镁为 1.5~2.5 mmol/L 时，常伴有恶心、胃痉挛等胃肠道反应；当血清镁增高到 2.5~3.5 mmol/L 时，则出现嗜睡、肌无力、膝腱反射弱、肌麻痹；当血清镁增至 5 mmol/L 时，深腱反射消失；超过 5 mmol/L 时可发生随意肌或呼吸麻痹；超过 7.5 mmol/L 时可发生心脏完全传导阻滞或心搏停止。

（五）镁的参考摄入量及食物来源

1. 参考摄入量

中国居民膳食镁的推荐摄入量（mg/d）：18 岁以上成人为 300~330，孕妇增加到 370。

2. 食物来源

镁虽然普遍存在于食物之中，但食物中镁含量差别甚大。由于叶绿素是镁卟啉的螯合物，所以绿叶蔬菜是富含镁的食物。食物中如糙粮、坚果也含有丰富的镁，而肉类、淀粉类食物及牛乳的镁含量却属中等。精制食品的镁含量一般是很低的，随着精制食品和加工食品消耗量增加，膳食镁摄入量呈减少的趋势。

常见含镁较丰富的食物
（mg/100 g 可食部）

除了食物之外，从饮水中也可以获得少量镁，但饮水中镁的含量差异很大。例如，硬水中含有较高的镁盐，软水中的含量相对较低，因此水中镁的摄入量难以估计。

四、磷

磷（Phosphorus，P）广泛存在于动植物体中，是人体必需的常量元素。磷也是人体含量较多的元素之一，稍次于钙，约占人体重的 1%，成人体内可含有 600~900 g 的磷，其中 85%~90% 的磷与钙结合存在于骨骼和牙齿中，10% 的磷与蛋白质、脂肪等有机物结合参与构成软组织，1% 分布于细胞外液、细胞内结构和细胞膜，分布在软组织和体液中的这部分磷又称为"磷池"。其余部分广泛分布于体内多种含磷的化合物中。

（一）磷的生理功能

磷和钙一样都是构成骨骼和牙齿的成分，也是组织细胞中很多重要成分的原料，如核酸、磷脂及某些酶等。磷还参与许多重要生理功能，如糖和脂肪的吸收及代谢。另外，磷对能量的转移和酸碱平衡的维持都有重要作用。

1. 构成骨骼和牙齿

磷和钙形成的难溶性无机酸盐，使骨及牙齿结构坚固，磷酸盐与胶原纤维共价结合，在骨的沉积及骨的溶出中起决定性作用，因此磷的重要性与骨、牙齿中钙盐作用相同。骨骼组织不仅作为磷的主要储存器官，而且在与"磷池"交换、维持体内磷平衡中发挥重要作用。

2. 磷酸是组成生命的重要物质

磷酸是核酸、磷蛋白、磷脂、大多数辅酶或辅基及环磷酸腺苷、环鸟苷酸等生命体重要物质的组成成分。几乎所有类型的磷脂在生物膜中均有发现，各种细胞生物膜不仅结构相似，而且化学组成也相似，主要由糖蛋白和脂类（甘油磷脂、鞘磷脂）组成，甘油磷脂中以磷脂酰胆碱、磷脂酰乙醇胺、磷脂酰丝氨酸含量最高，鞘磷脂中以神经鞘磷脂为主。具有亲水端和疏水端的磷脂分子在水溶液中可形成具有空间结构的脂质双层，使细胞和各细胞器具有一个相对稳定的内环境，与周围环境进行物质运输、能量交换、信息传递等基本代谢活动。

3. 参与代谢过程

体内的磷以有机磷酸酯的形式参与代谢过程。高能磷酸化合物如三磷酸腺苷及磷酸肌酸等为能量载体，在细胞内能量的转换、代谢中，以及作为能源物质在生命活动中起着重要作用。此外，磷参与多种酶系的辅酶或辅基组成，如硫胺素焦磷酸酯、黄素腺嘌呤二核苷酸、烟酰胺腺嘌呤二核苷酸、还原型烟酰胺腺嘌呤二核苷酸磷酸等，这些物质构成能量代谢和生物氧化体系中的重要环节。

4. 构成遗传物质的重要成分

由嘌呤碱或嘧啶碱基、核糖或脱氧核糖及磷酸三种物质组成的化合物称为核苷酸。通过 $3',5'$-磷酸二酯键连接核糖核苷酸可构成 RNA；连接脱氧核糖核苷酸可构成 DNA。核苷酸广泛分布于生物体内各器官、组织、细胞的核及胞质中，并作为核酸的组成成分参与生物的遗传、发育、生长等基本生命活动。

5. 参与酸碱平衡的调节

体内钠、钾等阳离子和碳酸、磷酸、蛋白质等阴离子构成体液缓冲系统并维持体内酸碱平衡，以保证人体新陈代谢正常进行，如血浆内有 $NaHCO_3/H_2CO_3$、蛋白质钠盐/蛋白质和 Na_2HPO_4/NaH_2PO_4 及其相应钾盐作为缓冲对，以维持血液 pH 在 $7.35 \sim 7.45$ 正常值内。

（二）磷的营养状况评价

膳食磷摄入量直接影响血清无机磷的水平，测定血清无机磷水平是评价磷营养状况的合理指标。如果血清无机磷浓度在该年龄正常值下限以上，可认为磷摄入量对满足健康个体的细胞与骨构成需要是适宜的。血清无机磷简称血清磷，不包括红细胞及血浆中有机磷酸酯和磷脂。正常成人血清磷浓度为 $0.87 \sim 1.45$ mmol/L（$27 \sim 45$ mg/L）。当血清磷浓度小于 0.87 mmol/L（27 mg/L），可诊断为低磷血症；大于 1.45 mmol/L（45 mg/L），可诊断为高磷血症。

（三）磷的吸收与代谢

体内磷的平衡取决于体内和体外环境之间磷的交换，即磷的摄入、吸收和排泄三者之间的相对平衡。

1. 磷的吸收

磷的吸收部位在小肠，其中以十二指肠及空肠部位吸收最快，回肠较差。磷的吸收分为通过载体需要能量的主动吸收和扩散被动吸收两种机制。磷在肠道的吸收率常因食物磷的存在形式与量多少而变动。大多数食物中的含磷化合物以有机磷酸酯和磷脂为主，这些磷酸酯在消化道经酶促水解形成酸性无机磷酸盐后才易被吸收，而乳类食品中则含较多无机磷酸盐，其中酸性无机磷酸盐溶解度最高，故易于吸收。普通膳食中磷吸收率约70%，而在低磷膳食时，吸收率可增至90%。膳食中磷的来源及膳食中有机磷的性质可影响磷的吸收，如植酸存在于谷胚中，由于人体肠黏膜缺乏植酸酶，故所形成的植酸盐不能被人体吸收。

在机体生长发育阶段，磷的运转效率高于成年期，以母乳喂养的婴儿，磷吸收率为 85%~90%，学龄儿童或成人吸收率为 50%~70%。此外，肠道酸度增加，有利于磷的吸收。当肠道中存在一些金属阳离子（如钙、镁、铁、铝等）时，因其与磷酸根形成不溶性磷酸盐，而不利于磷的吸收。肠道中维生素 D 能有效地促进磷吸收。与钙相同，磷的吸收也受甲状旁腺激素和 $1,25-(OH)_2D_3$ 等调节。

2. 磷的代谢

膳食摄入的磷未经肠道吸收而从粪便排出的部分，平均约占机体每日磷摄入量的 30%，其余 70% 经由肾以可溶性磷酸盐形式排出，少量也可由汗液排出。故机体控制和排、留磷的主要脏器是肾脏。血液流经肾小球时，约有 90% 的血浆无机磷滤过基底膜，滤过的磷酸盐可被肾小管重吸收 85%~90%。

甲状旁腺激素、甲状旁腺激素相关蛋白、降钙素、转化生长因子 α、成纤维细胞生长因子 23（FGF23）、糖皮质激素和肾磷负荷过多等因素可抑制肾小管对磷的重吸收，增加尿磷排泄。胰岛素、胰岛素样生长因子 1（IGF-1）、甲状腺激素、$1,25-(OH)_2D_3$、表皮生长因子和磷摄入不足等因素可刺激磷重吸收，减少尿磷排泄。

磷排出量随磷摄入量的增加而增加，正常成人磷摄入量与排出量基本相等。磷在近曲肾小管的重吸收主要通过侧基膜的 $Na/ATPase$ 或钠泵维持，故磷重吸收与 Na^+ 重吸收并行，当 Na^+ 重吸收减少、尿钠排泄增加时，尿磷排泄也增加。

（四）磷的营养不良

1. 磷缺乏

由于磷来源广泛，体内对磷的需要量从正常膳食中可得到满足，一般不会缺乏，只有在一些特殊情况下才会出现。例如，早产儿若仅喂以母乳，因人乳含磷量较低，不足以满足早产儿骨磷沉积的需要，可发生磷缺乏，出现佝偻病样骨骼异常。磷缺乏也可见于使用静脉营养过度未补充磷的患者。

在严重磷缺乏和磷耗竭时，可发生低磷血症，即血清无机磷浓度低于 0.32 mmol/L（10.0 mg/L）。其症状包括厌食、贫血、肌无力、骨痛、佝偻病和骨软化、全身虚弱、对传染病的易感性增加、感觉异常、精神错乱甚至死亡。

2. 磷过量

一般情况下，不会由于膳食的原因引起磷过量。肾功能降低的患者、透析患者，临床上大量口服、灌肠或静脉注射含磷酸盐的制剂时，可导致高磷血症。摄入磷过多时，可发生细胞外液磷浓度过高而表现为高磷血症。

（五）磷的参考摄入量及食物来源

1. 参考摄入量

因为食物中含磷普遍而丰富，很少因为膳食原因引起营养性磷缺乏，故在 2000 年以前，我国和其他许多国家都未明确规定磷的供给标准。中国居民膳食磷的推荐摄入量（mg/d）：18 岁以上人群（含孕妇、乳母）为 680~720，18 岁以上成人、孕妇及乳母磷的可耐受最高摄入量为 3 500。

2. 食物来源

磷在食物中分布很广泛，蛋类、瘦肉、鱼类、干酪及动物肝、肾的磷含量都很丰富，而且易吸收；植物性食品中海带、芝麻酱、花生、坚果以及粮谷类含量也比较高。粮谷类中的磷为植酸磷，不经过加工处理，吸收利用率低。膳食中应注意钙与磷的比例，对需要高钙膳食的人，膳食钙/磷的比值应大于 0.5，1.0~1.1 较好，1.5 最适宜。

常见含磷较丰富的食物
（mg/100 g 可食部）

五、钾

正常成人体内钾（Potassium，K）总量约为 50 mmol/kg，主要存在于细胞内，约占总量的 98%，其他存在于细胞外。体内钾的 70% 存在于肌肉，10% 在皮肤，红细胞内占 6%~7%、骨内占 6%、脑占 4.5%、肝占 4.0%，正常人血浆中钾的浓度为 3.5~5.3 mmol/L，约为细胞内钾浓度的 1/25。各种体液中都含有钾。

（一）钾的生理功能

1. 维持碳水化合物、蛋白质的正常代谢

葡萄糖和氨基酸经过细胞膜进入细胞合成糖原和蛋白质时，必须有适量的钾离子参与。1 g 糖原的合成约需 0.6 mmol 钾离子，合成蛋白质时 1 g 氮需要 3 mmol 钾离子。三磷酸腺苷的生成过程也需要一定量的钾，如果钾缺乏，糖、蛋白质的代谢将受到影响。

2. 维持细胞内正常的渗透压

由于钾主要存在于细胞内，因此钾在细胞内渗透压的维持中起重要作用。钾离子能通过细胞膜与细胞外的 H^+-Na^+ 交换，起到调节酸碱平衡的作用。

3. 维持神经肌肉的应激性和正常功能

细胞内的钾离子和细胞外的钠离子联合作用，可激活 Na^+-K^+-ATP 酶，产生能量，维持细胞内外钾钠离子浓度梯度，发生膜电位，使膜有电信号能力。膜去极化时在轴突发生动作电位，激活肌肉纤维收缩并引起突触释放神经递质。当血钾浓度降低时，膜电位上升，细胞膜极化过度，应激性降低，发生松弛性瘫痪；当血钾过高时，可使膜电位降低，致使细胞不能复极而应激性丧失，其结果也可引发肌肉麻痹。

4. 维持心肌的正常功能

心肌细胞内外钾浓度对心肌的自律性、传导性和兴奋性有密切关系，钾缺乏和过高时均可引起心律失常。钾缺乏时，心肌兴奋性增高；钾过高时又使心肌自律性、传导性和兴奋性受抑制；两者均可引起心律失常。在心肌收缩期，肌动蛋白与肌球蛋白和 ATP 结合前，钾从细胞内逸出，舒张期内移。缺钾或钾过多，均可引起钾的迁移，从而使心肌功能失常。

5. 维持细胞内外正常的酸碱平衡和电离子平衡

钾代谢紊乱时，可影响细胞内外酸碱平衡。当细胞失钾时，细胞外液中钠和氢离子可进入细胞内，引起细胞内酸中毒和细胞外碱中毒。反之，细胞外钾离子内移，氢离子外移，可引起细胞内碱中毒和细胞外酸中毒。

6. 降低血压

许多研究表明，血压与膳食钾、尿钾、总体钾及血清钾呈负相关。补钾对高血压及正常

血压者有降压作用。其作用机理可能与钾直接促进尿钠排出，抑制血管紧张素系统和交感神经系统，改善压力感受器的功能，以及直接影响周围血管阻力等因素有关。

（二）钾的吸收与代谢

1. 钾的吸收

钾的主要吸收部位在空肠和回肠。吸收的钾通过钠泵（Na^+-K^+-ATP 酶）转入细胞内。钠泵可使 ATP 水解所获得的能量将细胞内的三个 Na^+ 转到细胞外，两个 K^+ 交换到细胞内，使细胞内保持较高浓度的钾。细胞内外钠泵受胰岛素、儿茶酚胺等影响。胰岛素可通过改变细胞内钠离子的浓度，刺激 Na^+-K^+-ATP 酶的活性及合成，并促进钾离子转移到横纹肌、脂肪组织、肝脏及其他组织细胞。β_2 肾上腺素可通过刺激 Na^+-K^+-ATP 酶，促进细胞外液 K^+ 进入细胞内，也可通过刺激葡萄糖酵解，使血糖上升，进而刺激胰岛素分泌，再促进 K^+ 进入细胞内。此外，醛固醇（肾上腺皮质分泌的一种类固醇激素）、酸碱平衡障碍等也影响钾离子向细胞内转移。

2. 钾的代谢

在正常情况下，摄入的钾 $80\% \sim 90\%$ 由肾脏排出，$10\% \sim 20\%$ 由粪便排出。皮肤通常排钾甚少，汗液含钾仅约 5.6 mmol/L，但在热环境中从事体力活动造成大量出汗时，汗钾排出量可占钾摄入量的 50% 左右。钾的排泄量与膳食钾摄入量密切相关。膳食钾摄入量增加时，尿钾排出量随之增高，因此尿钾含量变化可反映膳食钾的摄入状况。此外，在钾摄入极少甚至不进食钾时，肾脏仍排出一定量的钾。

（三）钾的营养不良

1. 钾缺乏

钾摄入不足或排出增加，可引起人体内钾缺乏。钾摄入不足常见于长期禁食、少食、偏食或厌食等。由于肾脏的保钾功能较差，当钾摄入减少时可引起体内钾缺乏。钾排出增加原因较多，常见原因包括呕吐、胃肠引流、腹泻、肠瘘、长期用泻剂等引起的消化道排出增加，肾脏疾病、应用利尿剂、肾上腺皮质功能亢进等引起的肾脏排出钾过多，高温作业或重体力劳动引起大量出汗使钾大量排出，大量注射葡萄糖、碱中毒、钡中毒等情况，也可使钾离子由细胞外转移到细胞内，引起低钾血症。

体内缺钾的常见原因是摄入不足或损失过多。人体内钾总量减少可引起钾缺乏症，血清钾低于 3.5 mmol/L 时，称为低钾血症。轻度或急性中度钾缺乏无明显症状。体内钾缺乏达 10% 以上时症状明显，失钾速率越快，症状越明显。钾缺乏使神经肌肉应激性降低，肌肉无力，重者可出现瘫痪；肋间肌、横膈肌无力，可出现呼吸困难、缺氧、窒息；平滑肌无力则致腹膨胀、肠梗阻和肠麻痹。缺钾使心肌应激性增高、心音低钝、心率快、心律失常。泌尿系统可出现肾血流量减少，输尿管和膀胱功能不良，排尿困难，甚至少尿或无尿。消化系统可出现消化功能紊乱、食欲不振、恶心、呕吐。神经系统出现烦躁不安、倦怠、肌腱反射消失、头晕、淡漠。重者神志不清，水盐代谢及酸碱平衡紊乱，血管麻痹可发生休克。

2. 钾过量

血钾浓度高于 5.5 mmol/L 时，可出现毒性反应，称为高钾血症。其主要表现为患者全身软弱无力、躯干和四肢感觉异常、面色苍白、肌肉酸痛、肢体寒冷、动作迟钝、嗜睡、神志模糊、进而弛缓性瘫痪、呼吸肌瘫痪、窒息。钾过多可使细胞外 K^+ 上升，静息电位下降，心肌自律性、传导性和兴奋性受抑制，以及细胞内碱中毒和细胞外酸中毒等。神经肌肉方面表现为极度疲乏和四肢无力，下肢为重。最早表现为行走困难、肌肉张力减低、腱反射消失等，以后可上升至躯干肌群及上肢，呈上升性松弛软瘫，出现吞咽、呼吸及发音困难，严重时可因呼吸肌麻痹而猝死。心血管系统可见心率缓慢、心音减轻、心律紊乱等，严重时心室纤颤，心脏停搏于舒张期。心电图一般先呈T波高尖，QT间期缩短等。早期可见血压偏高，晚期下降。

（四）钾的参考摄入量及食物来源

1. 参考摄入量

中国居民膳食钾的推荐摄入量（mg/d）：成人、孕妇为2 000，乳母为2 400。我国居民一般可从膳食中摄入钾40~95 mmol/d（1 560~3 705 mg/d），在高温环境下从事中度体力活动时，若膳食中钾摄入量偏低，可在此基础上适当补充以防缺钾。

2. 食物来源

大部分食物中含有钾，但蔬菜和水果是钾最好的来源。每100 g谷类中含钾100~200 mg，豆类含量为600~800 mg，蔬菜和水果含量为200~500 mg，肉类含量为150~300 mg，鱼类含量为200~300 mg。每100 g食物中钾含量高于800 mg的食物有紫菜、黄豆、冬菇、小豆等。

常见食物中钾的含量
（mg/100 g可食部）

六、钠

钠（Sodium，Na）是人体必需的元素之一，是机体一个重要的电解质。钠是人体不可或缺的常量元素，一般情况下，成人体内钠含量为3 200（女）~4 170 mmol（男）（分别相当于77~100 g），约占体重的0.15%，其中44%~50%在细胞外液中，9%~10%在细胞内液中，40%~47%在骨骼中。体内的钠分为可交换钠和不可交换钠两部分，前者占总体钠的70%，包括细胞内、外液和骨骼中近半数的钠，其余为不可交换钠，主要与骨骼相结合。可交换钠与血浆中的钠进行着弥散平衡。

（一）钠的生理功能

1. 调节体内水分与渗透压

钠是细胞外液的主要阳离子，占阳离子含量的90%左右。它与相对应的阴离子一起所产生的渗透压占细胞外液总渗透压的90%左右，维持体内水量的恒定。同样，在细胞内液钾也构成类似渗透压，使水保留在细胞内，当钠钾含量不平衡时，水就移入细胞或移出细胞。正常人体能使细胞外钠与细胞内钾之间维持适当的平衡，钠钾离子的主动运转，由Na^+-K^+-ATP酶驱动，使钠离子主动从细胞内排出，以维持细胞内外渗透压平衡，并调节水平衡。

2. 维持酸碱平衡

人体各组织细胞需要适宜的氢离子浓度才能维持各种酶的正常活动。钠在肾小管重吸收时与H^+交换，清除体内酸性代谢产物（如CO_2），保持体液的酸碱平衡。钠离子总量影响着缓冲系统中碳酸氢盐的消长，因而对体液的酸碱平衡也有重要作用。

3. 钠泵

钠钾离子的主动运转，使钠离子主动从细胞内排出，以维持细胞内外液渗透压平衡。钠与 ATP 的生成和利用、肌肉运动、心血管功能、能量代谢都有关系，钠不足可影响其作用的发挥。此外，糖代谢、氧的利用也需要钠的参与。

4. 维持血压正常

人群调查与干预研究证实，膳食钠摄入与血压有关。血压随年龄增高，这种增高中有 20% 可能归因于膳食中食盐的摄入。每摄入 2 300 mg 钠，可导致血压升高 0.267 kPa（2 mmHg，1 kPa = 7.5 mmHg），为防止高血压，WHO 建议每日钠的摄入量小于 2.3 g，约相当于食盐 6 g。

5. 增强神经肌肉兴奋性

钠、钾、钙、镁等离子的浓度平衡，是维护神经肌肉的应激性所必需的，尤其是钠离子的正常浓度是保证这一功能的关键。

（二）钠的吸收与代谢

1. 钠的吸收

钠的吸收主要在小肠，吸收率极高，几乎全部被吸收。消化道吸收的钠包括食物的钠和消化道分泌液中的钠。在空肠，钠的吸收主要是与糖和氨基酸的主动转运相偶联进行的被动性过程，而在回肠则大部分是主动性吸收。在空肠中钠通过三种形式被吸收：①钠与葡萄糖、氨基酸一起被吸收，这是一个主动耗能过程；②通过 Na^+-H^+-ATP 酶的作用，Na^+ 与 H^+ 交换而进入空肠黏膜。钠在回肠和结肠也是通过 Na^+-H^+-ATP 酶的主动吸收；③钠通过空肠黏膜紧密结合处，与水及 Cl^- 一起进入细胞间液。钠进入肠黏膜后，经细胞的底侧膜，通过 Na^+-K^+-ATP 酶的作用，被泵入间质液而进入血管内。目前我们对影响钠在肠道吸收的因素所知较少。促进其吸收者有葡萄糖、血管紧张素Ⅱ；抑制其吸收者有胰泌素、胰高血糖素及胆固醇等。血浆钠浓度为 140 mmol/L，细胞间液中钠的浓度为 145 mmol/L。

2. 钠的代谢

在正常情况下，每日摄入的钠只有小部分是身体所需的，大部分通过肾脏从尿排出。肾脏对钠的吸收较完善。每日由肾小球过滤的钠可达 20 000～40 000 mmol，而每日尿排出仅 10～200 mmol，吸收率达 99.5%。当摄入无钠饮食时，钠在尿中几乎完全消失；摄入过多，能完全由肾排出。

钠还从汗液中排出，汗液平均含钠盐（NaCl）2.5 g/L 左右，最大盐浓度可达 3.7 g/L。在热环境下由于大量出汗可丢失较多钠盐，如中等强度劳动 4h 即可丢失钠盐 7～12 g。

钠离子在肾小球过滤后被肾小管和集合管重吸收，最终只有约 1% 肾小球滤过量的钠通过尿液排出。体内钠的稳态平衡主要是通过肾素-血管紧张素-醛固酮系统、心前房尿钠肽（心钠素）等调节，即通过调节肾小球对钠的滤过率、肾小管的重吸收、远曲小管的离子交换作用和激素的分泌来调节钠的排泄量，以保持体内钠平衡。肾脏可接受很宽范围的钠量，肾小球的过滤作用与肾小管的重吸收保持了平衡，钠摄取量增加，其排泄量也增加，反之排泄量也会减少。因此，人体对钠摄入水平的适应性很大。

交感神经系统调节肾脏控制钠潴留与排泄，改变肾脏的血流量、控制肾素的释放、通过 α 或 β 受体作用于肾小管。交感神经中枢在钠过多时抑制，在钠耗空时兴奋。

（三）钠的营养不良

1. 钠缺乏

一般饮食中含钠充足，正常情况下不会发生钠缺乏。但在某些情况下，如禁食、少食、膳食中钠限制过严、摄入量非常低时；高温、重体力劳动、过量出汗；胃肠疾病、反复呕吐、引流、腹泻等使钠过量排出或丢失时；某些疾病，如慢性肾脏疾病、肾上腺皮质功能不全、糖尿病、酸中毒引起肾不能有效保留钠时；胃肠外营养缺钠或低钠时；利尿剂的使用抑制肾小管重吸收钠而使钠丢失，造成体内钠含量降低而又未能补充丢失的钠时，均可引起钠的缺乏。

人体缺钠的临床表现可分为三个等级，早期症状不明显。当失氯化钠为 0.5 g/kg 时，尿液中的氯化物含量减少为轻度缺钠，其主要症状有淡漠、倦怠、无神；当失氯化钠为 0.5 ~ 0.75 g/kg，出现尿中无氯化物时为中度缺钠，患者出现恶心、呕吐、脉细弱、血压降低及痛性肌肉痉挛等症状；当失氯化钠为 0.75 ~ 1.25 g/kg 时为重度至极重度缺钠，可出现表情淡漠、昏迷、外周循环衰竭，严重时可导致休克或因急性肾功能衰竭而死亡。

2. 钠过量

正常情况下，钠不在体内蓄积，但某些疾病可引起体内钠过多，如在肾功能受损时易发生钠在体内蓄积，导致毒性作用发生。当血浆钠超过 150 mmol 时称为高钠血症。心源性水肿、肝硬化腹水期、肾病综合征、肾上腺皮质功能亢进、某些脑部病变、脑瘤等都能引发高钠血症。血钠过高可出现口渴、面部潮红、软弱无力、烦躁不安、精神恍惚、昏迷、严重者可致死亡。临床以水肿为主，还可见体重增加、血容量增大、血压增高、脉搏加快、心音增强、胃黏膜上皮细胞受损等。

饮食中钠摄入量与 Na/K 值是影响人群血压水平及产生高血压的重要因素，减少钠或增加钾摄入量对预防高血压有重要意义。此外，长期高盐（钠）膳食，还可增加脑卒中与胃癌的发病风险，增加全因死亡风险。

（四）钠的参考摄入量及食物来源

1. 参考摄入量

人体的钠主要来自食品加工所用食盐（NaCl）。

食盐与钠的换算关系为食盐（g）= 钠(g)×2.54，由食盐量换算为钠量的公式

$$钠（mg）= 食盐（mg）×0.393$$

钠的需要量取决于生长的需要、环境温度、出汗或其他分泌丢失的钠量，以及膳食中钾的含量。有的学者估计每日最低钠需要量为 115mg（相当于 NaCl 0.3 g），但在 299 mg（NaCl 0.8 g）以下的膳食是极不可口的，故实际上一般摄入量远远超过最低需要量。

鉴于我国目前尚缺乏钠需要量的研究资料，也未见膳食因素引起钠缺乏症的报道，尚难制定平均需要量和推荐摄入量，现在仍沿用适宜摄入量（mg/d）：14~64 岁人群（含孕妇和乳母）为 1 500，65 岁以上的老人为 1 400。中国营养学会建议我国健康成人食盐摄入量以不超过 10 g/d 为宜，最好控制在 7~8 g/d。另有研究表明，若在热环境下进行体力活动时，由于汗盐排出增加，因此每人每日摄入食盐量在轻度活动时为 15 g，中、重度活动时摄入 20 ~ 25 g 为宜。

2. 食物来源

钠普遍存在于各种食物中，一般动物性食物钠含量高于植物性食物，但人体钠主要来源为食盐，以及加工、制备食物过程中加入的钠或含钠的复合物（如谷氨酸、小苏打等）、酱油、盐渍或腌制肉或烟熏食品、酱咸菜类、发酵豆制品、咸味休闲食品等。某些地区饮用水的钠含量可能高达 220 mg/L，但一般来说，大多数地区所提供水的钠含量低于 20 mg/L。

常见食物中钠的含量
（mg/100 g 可食部）

七、铁

铁（Iron，Fe）是人体含量最多的微量元素，成人体内仅含 $3 \sim 5$ g，约 70% 的铁以红细胞的色素血红蛋白形式存在，其余的主要以铁蛋白和含铁血黄素的形式储存在肝脏、脾脏和骨髓中。尽管体内的铁量很少，但它是营养上的重要元素之一。它是血红蛋白、肌红蛋白、细胞色素、过氧化氢酶和过氧化物酶的成分。作为这些血红素化合物和金属酶的组成成分，铁在氧气的转运和细胞呼吸等方面起着重要的作用。

（一）铁的生理功能

1. 参与体内氧的运送和组织呼吸过程

铁在体内主要作为血红蛋白、肌红蛋白的组成成分参与 O_2 和 CO_2 的运输，铁又是细胞色素系统、过氧化氢酶和过氧化物酶的组成成分，在呼吸和生物氧化过程起重要作用。例如，血红蛋白可与氧可逆地结合，当血液流经氧分压较高的肺泡时，血红蛋白能与氧结合成氧合血红蛋白；而当血液流经氧分压较低的组织时，氧合血红蛋白又离解成血红蛋白和氧，从而完成把氧从肺泡送至组织的任务。肌红蛋白能在组织中储存氧，细胞色素能在细胞呼吸过程中起传递电子的作用。许多与杀菌有关的酶的活性、淋巴细胞的转化、中性粒细胞吞噬功能等，也都与铁水平有关。

2. 与红细胞的形成和成熟有关

铁在骨髓造血组织中进入幼红细胞，与卟啉铁结合形成正铁血红素，后者再与珠蛋白结合成血红蛋白。缺铁时，新生的红细胞会出现血红蛋白不足，甚至影响 DNA 的合成及幼红细胞的分裂增殖，还可使红细胞寿命缩短、自身溶血增加。

3. 与 Fe-S 基团相关的功能

含有 Fe-S 基团的铁硫蛋白参与一系列的生化反应，包括调节酶活性、线粒体呼吸作用、核糖体生物合成、辅助因子生物合成、基因表达调节和核苷酸代谢。Fe-S 基团合成缺陷不仅会影响许多铁硫蛋白的活性，也会影响细胞内铁平衡的调节，导致线粒体内铁过量和基质中铁缺乏。顺乌头酸酶是重要的铁硫蛋白之一，它催化柠檬酸盐向异柠檬酸盐的转化，在三羧酸循环中有重要作用。

4. 影响免疫功能

铁与免疫关系密切，增加中性粒细胞核吞噬细胞的功能。当感染时，过量铁往往会促进细菌的生长，对抵御感染不利。

5. 与行为的关系

铁质在体内储存量与支持注意力的特殊神经生理过程有关，大脑感智运动区的电生理活动与语言、感知有关，而铁是其中的媒介。所以，如果铁缺乏，人的感知、学习、记忆等将会衰退。

6. 其他功能

此外，铁还具有催化 β-胡萝卜素转化为维生素 A，参与嘌呤与胶原的合成、抗体的产生、脂类从血液中转运以及药物在肝脏的解毒等功能。

（二）铁的营养状况评价

血常规是评价贫血最常用的指标，各项铁测定的正常值见表 1-25。

表 1-25   各项铁测定的正常值

项目	男性	女性
血清铁/(μmol·L^{-1})	9~29 （50~160 μg/dL）	7~27 （40~150 μg/dL）
总铁结合力/(μmol·L^{-1})	45~72 （250~400 μg/dL）	45~72 （250~400 μg/dL）
血清饱和度	0.20~0.55 （20%~55%）	0.20~0.55 （20%~55%）

1. 血红蛋白

血红蛋白异常降低或贫血是用于铁缺乏筛查的最常用指标。当血红蛋白的生成量减少，血红蛋白或血色素含量低于同年龄同性别健康人群参考标准90%~95%的范围时，则出现贫血。临床最常见的评价指标见表1-26。

表 1-26   贫血的临床分级

分级	血红蛋白（HGB)/(g·L^{-1})	临床表现
极度	<30 （3.0 g/dL）	常合并贫血性心脏病
重度	31~60 （3.1~6 g/dL）	卧床休息时也感到心慌、气短
中度	61~90 （6.1~9 g/dL）	体力劳动后感到心慌、气短
轻度	91~120 （9.1~12 g/dL）	症状轻微

2. 血清铁

当血清铁小于 500 μg/L、总铁结合力大于 4 500 μg/L 及运铁蛋白饱和度（Transferrin Saturation, TS）小于15%时，可诊断为缺铁。妇女运铁蛋白饱和度大于50%，男子大于60%，也是筛查遗传性血色素沉积症很好的指征。由于正常人血清铁水平会受炎症、妊娠、服用避孕药等影响，所以血清铁一般不单独作为诊断缺铁的指标。

3. 血清铁蛋白

铁蛋白是体内储存铁的一种形式，血清铁蛋白的测定是估计骨髓储存状态的一种敏感的方法，体内缺铁时血清铁蛋白降低，当儿童血清铁蛋白小于12 μg/L，成人血清蛋白低于15 μg/L可诊断为缺铁。育龄妇女血清蛋白超过200 μg/L，男性超过400 μg/L，则认为铁储备过高。

4. 红细胞游离原卟啉

红细胞游离原卟啉是在幼红细胞和网织红细胞在合成血红蛋白过程中被残留在新生红细胞内，未能与铁结合的非血红素原卟啉。缺铁性贫血时红细胞游离原卟啉升高，并且铁缺乏时，红细胞原卟啉反应早于血红蛋白的降低。

5. 血清运铁蛋白受体

血清运铁蛋白受体是一种跨膜糖蛋白，红细胞运铁蛋白受体的表达水平与红细胞内血红蛋白合成时的铁代谢密切相关。运铁蛋白受体的表达受到铁介导的铁反应元件调节，铁缺乏时该受体表达增加，铁充足时受体表达减少。红细胞表面的运铁蛋白受体可以脱落进入血液，称为血清运铁蛋白受体，采用酶联免疫法可以测定血清运铁蛋白受体，它是评价机体铁缺乏较为可靠的指标之一。

6. 运铁蛋白饱和度

运铁蛋白饱和度是结合了两个铁离子的运铁蛋白占所有运铁蛋白的比例，用血清铁除以总铁结合力计算而得，它易随着血清铁的波动而变化。由于总铁结合力在铁缺乏时升高，在慢性疾病时降低，所以 TS 可用于鉴别铁缺乏和慢性病。此外，地中海贫血和缺铁性贫血均为小细胞和低色素，但地中海贫血时 TS 升高，缺铁性贫血时 TS 降低。一般 TS 小于 16% 认为是铁缺乏，对于婴儿和儿童判断铁缺乏的界值分别为 12% 和 14%。

7. 平均红细胞容量和血细胞分布宽度

平均红细胞容量反映整体红细胞体积的大小，血细胞分布宽度是反映周围红细胞大小异质性的参数。缺铁性贫血的特征性改变为低平均红细胞容量和高血细胞分布宽度，即小细胞不均一性贫血，一般在平均红细胞容量小于 80 fL、血细胞分布宽度大于 15% 时提示铁缺乏。这两个指标在缺铁性贫血的筛查及鉴别诊断上具有实用价值。

8. 网织红细胞血红蛋白含量

网织红细胞血红蛋白含量是近几年研究较多的一个反映铁营养状况的指标。有研究显示，当以骨髓铁染色作为金标准时，网织红细胞血红蛋白含量可比血清铁蛋白、运铁蛋白饱和度以及平均红细胞容量更好地反映铁储存状况，是诊断铁缺乏和缺铁性贫血最灵敏的指标。地中海贫血和症状性地中海贫血综合征也会引起网织红细胞血红蛋白含量降低，要注意鉴别。此外，该指标的检测需要特殊的自动血细胞分析仪，其诊断界值也有待进一步确定。

（三）铁的吸收与代谢

1. 铁的吸收

食物中的铁主要是三价铁的无机物或有机物，它们进入人体后需在胃酸作用下溶出，或通过食物中的还原性物质如维生素 C 和巯基等作用，形成亚铁离子或可溶性络合物后才能被小肠黏膜细胞吸收。

铁吸收的确切机理还不清楚，但一般认为决定是否吸收铁的信号是在小肠黏膜细胞内产生的，被吸入黏膜细胞的铁与一种或一种以上的特异载体结合，这些载体对铁通过黏膜细胞到达血液起调节作用。若进入细胞的铁超过载体系统的结合能力，过多的铁便以 Fe^{3+} 形式掺入铁蛋白，作为储备铁保存在黏膜细胞内。从黏膜细胞释放进入体内的铁在血浆中迅速与运转蛋白结合带入血循环，送至骨髓用于合成血红蛋白或运至组织细胞供给合成含铁酶之需要，或运至肝、脾及骨髓中以铁蛋白的形式储存。当血液中运转铁蛋白饱和度由于体内的各种消耗而降低时，肠黏膜中的铁蛋白便将铁离子转移至血液中的运转蛋白，这时又引起铁的吸收。现已知运转铁蛋白是一种糖蛋白，每个运铁蛋白的分子可结合两个 Fe^{3+}。铁蛋白是一个由 24 个相同的蛋白质亚基组成的酷似核桃的壳，中心可储积 $0 \sim 4\,500$ 个聚集状态的 Fe^{3+}，正常机体内多数铁蛋白都处于不饱和状态；铁血黄素则是铁蛋白的降解物，它在体内的含量较铁蛋白少得多。铁蛋白具有巨大储铁能力，这对防止铁在体内呈游离状态具有重要的生理意义。

铁在食物中的存在形式对其吸收率影响很大。食物中的铁可分为血红素铁和非血红素铁两类。这两种铁在体内的代谢是不一样的，而且对胃肠道吸收食物中铁的影响也不相同。

血红素铁存在于肉、鱼、禽等动物的含血内脏及肌肉中，与血红蛋白和肌红蛋白的分子结合，因此这些食物中 40% 的铁是由它们构成的。血红素铁能以完整的卟啉铁复合物形式直接被小肠黏膜细胞吸收，再分离出铁并和脱铁的运铁蛋白结合，其吸收率比非血红素高，吸收过程不受其他膳食因素干扰。例如，各种肉类、脏器中铁的吸收率为 22%，一般动物血中铁的吸收率在 25% 左右，鱼肉中铁的吸收率约为 15%。血红素铁吸收率高的原因在于它在胃肠道内不被水解，因此它的吸收不受膳食中其他成分如纤维、草酸盐、植酸盐、磷酸盐和多酚的抑制。

非血红素铁主要存在于谷类、蔬菜等植物性食物中，以及动物性食物中除血红素铁之外的剩余部分。牛乳和鸡蛋中的铁，还有食物中强化的铁也是非血红素铁。非血红素铁可与上述膳食中的影响成分反应，使之不易溶解而难以吸收。非血红素铁的吸收率很少超过 10%，如大米铁吸收率仅为 1%，菠菜的铁吸收率不到 2%，玉米的铁吸收率约为 3%，莴苣的铁吸收率为 4% 左右，面粉的铁吸收率为 2%~5%，黄豆及其制品的铁吸收率为 3%~7%。茶叶中含有大量的单宁类物质，鞣酸是影响铁吸收的强有力因素。动物肉类含有一种叫"肉、鱼、禽因子"的物质，它能促进膳食中非血红素铁的吸收。一餐中如含有提高吸收的肉、鱼、鸡，其非血红素铁的吸收就比相同份额的主要蛋白质来源如乳、乳酪和鸡蛋的吸收高 4 倍。全谷类和豆类为主的餐饮铁吸收率很差，但只要添加比较小量的肉或维生素 C 即能大量增加全天所有餐次的铁吸收率。含有维生素 C 的橘汁和其他饮料会增加非血红素铁的吸收。维生素 C 促进非血红素铁吸收的作用十分明显，且与剂量大小成正比，但必须同时进食才能起作用。

人体生理状况及体内铁的储备多少非常显著地影响铁的吸收，如由于生长、月经和妊娠引起人体对铁需要增加时，铁的吸收比平时增多。妇女在月经期每日损失铁增至 1.4~2.0 mg，孕妇每日给胎儿提供 1.3 mg 铁，再加上胎盘及分娩失血约损失铁 175 mg；乳汁中铁含量为 0.5 μg/mL，初乳含铁量比成熟乳高 5 倍。体内存储铁丰富时，吸收减少；体内存储铁较少时，吸收增加。

2. 铁的代谢

铁代谢的特征是在封闭系统中进行，即铁的吸收很少，由尿排出的量也极少，体内总铁量的大部分继续在全身几个代谢区再分配。因为没有排泄多余铁的途径，小肠吸收铁必须受到控制，以免中毒量的铁积聚于组织。

以铁蛋白形式储存在肝、脾、骨髓及肠黏膜细胞中的铁总量，成年男性为 1 000 mg，女性为 300 mg。红细胞因无细胞分裂能力，平均寿命为 120 d，衰老的红细胞被破坏分解为胆红素、氨基酸及铁，铁又通过血液循环运输骨髓再合成新的红细胞，造血需铁量为每日 20~25 mg，除肠道分泌及皮肤、消化道、尿道等的上皮脱落可造成约 1 mg/d 的铁损失外，几乎不从其他途径流失。

（四）铁的营养不良

1. 铁缺乏

尽管铁是地球上丰富的元素之一，但因为食物中最常见的铁形式是不溶性的，且在小肠内吸收很差，故缺铁性贫血仍是一个世界范围的营养问题。铁缺乏或铁耗竭是一个从轻到重的渐进过程，一般可分为三个阶段：第一阶段为铁减少期，此时储存铁耗竭，血清铁蛋白浓度下降；第二阶段为红细胞生成缺铁期，此时除血清铁蛋白下降外，血清铁也下降；第三阶段为缺铁性贫血期，血红蛋白和白细胞比容下降。长时间铁的负平衡，致使体内铁储备减少，以致耗尽。体内铁缺乏，引起含铁酶减少或铁依赖酶活性降低，使细胞呼吸障碍，从而影响组织器官功能，出现食欲低下，严重者可有渗出性肠病变及吸收不良综合征等。

婴幼儿、青少年、育龄妇女，尤其是孕妇、乳母和一些老年人均是缺铁性贫血的高发人群。据我国调查，3 岁以下的儿童为贫血的高发人群，尤其是 1 岁左右的儿童最为严重，患病率在城市为 11%~23%，农村为 16%~29%，男女间无明显差别。3~5 岁的儿童患病率较低，城乡均在 12% 以下。6~10 岁的儿童患病率又升高。青壮年男性患病率在 10% 左右，而相应年龄的女性患病率明显偏高，尤其是城市女性的患病率约为男性的 2 倍。孕妇的患病率约为 40%，尤以妊娠最后 3 个月（孕晚期）为最。中、老年男性患病率升高，与女性没有明显差别。

孕妇的铁营养状况不仅关系到其自身的健康，而且直接影响胎盘结构和妊娠结果，且可影响胎儿的储铁能力。在世界范围内，近一半孕妇患有贫血症，其中大多数是铁缺乏所致。

铁在人体内储存不多，如果长期摄入不足，特别是膳食中可利用铁不足，膳食中干扰铁吸收因素的存在，或机体（生理性或病理性）对铁的需要增加，储存的铁就难以满足机体的需要，易造成造血原料的不足，进而可导致缺铁性贫血。其主要原因可概括为以下几方面。

（1）铁摄入不足。从食物中摄取的铁不能满足机体需要，食物选择不当、铁含量较低；不良的饮食习惯如偏食、挑食，影响了摄入食物的种类与数量，从而限制了富含铁的食物的摄入，如含铁丰富的肉类食品摄入较少等。

（2）膳食铁的生物利用率低。食物中铁的含量，特别是吸收率较低，是铁缺乏最主要的原因。铁生物利用率受多种膳食因素的影响。

（3）机体对铁的需要量增加。当机体对铁的需要量增加，而摄入或吸收的铁量未能相应增加时，可造成机体铁缺乏。例如，处在生长发育期的儿童，随体重增加，血容量及组织铁相对增加，且生长发育越快，铁的需要量也越大。一般每增加 1 kg 体重需增加铁 35~45 mg，足月儿第一年内需补充外源性铁 200 mg；低出生体重儿，由于铁储存较少且生长发育较快，需补充的铁量较足月儿高，为 280~350 mg。因此，婴儿期尤其是低出生体重儿更易于发生缺铁性贫血。育龄期女性月经量过多、妊娠、哺乳，以及宫内置节育环也会增加铁的丢失，若铁摄入未相应增加，均能导致铁的缺乏。

（4）某些疾病。例如，萎缩性胃炎、胃酸缺乏或过多服用抗酸药时，影响铁离子释放；慢性腹泻、胃大部分切除及钩虫感染等。

2. 铁过量

引起铁过多的主要原因是口服铁剂和输血。急性铁中毒是在服用大剂量治疗铁以后发生的明显短暂现象。铁的致死剂量相当大，为 200~250 mg/kg。当摄入和吸收的铁量超过血浆中运铁蛋白结合的量时，铁的毒性才变得明显。铁中毒最明显的局部影响是胃肠道出血性坏死，其表现为呕吐和血性腹泻，全身性的影响包括凝血不良、代谢性酸中毒和休克。慢性铁中毒是指铁在身体的长期过量蓄积，不仅使储存铁过多，而且当铁不能适当地容纳在储存部位时，就能损害各个器官，血色素沉着症的发生就是由于铁储存过多而引起器官损害，常表现出器官纤维化，受影响最大的是肝、胰、心脏和关节及脑垂体腺。运铁蛋白饱和度是筛查和诊断血色素沉着症的有用指标。

（五）铁的参考摄入量及食物来源

1. 参考摄入量

中国营养学会推荐我国居民膳食铁的推荐摄入量（mg/d）：成年男性为 12，未绝经期的成年女性为 18，50 岁以上绝经期的女性为 10，孕妇中期为 25、晚期为 29，乳母为 24。铁的可耐受最高摄入量 18 岁以上成人（包括孕妇和乳母）均为 42 mg/d。

2. 食物来源

铁广泛存在于各种食物中，但分布极不均衡，吸收率相差也极大。动物的肝脏、全血、畜禽、鱼肉均是铁的良好来源，蔬菜一般含铁量不高，生物利用率也低，但中国膳食中一般食用蔬菜量较大，故仍为铁的重要来源。黑木耳（干）、芝麻酱、桂圆的含铁量甚高。

常见食物中铁的含量
（mg/100 g 可食部）

八、碘

19 世纪初，法国科学家 Courtois 从海藻灰中首次发现了单质碘（Iodine，I），并于 1814 年被命名。碘是最先被确认为人类和动物都必需的营养素。在人体内碘主要是作为甲状腺激素的合成原料，故它的生理功能也通过甲状腺素表现出来，能调节细胞内氧化率，并影响身体的生长和智力发育、神经和肌肉组织功能、循环活动和各种营养素代谢。人体中甲状腺的含碘量最高，占全身碘的 70%～80%。甲状腺的碘以一碘酪氨酸、二碘酪氨酸、三碘甲状腺原氨酸（T3）和甲状腺素（T4）的形式存在，其余的碘分布于皮肤、骨骼、淋巴结和脑组织中。

（一）碘的生理功能

碘在体内主要参与甲状腺激素的合成，其生理作用也是通过甲状腺激素的作用表现出来的。

1. 参与能量代谢

碘促进氧化和氧化磷酸化过程；促进分解代谢、能量转换，增加氧耗量，加强产热作用；参与维持及调节体温，保持正常的新陈代谢和生命活动。

2. 调节蛋白质、碳水化合物和脂肪代谢

当蛋白质摄入不足时，甲状腺素促进蛋白质合成，但当摄入蛋白质充足时，甲状腺素可促进蛋白质分解。它可促进糖和脂肪代谢，包括促进三羧酸循环和生物氧化，促进糖的吸收，加速肝糖原分解，促进周围组织对糖的利用；通过肾上腺素促进脂肪的分解和氧化等。

3. 促进生长发育

甲状腺激素促进 DNA 及蛋白质合成、维生素的吸收和利用，并有活化许多重要的酶的作用，包括细胞色素酶系、琥珀酸氧化酶系等 100 多种。甲状腺素是维持细胞分化与生长所必需的，发育期儿童的身高、体重、肌肉、骨骼的增长和性发育都必须有甲状腺素的参与，此时期碘缺乏可致儿童生长发育受阻，侏儒症的一个最主要病因就是缺碘。

4. 促进神经系统发育

在脑发育阶段，神经元的迁移及分化、神经突起的分化和发育，都需要甲状腺素的参与。胚胎期及出生后早期缺碘或甲状腺激素不足，均会影响神经细胞的增殖分化，导致脑质量减轻，直接影响智力发育。缺碘对大脑神经的损害是不可逆的。

5. 垂体激素作用

碘代谢与甲状腺激素合成、释放及功能作用受垂体前叶促甲状腺激素（Thyroid Stimulating Hormone，TSH）的调节，TSH 的分泌则受血浆甲状腺激素浓度的反馈影响。当血浆中甲状腺激素增多时，垂体即受到抑制，促使甲状腺激素分泌减少；当血浆中甲状腺激素减少时，垂体前叶 TSH 分泌即增多，这种反馈性的调节，对稳定甲状腺的功能很有必要，并对碘缺乏病的作用巨大。TSH 的分泌又受丘脑下部分泌的 TSH 释放因子所促进，而丘脑下部受中枢神经系统调节，由此可见，碘、甲状腺激素与中枢神经系统的关系是极为密切的。

（二）碘的营养状况评价

有几种方法可用于评价社区或国家的碘营养状况，这些方法可以单独使用，也可以联合使用，并且大多数方法是研究甲状腺的状态。

1. 垂体-甲状腺轴系激素

垂体-甲状腺轴系激素水平包括 TSH、三碘甲状腺原氨酸（T_3）、甲状腺素（T_4）、游离四碘甲状腺原氨酸（FT_4）等。其中 T_4 或 FT_4 下降，TSH 升高可提示碘缺乏，新生儿 TSH 可作为筛查评估婴幼儿碘营养状况的敏感指标。

2. 尿碘

肾脏是碘的主要排出途径，尿碘是评价碘摄入量的良好指标，摄入碘越多，尿碘量越高。当儿童尿碘小于 100 μg/L，孕妇、乳母尿碘小于 150 μg/L 时，提示碘营养不良。测定尿碘最好采集 24 h 尿样本，其次是空腹晨尿。尿碘常以尿碘与尿肌酐比值表示。

3. 儿童甲状腺肿大率

儿童甲状腺肿大率大于 5% 提示该人群碘营养不良。

4. 其他

儿童生长发育指标如身高、体重、性发育、骨龄等，可反映过去与现在的甲状腺功能。通过检测智商及其他神经系统功能，可了解碘缺乏对儿童脑发育的影响。

（三）碘的吸收与代谢

1. 碘的吸收

人从食物、水及空气中每日摄入的碘总量为 100~300 μg，主要以碘化物的形式由消化道吸收，肺、皮肤及黏膜也可吸收极微量的碘。人体内的碘 80%~90% 来自食物，10%~20% 来自饮用水，低于 5% 的碘来自空气。

食物中的碘进入消化道后，1h 内大部分被吸收，以 I^- 形式进入血液循环，并在肾脏、唾液腺、胃黏膜及甲状腺等处浓集，但只有甲状腺能利用碘合成甲状腺素，而且浓集碘的能力最强。被浓集在甲状腺滤泡细胞内的 I^-，通过过氧化物酶的作用迅速氧化成 I^0，I^0 又立即与已激活的酪氨酸结合成一碘酪氨酸和二碘酪氨酸，两者再经耦合作用生成有活性的甲状腺素，即前述 T_4 和 T_3，并被储存于体内唯一储存碘的甲状腺内。

2. 碘的代谢

在代谢过程中，甲状腺素分解脱下的碘，部分被重新利用，部分通过肾脏排出体外，部分在肝内合成甲状腺素葡萄糖酸酯或硫酸酯，随胆汁进入小肠，从粪便排出体外。

（四）碘的营养不良

1. 碘缺乏

碘缺乏病的主要原因是环境缺碘，通过生物链的作用可导致生活在该地区的人群缺碘。

每日碘摄入低于 150 μg（即尿碘小于 100 μg/L）的人群，患碘缺乏病的概率增高。不同时期碘缺乏病的临床表现如下。

（1）胎儿期。流产、死胎、先天畸形，围产期死亡率增高、婴幼儿期死亡率增高，患地方性克汀病。胎儿期或出生不久即已发生的甲状腺功能减退症称为呆小病，又称克汀病，这是胚胎期缺碘所致。缺碘使甲状腺激素合成不足，严重影响了胎儿中枢神经系统，尤其是大脑的分化与发育。克汀病的临床表现是呆、小、聋、哑、瘫，神经运动功能发育延迟，胎儿甲状腺功能减退。

（2）新生儿期。新生儿甲状腺功能减退、甲状腺肿。

（3）儿童期和青春期。甲状腺肿、青春期甲状腺功能减退、亚临床型克汀病、智力发育障碍、体格发育障碍、单纯聋哑等，最严重为呆小症。

（4）成人期。成人缺碘主要表现为甲状腺肿，缺碘引起的甲状腺肿常具有地区性特点，故称为地方性甲状腺肿。此外，成人缺碘还可引起甲状腺功能减退。从 1993 年开始，我国采用食盐加碘的措施来改善人群碘缺乏的状况。

2. 碘过量

碘过量也会导致高碘甲状腺肿、高碘性甲亢，通常发生于饮水和食物中含碘高的地区。根据我国高碘性甲状腺肿的发病来看，当人群尿碘水平达到 100 μg/L 时，则可造成高碘性甲状腺肿。缺碘地区在食盐加碘后 1~3 年，高碘性甲亢的发病率升高，而后才逐渐下降至加碘前的水平。严重缺碘地区人群碘的摄入量不宜过高或过快地提高碘的摄入量，其尿碘的适宜水平为 100~200 μg/L。正常成人如长期地每日摄入 500~1 000 μg 碘，即有可能引起高碘甲状腺肿、高碘性甲亢等。

（五）碘的参考摄入量及食物来源

1. 参考摄入量

人体对碘的需要量受年龄、性别、体重、发育及营养状况等因素的影响。中国居民膳食碘的推荐摄入量（μg/d）：0~0.5 岁为 85（适宜摄入量），0.5~1 岁的婴儿为 115（适宜摄入量），1~11 岁儿童为 90，12~14 岁少年儿童为 110，14 岁以上的人群为 120，孕妇为 230，乳母为 240。碘的可耐受最高摄入量（μg/d）：4~6 岁儿童为 200，7~11 岁儿童为 250，12~14 岁少年儿童为 300，15~17 岁青少年、孕妇和乳母为 500，18 岁以上各人群为 600。

2. 食物来源

含碘量较高的食物为海产品，如每 100 g 海带（干）含碘 24 000 μg，紫菜（干）含碘 1 800 μg，淡菜（干）含碘 1 000 μg，海参（干）含碘 600 μg。在保证人体摄入足够碘的各种方法中，碘化食盐是最成功的，也是应用最广泛的。依据我国现行食盐强化碘量 25 mg/kg、碘的烹调损失率为 20% 来计算，每日可摄入碘约 100 μg，基本达到成年人推荐量。食盐中强化碘盐主要包括碘化钾、碘酸钾和海藻碘。

常见食物中碘的含量（mg/100 g 可食部）

九、锌

锌（Zinc，Zn）在体内分布广泛，含量高的有皮肤、毛发、指甲、眼睛、前列腺等。新生儿体内含锌总量约为 60 mg，成年女性约为 1.5 g，成年男性约为 2.5 g，它是体内含量仅次于铁的微量元素。直到 20 世纪 60 年代，人们才知道锌也是人体必需的微量元素。正常血

清锌浓度为 $100 \sim 140 \, \mu g/100 \, mL$，血液中 $75\% \sim 85\%$ 的锌分布在红细胞，$3\% \sim 5\%$ 分布在白细胞，其余 $12\% \sim 23\%$ 在分布血浆中。

（一）锌的生理功能

1. 催化功能

在国际生化协会酶命名委员会指定的六大酶类中，每类都至少有一种含锌酶。人体内重要的含锌酶有碳酸酐酶、胰羧肽酶、DNA 聚合酶、醇脱氢酶、谷氨酸脱氢酶、乳酸脱氢酶及丙酮酸氧化酶等，这些酶在组织呼吸及蛋白质、脂肪、糖和核酸等的代谢中有重要作用。

2. 结构功能

锌在酶中也有结构方面的作用。碳酸酐酶是人类认识的第一个含锌的金属酶。到目前为止，已有的包含所有门类的、不同来源的含锌酶或其他蛋白超过 200 种，锌通常能稳定酶蛋白的四级结构。在细胞质膜中，锌主要结合在细胞膜含硫、氮的配基上，少数结合在含氧的配基上，形成牢固的复合物，从而维持细胞膜稳定，减少毒素吸收和组织损伤。当食物锌摄入减少，一个重要的表现是细胞质膜丢失锌离子。锌通过蛋白质的螯合作用构成环状结构的锌指蛋白，形如手指。锌指蛋白分布在细胞核中转录因子的 DNA 结合区域，有广泛的生化功能。

3. 调节功能

锌作为一个调节基因表达的因子，在体内有广泛作用。锌对蛋白质的合成和代谢、免疫调节因子的分泌和产生、细胞复制和分化都产生影响。锌对激素的调节和影响也有重要的生物意义，除了对激素受体的效能和靶器官的反应产生影响外，还在激素的产生、储存和分泌中起作用。

4. 促进食欲

锌可通过参与构成一种含锌蛋白（即唾液蛋白），从而对味觉和食欲发生作用。

5. 促进维生素 A 的代谢和生理作用

锌在体内可促进视黄醛的合成和构型转化；参与肝中维生素 A 的动员，使血浆维生素 A 的浓度保持恒定，对于维持正常暗适应能力有重要作用。

（二）锌的营养状况评价

1. 临床症状

人体锌缺乏的常见临床症状为生长缓慢、皮肤伤口愈合不良、味觉障碍、胃肠道疾患、免疫功能减退等。

2. 生化指标

血浆碱性磷酸酶是评价锌营养状况最常用的指标。血清（血浆）锌浓度因其较稳定，不随锌摄入量的变化而变化，被认为不能作为评价锌营养状况的指标。另外 24 h 锌同位素示踪与机体锌交换试验，发现仅有 2% 的锌存在血浆中，因此，缺锌患者的血浆中锌水平并不低，或有血浆锌水平较低时机体并不缺锌的情况。长期以来，通过检测血清锌、白细胞锌、红细胞锌、发锌和唾液锌等进行锌营养状况评价，但仅作为评价的参考，尚未得到肯定。

3. 膳食调查

通过科学、合理的膳食营养状况调查，了解食物锌摄入量，有助于锌营养状况的评价。

4. 其他

检查味觉、暗适应能力等的变化。红细胞 MT 反映骨髓网织红细胞发育对锌的依赖，可作为评价人体锌营养状况的一个指标。可采用逆转录聚合酶链反应技术方法，测定单核细胞 MTmRNA（线粒体信使 RNA）。

（三）锌的吸收与代谢

1. 锌的吸收

锌的吸收主要在十二指肠和上段小肠处，仅小部分吸收在胃和大肠。锌先与小分子肽构成复合物，后主要经主动转运机制被吸收。肠道锌吸收分为四个阶段：即肠细胞摄取锌、通过黏膜细胞转运、转运至门静脉循环和内源锌分泌返回肠细胞。小肠内被吸收的锌在门静脉血浆中与白蛋白结合，被带到肝脏内，进入肝静脉血中的锌有 30%~40% 被肝脏摄取，随后释放回血液中。循环血液中的锌以不同速率进入各种肝外组织中。这些组织的锌周转率不同，中枢神经系统和骨骼摄入锌的速率较低，通常情况下骨骼锌不易被机体代谢利用。进入毛发的锌也不能被机体组织利用，并且随毛发的脱落而丢失。存储于胰、肝、肾、脾中的锌的积聚速率最快，周转率最高；红细胞核肌肉的锌的交换速率则低得多。

2. 影响锌吸收的因素

（1）蛋白质。食物中蛋白质的数量与锌的吸收正相关。增加食物中蛋白质含量，可提高锌的摄入和生物利用率。一般来说，膳食中动物性食物比植物中的锌吸收率高。

（2）铁。补充铁对锌的吸收没有影响，仅在当铁：锌比率很高时，可观察到铁对锌的抑制作用。

（3）钙和磷。对人群的研究发现，超过 1 000 mg/d 的钙（1 360 mg/d 钙，磷酸钙）可减少锌吸收。有研究认为，高磷（含高磷的盐）膳食的摄入不影响锌的吸收，其他膳食来源的磷包括植酸、磷-蛋白质丰富的食物，如乳酪蛋白和核酸。

（4）植酸和纤维。植酸对锌吸收有抑制作用。高膳食纤维的食物常含有高的植酸，但单纯的膳食纤维对锌的吸收没有任何影响。

（5）低分子量配体和螯合物。当锌与低分子量配体或螯合物形成复合物时，可溶性锌含量增加，从而促进锌的吸收。因此，配体/螯合物（如 EDTA）、氨基酸（如组氨酸、蛋氨酸）和有机酸（如柠檬酸盐）可提高锌的生物利用率。

3. 锌的代谢

在正常膳食锌水平时，粪是锌排泄的主要途径。因此当体内锌处于平衡状态时，约 90% 的摄入锌由粪中排出，其余部分由尿、汗、头发中排出或丢失。当健康成人口服示踪剂量的放射性 Zn^{65} 或富集的稳定性锌同位素时，其中有 2%~10% 出现在尿中，余下的绝大部分最终出现在粪中。生理情况下，尿锌变化不大，一般每日在 0.1~0.7 mg，平均约 0.3 mg/d。经粪便排出的锌包括没有被吸收的膳食锌，同时也包括内源锌。内源锌的排泄量随肠道吸收和代谢需要之间的平衡关系而变化，这种变化也是保持体内锌平衡的主要机制之一。

（四）锌的营养不良

1. 锌缺乏

锌不同程度地存在于各种动物、植物食品中，一般情况下膳食中的锌完全可以满足人体对锌的基本需求而不会引起缺乏。发生锌缺乏主要有以下几种原因：植酸和纤维素影响锌的吸收；生长发育期的儿童、青少年及孕妇、乳母对锌的需求量增大；慢性肾病患者尿中锌排出量增多。国内锌缺乏发生率孕妇占30%，儿童占30%。锌缺乏的临床表现主要有以下几个方面。

（1）生长发育障碍。孕妇缺锌，可导致胎儿成为无脑畸形儿、早产儿、低体重儿。儿童发生慢性锌缺乏病时，主要表现为生长停滞。

（2）性发育障碍，性功能低下。锌影响胰岛素、生长素和性激素，青少年缺锌会使性成熟推迟、性器官发育不全、第二性征发育不全等；成人缺锌可致性功能障碍。

（3）味觉、嗅觉、视觉障碍。不论儿童或成人缺锌，均可引起味觉减退及食欲不振，出现异食癖，常见为食土癖。严重缺锌时，即使肝脏中有一定量的维生素A储备，亦可出现暗适应能力降低。

（4）影响皮肤。容易出现复发性口腔溃疡、痤疮、皮肤干燥粗糙等症状。急性锌缺乏病主要表现为皮肤损害和秃发病，也会伴有腹泻、嗜睡、抑郁症和眼损害等症状。

（5）肠原性肢体皮炎。肠原性肢体皮炎为地方性遗传性疾病，幼儿人乳喂养停止后发病，病因主要是小肠吸收锌功能不全（异常）。临床特征：有进展性的肢端、口腔、肛门、生殖器部位的大脓包皮炎，同时伴有甲沟炎和秃发。慢性腹泻、体瘦、角膜浑浊等也是常见症状。

2. 锌过量

成人一次性摄入2 g以上的锌会发生锌中毒，其主要特征是锌对胃肠道的直接作用，导致上腹疼痛、腹泻、恶心、呕吐。长期补充大量锌（100 mg/d）时可发生其他的慢性影响，包括贫血、免疫功能下降（淋巴细胞对植物血管凝素刺激反应降低）和高密度脂蛋白（High Density Lipoprotein，HDL）胆固醇降低等。长期每日服用25 mg锌，可引起铜继发性缺乏，损害免疫器官和免疫功能，影响中性粒细胞及巨噬细胞活力，抑制其趋化性和吞噬作用及细胞的杀伤能力。

（五）锌的参考摄入量及食物来源

1. 参考摄入量

中国居民膳食锌的推荐摄入量（mg/d）：成年男女分别为12.0和8.5，孕妇中期、晚期增加为10.5，乳母为12.5。成人男性、女性、孕妇、乳母锌的可耐受最高摄入量均为40。

2. 食物来源

锌的食物来源很广泛，但各种食物的锌含量可有很大差异。海产品含锌丰富，如生蚝含锌71.20 mg/100 g；其次为肉、肝、蛋类食品、全粒麦、糙米、黄豆、花生、核桃、杏仁、大白菜、白萝卜等锌含量也较多，但吸收率低。因此海鱼、牛肉及其他红色肉类是锌的良好来源。牛乳的锌含量高于人乳，但人乳的吸收率高于牛乳。

含锌较高的食物
（mg/100 g可食部）

十、硒

硒（Selenium，Se）在20世纪30年代首次从生物学角度引人注目。中国学者在1973年首先提出克山病与硒营养关系的报告，为硒的生理功能提供了科学依据。硒在人体内总量为

14~20 mg，广泛分布于所有组织和器官中，肾中硒浓度最高，肝脏次之，血液中相对低些，脂肪组织中含量最低。

（一）硒的生理功能

1. 构成含硒蛋白与含硒酶

进入体内的硒绝大部分与蛋白质结合称为"含硒蛋白"。其中，由信使（Messenger）RNA（mRNA）上的三联体密码子 UGA 编码硒半胱氨酸（Sec）掺入的蛋白质另称为"硒蛋白"（Seleno-protein）。目前认为，只有硒蛋白是具有生物学功能的，且受机体硒营养状态所调节。它们起着抗氧化、调节甲状腺激素代谢和维持维生素 C 及其他分子还原态作用等。根据基因频度分析，人体可能会有 50~100 种硒蛋白存在。

硒是谷胱甘肽过氧化物酶（Glutathione Peroxidase，GSH-Px）的组成部分，其代谢作用是保护多不饱和脂肪酸不被氧化，并防止其氧化所造成的组织损坏；硒能保护组织免受某些有毒物质如砷、镉和汞的毒性作用；硒与维生素 E 可起到相互制约的作用。主要含硒蛋白与含硒酶有谷胱甘肽过氧化物酶，有保护细胞和细胞膜免遭氧化损伤的作用；硫氧还蛋白还原酶、碘甲状腺原氨酸脱碘酶是催化各甲状腺激素分子脱碘的一类酶，其主要生理作用是甲状腺分泌的 T_4 转化成活性形式 T_3 而提供给周围组织。近年发现硒的营养状况与此酶活性有密切关系。

2. 抗氧化作用

医学研究发现许多疾病的发病过程都与活性氧自由基有关。例如，化学、辐射和吸烟等致癌过程、克山病心肌氧化损伤、动脉粥样硬化的脂质过氧化损伤、白内障形成、衰老过程、炎症发生等无不与活性氧自由基有关。由于硒是若干抗氧化酶的必需组成成分，它通过消除脂质过氧化物，阻断活性氧和自由基的致病作用，起到延缓衰老乃至预防某些慢性病发生的作用。

3. 对甲状腺激素的调节作用

硒主要通过三个脱碘酶（D_1、D_2、D_3）发挥作用，对全身代谢及相关疾病产生影响，如碘缺乏病、克山病、衰老等。

4. 维持正常免疫功能

适宜硒水平对于保持细胞免疫和体液免疫是必需的。免疫系统依靠产生活性氧来杀灭外来微生物或毒物。硒在脾、肝、淋巴结等所有免疫器官中都有检出，补硒还可提高宿主抗体和补体的应答能力。

5. 抗肿瘤作用

人体流行病学研究表明，硒具有抗癌作用。补硒可使肝癌、肺癌、前列腺癌和结直肠癌的发生率及总癌发生率和死亡率明显降低，且原先硒水平越低的个体，补硒效果越好。

6. 抗艾滋病作用

调查发现人体免疫缺陷病毒（Human Immunodeficiency Virus，HIV）感染患者血浆硒水平与 CD_4 细胞数和 CD_4/CD_8 比值呈正相关，而与 B_2-微球蛋白和胸苷激酶活性呈负相关。补硒可能是减缓病程、提高生存率的有效方法。

7. 维持正常生育功能

许多动物试验表明硒缺乏可导致动物不育、不孕。在严重或长期硒缺乏后，尤其是第二代缺乏，会使精子生成停滞而导致不育。

8. 延缓衰老作用

衰老本身不是疾病，但随着岁月流逝，身体保持平衡的抗氧化状态能力减弱，氧化逐渐超过了抗氧化，进而导致细胞（线粒体和 DNA）遭氧化破坏，免疫力减弱，对疾病敏感性增加，易患各种慢性疾病。另外，进入老年后食量相对减少，从膳食中摄入的抗氧化物随之减少，因此适当补硒和维生素 E 等抗氧化物能增强氧化和免疫力，从而延缓人体衰老进程。

（二）硒的营养状况评价

1. 生化检测

通过测定全血、血浆、红细胞、发、尿、指（趾）甲等组织的硒含量，评价硒营养状况。杨光圻等通过对中国不同硒水平地区膳食硒摄入量、血浆硒和发硒等的测定，提出适于中国人以全谷类为主食的膳食硒摄入量对数回归方程式：

$$Log 膳食硒摄入量（\mu g/d）= 1.304 Log 全血硒（mg/L）+ 2.931$$
$$Log 膳食硒摄入量（\mu g/d）= 1.624 Log 血浆硒（mg/L）+ 3.389$$
$$Log 膳食硒摄入量（\mu g/d）= 1.141 Log 发硒（mg/L）+ 1.968$$

根据以上公式，可用全血硒或血浆硒或发硒测定值来推算膳食硒摄入量。由于不同地区土壤中硒含量不同，使不同地区食物中硒含量也不同，因而，膳食硒摄入量不宜使用《中国食物成分表》中的数值来计算，只能用当地各种食物硒含量实际测定值来计算。

各项硒指标的正常值范围：全血硒为 $0.89 \sim 7.1$ $\mu mol/L$（$0.07 \sim 0.56$ mg/L）；血浆硒为 $0.82 \sim 4.2$ $\mu mol/L$（$0.065 \sim 0.33$ mg/L）；尿硒为 $0.15 \sim 2.2$ mmol/L（$12 \sim 174$ mg/L）；发硒为 $4.5 \sim 45$ $\mu mol/kg$（$0.36 \sim 3.6$ mg/kg）；指（趾）甲硒为 $5.7 \sim 57$ $\mu mol/kg$（$0.45 \sim 4.5$ mg/kg）。

以硒含量作为评价指标存在一个共同缺陷，就是测定的都是总硒量，其中包含了非功能硒，如硒代蛋氨酸、金属硒化物等。

2. GPH-Px 活性测定

GPH-Px 是含硒酶，代表硒在体内的活性形式，红细胞中 GPH-Px 活性占全血 GPH-Px 活性的 90% 以上。因此，通过测定红细胞中 GPH-Px 活力，可直接反映硒营养状况。随着硒含量增加，GPH-Px 活性也增高，但当血硒达到 1.27 $\mu mol/L$（0.1 mg/L）时，GPH-Px 活性达饱和而不再升高，因此，以 GPH-Px 活性作为评价指标，仅适用于低于正常硒水平人群。

3. 其他

有试验提示血浆硒蛋白酶-P（Sel-P）、红细胞 GPH-Px1 的 mRNA 及某些组织中的抗氧化酶活性和硒蛋白酶-W（Sel-W）可作为硒的营养评价指标。

4. 间接指标

间接指标指血浆或血清甲状腺素 T_3 和 T_4，或两者比值。硒作为三种碘甲腺原氨酸脱碘酶的必需组成成分，可通过该酶调节甲状腺激素水平。

目前还没有适用于高硒状态的灵敏评价指标，头发脱落和指甲变形被用来作为硒中毒的临床指标。

（三）硒的吸收与代谢

1. 硒的吸收

硒在体内的吸收主要受膳食中硒的化学形式和量的影响，另外，性别、年龄、健康状况以及食物中是否存在如硫、重金属、维生素等化合物也会影响硒的吸收。

人体摄入的硒有各种形式，动物性食物以硒半胱氨酸和硒蛋氨酸形式为主；植物性食物以硒代蛋氨酸为主；而硒酸盐和亚硒酸盐是常用的补硒形式。

硒主要在十二指肠被吸收，空肠和回肠也稍有吸收，胃不吸收。不同形式硒的吸收方式不同，硒代蛋氨酸是主动吸收，亚硒酸盐是被动吸收，而硒酸盐的吸收方式不太明确，主动和被动吸收的报道均有。可溶性硒化合物极易被吸收，如亚硒酸盐吸收率大于80%，硒蛋氨酸和硒酸盐吸收率大于90%。硒的吸收似乎不受机体硒营养状态影响。在测定不同形式硒生物利用率时，主要影响因素不是吸收率，而是转化为组织中硒的生物活性形式的效力。

2. 硒的代谢

膳食摄入的各种形式硒通过不同代谢途径均转化为负二价硒化合物（Se^{2-}）。Se^{2-}再经硒代磷酸合成酶催化，形成硒代磷酸盐。再经一系列转换而将Sec编码插入形成硒蛋白。若硒代磷酸合成酶催化反应被抑制，Se^{2-}就会通过另一途径形成二甲基或三甲基硒离子，由呼出气或经尿排出。因此，负二价硒化合物（Se^{2-}）是体内硒进入合成硒蛋白途径和排出途径的分叉中间化合物，而硒代磷酸合成酶可能在调节中起关键作用。

吸收的硒在血液中转运，但其转运形式并不清楚。经尿排出的硒占总硒排出量的50%～60%，在摄入高膳食硒时，尿硒排出量会增加，反之减少，肾脏似乎起了调节作用。

（四）硒的营养不良

1. 硒缺乏

一般人中没有很明显的缺硒症状。20世纪70年代初，我国的科学工作者发现克山病与人群的硒状态有关，该病主要易感人群是2～6岁儿童和育龄妇女，大都发生在农村半山区。其主要症状有心脏扩大，心功能失代偿，发生心源性休克或心力衰竭、心电图异常等。分析病区人群的血、头发及粮食样品中的含硒量，其内外环境均处于贫硒状态，其他与缺硒有关的疾病还有地方性大骨节病，用亚硒酸钠与维生素E治疗儿童大骨节病有显著疗效。人们已经做了众多尝试，试图将硒状态与多种慢性退行性人类疾病尤其是癌症相联系。白内障患者及糖尿病性失明者补充硒后，发现视觉功能有改善。

2. 硒过量

硒摄入过量可致中毒。20世纪60年代，我国湖北省恩施县和陕西紫阳县发生过地方性硒中毒，与当地水土中硒含量过高，致粮食、蔬菜、水果中高硒有关。其主要表现为头发变干、变脆，易断裂和脱落；肢端麻木、抽搐甚至偏瘫，严重时可致死亡。

（五）硒的参考摄入量及食物来源

1. 参考摄入量

中国居民膳食硒的推荐摄入量（μg/d）：18岁以上成人为60，孕妇为65，乳母为78；成人（含孕妇和乳母）可耐受最高摄入量为400 μg/d。

2. 食物来源

食物和饮水是机体硒的主要来源。食物中的硒含量变化很大（以 μg/g 鲜重计），最富含的食物来源是动物内脏和海产品，为 0.4~1.5 μg/g；然后是肉类，为 0.1~0.4 μg/g。不同产地的玉米和谷物硒含量差异甚大，是因为能供给植物摄取的土壤硒含量（植物利用率）的不同。目前，有供应专门的硒酵母制品作为保健食品。这些硒酵母生长在含硒高的培养基上，因此含硒量远高于一般酵母，有用高硒酵母制成的片剂或胶囊供应。补充过量的硒会引起硒中毒。

常见含硒较高的食物（μg/100 g 可食部）

十一、铜

成人体内铜（Copper，Cu）含量为 1.5~2.0 mg/kg。估计人体内含铜总量范围为 50~120 mg，其中有 50%~70% 存在于肌肉和骨骼中，20% 存在于肝内，5%~10% 在血液中。各组织中铜的含量为 1~10 μg/kg，其中以肝、肾、心、头发和脑中最高，脾、肺、肌肉和骨骼次之，脑垂体、甲状腺和胸腺最低。人血液中的铜主要分布在红细胞和血浆，在红细胞中约 60% 的铜存在于铜锌超氧化物歧化酶（Superoxide Dismutase，SOD）中，其余 40% 与其他蛋白质和氨基酸松弛地结合。正常人红细胞中铜为 14.2~15.7 μmol/L（0.9~1.0 mg/L）。血浆中铜约有 93% 牢固地结合于铜蓝蛋白，其余 7% 与白蛋白和氨基酸结合。与白蛋白疏松结合的铜是运输、吸收、排泄的重要形式和中间环节，也是合成各种细胞蛋白的原料。

（一）铜的生理功能

1. 催化作用

铜在机体内的生理功能主要是催化作用，许多含铜金属酶作为氧化酶，参与体内氧化还原过程，维持正常造血、促进结缔组织形成、维护中枢神经系统的健康，以及促进正常黑色素形成和维护毛发正常结构、保护机体免受超氧阴离子的损伤等。

2. 铜蓝蛋白的构成成分

铜是血浆铜蓝蛋白的组成成分，铜蓝蛋白可催化二价铁氧化成三价铁，对促进铁的吸收和转运，促进血红素和血红蛋白的合成均具有重要作用。

3. 对脂质和糖代谢有一定影响

铜对脂质和糖代谢有一定影响，缺铜可使动物血中胆固醇水平升高，但铜过量又能引起脂质代谢紊乱。铜对血糖的调节也有重要作用，缺铜后葡萄糖耐量降低。对某些用常规疗法无效的糖尿病患者，给以小剂量铜离子治疗，常可使病情改善，血糖降低。

（二）铜的营养状况评价

1. 血清中铜浓度

血清铜可作为评价铜缺乏的指标，正常人血清铜为 10.0~24.6 μmol/L（640~1 560 μg/L），女性妊娠期的血清铜可高出 2 倍多。

2. 血浆铜蓝蛋白

血浆铜蓝蛋白水平也是评价铜缺乏的一个可靠指标，正常人为 180~400 mg/L。新生儿血浆铜蓝蛋白较低，随年龄逐渐升高，12 岁可达成年人水平。当血浆铜蓝蛋白浓度小于 150 mg/L 时认为可能缺铜。值得注意的是，在发生肝病、恶性肿瘤、炎症及传染病等疾病时，血浆铜蓝蛋白浓度可以明显增高，此时的血浆铜蓝蛋白水平不能作为评价铜营养状况的指标。

3. 红细胞超氧化物歧化酶和细胞色素 C 氧化酶

这两种酶均是近些年作为评价铜营养状况的重要指标。研究表明，低铜膳食可导致红细胞中 SOD 和细胞色素 C 氧化酶（Cytochrome C Oxidase，CCO）的活性下降，这可能与两种酶对低铜膳食反应敏感有关。

4. 血小板中细胞色素 C 氧化酶

部分研究采用 CCO 作为生物标志。绝经妇女分别摄入铜 0.57 mg/d 105 d、2 mg/d 35 d 后，与血清铜、血浆铜蓝蛋白或红细胞 SOD-1 相比，CCO 是变化最为明显的生物标志，但其活性与铜营养状况是否呈平行变化仍未定论。

（三）铜的吸收与代谢

1. 铜的吸收

铜主要在十二指肠被吸收，小肠末端和胃也可以吸收铜。据估计，人体铜吸收率与摄入量呈负相关关系，且受饮食中其他因素的影响，在 12%~75% 波动。年龄和性别对铜吸收未见明显影响。铜在体内的平衡部分受吸收的调节，而铜的吸收又受机体对铜的需要所调节。当摄入量增加时体内铜储存量随之增加，摄入量为 7~8 mg/d 时储存量约为 1 mg/d。

植物性食物中铜的吸收率约为 33.8%，而动物性食物中铜的吸收率约为 41.2%。膳食中其他营养素对铜的吸收利用可能产生影响。锌摄入过高可干扰铜的吸收，因为过量的锌可以诱导肠道内金属硫蛋白的合成，继而与铜结合将其隔离在肠细胞中，阻碍铜的吸收。但当锌∶铜比值在 15∶1 或更低时，则影响很小。对于婴儿而言，铜与铁的协同作用是最为关键的，10.8 mg/L 含铁配方乳喂养儿与 1.8 mg/L 含铁配方乳喂养儿相比，铜吸收率下降。

铜主要以三种方式通过血浆运送至器官被摄取和利用。一是血浆铜蓝蛋白，二是白蛋白结合铜，三是小分子结合铜。回到肝脏的血浆铜蓝蛋白被新生铜蓝蛋白置换后分解并转运到胆汁排出。剩余的血清铜约有 12% 与 α_2-巨球蛋白结合，约 18% 与白蛋白结合，其他与小肽和氨基酸结合。

铜的转运需要铜伴侣蛋白。铜伴侣蛋白是铜稳态调节的重要实现者，能将所载运的铜精确运送至结合位点，参与目的蛋白装配，同时保护机体免受游离铜离子的毒性作用。

2. 铜的代谢

一般认为铜不是储存元素，它通常很容易从体内排出，然而多数或所有组织的细胞都能以金属硫蛋白的络合物形式将过多的铜储存起来，主要储存在肝脏中。与金属硫蛋白结合也是一种解除铜离子毒性的途径。当铜摄入量增加，则结合到金属硫蛋白的铜也增加。肾脏中铜浓度相对较高，但其作用仍不清楚。人体内对铜的平衡调节，胆汁排泄起着重要作用，所以对胆管阻塞患者的铜摄入量要严格监测。

妊娠期对铜储存很重要，分娩时产妇肝中铜是一般成人浓度的 5~10 倍，孕妇所储存的铜可供胎儿生长和母乳喂养婴儿所用。

铜的主要排泄途径是通过胆汁到胃肠道，再与进入胃肠道的铜及少量来自小肠细菌的铜一起由粪便排出。由胆汁排泄入胃肠道的铜有 10%~15% 可被重新吸收。内源性铜的排泄量明显受铜摄入量的影响。铜摄入量低时几乎没有内源性铜的排泄且铜周转率低，铜摄入量增加时内源性铜的排泄增加且周转加快。健康人每日经尿液排泄铜 10~30 μg（0.2~

0.5 μmol），经汗及皮肤通常丢失 50 μg 以下。铜吸收和排泄的动态平衡调节，在一定的膳食摄入范围内可预防铜的缺乏或中毒。

（四）铜的营养不良

1. 铜缺乏

引起铜缺乏的原因可分为先天性和后天性两种，前者主要由遗传性铜代谢紊乱引起，如 Menke's 病，后者主要与饮食有关。其他系统紊乱、疾病或治疗亦可增加铜缺乏的风险，如乳糜泻、Crohn's 病、肠道吸收疾病、艾滋病和自身免疫病等。长期使用高剂量解酸剂或其他阳离子螯合物会降低人对铜的吸收能力，接受腹膜透析治疗的患者会损失较多的血浆铜蓝蛋白。

由于胎儿期铜的储存来自母体怀孕后的 3 个月，早产儿容易发生铜缺乏。长期使用肠道外营养的患者若在营养液中未添加铜亦可引起铜缺乏。营养不良儿童和消化道功能障碍者均易发生铜缺乏。

铜缺乏对机体功能影响较大，主要表现在以下几个方面。

（1）缺铜性贫血。铜参与铁的代谢，缺铜时铁转运受阻，一方面使红细胞生成障碍，造血功能下降，另一方面使某些细胞中铁聚集。铜缺乏时人体血红蛋白合成减少，并有寿命短的异常红细胞产生，易发生小细胞低色素性贫血。

铜缺乏时可发生不同程度的贫血。大多数为低血色素小细胞性，亦可为正常细胞或大细胞性。网织细胞增加或减少，常低于 1 500 个/mm^3，白细胞数亦减少，骨髓象改变。

（2）心血管受损。含铜酶是心脏和动脉壁中三种主要结缔组织中的必要成分，对冠心病的形成起着重要的抑制作用。铜缺乏时可出现心电图异常、心脏收缩功能受损、线粒体呼吸机能受损和心肌肥大等，常伴有压力超载症状如高血压和主动脉狭窄。同时由于含铜酶合成减少，影响人体心肌细胞的氧化代谢，会导致脂质累积，胆固醇增加。铜缺乏可引起赖氨酰氧化酶活力下降，使弹性蛋白和胶原的生物合成减少而导致心脏和动脉组织强度降低引起破裂，以致死亡。孕妇铜缺乏可导致胎儿心脏、血管发育受损和脑畸形。

（3）中枢神经受损。婴儿铜缺乏会引起中枢神经系统的广泛损害。有报道表明，铜缺乏导致的氧化性应激可迅速降低老年痴呆症患者的认知能力，这种观点正在进一步研究确证。动物实验发现母代缺铜可引起子代神经功能紊乱，临床可见运动失调和高死亡率。

（4）影响结缔组织机能和骨骼健康。铜缺乏可引起机体骨骼、血管、皮肤中胶原蛋白和弹性蛋白的交联受损，诱发骨质疏松、血管破裂、动脉瘤、皮肤粗糙缺少光泽。发育期缺铜可导致骨畸形，老年缺铜易产生骨质疏松。

（5）Menke's 病。Menke's 病又称 Menke's 卷发症，是一种先天性铜代谢紊乱疾病，以中枢神经损伤为主，头发卷曲色浅为特征。幼儿 Menke's 病多以骨骼缺陷如骨质减少和自发性肋骨骨折为特征。患儿血液、肝和脑中铜含量低，但在某些组织和器官中由于铜无法正常排出细胞而产生集聚，血清铜及血浆铜蓝蛋白含量减少，铜的吸收量降低。含铜酶活性减低是诊断本病的重要依据，给以铜盐治疗（硫酸铜）则可使血清中铜浓度迅速恢复，血浆中铜蓝蛋白浓度渐趋正常，一般情况逐渐好转而康复。

2. 铜过量

由于人体自身调节机制，Wilson's 病以外的铜中毒在人体中较为少见。

人体急性铜中毒偶见于误食铜盐、食用铜污染的食物或饮料，摄入铜量往往超过 20 g。

急性铜中毒的靶器官首先是胃肠道。低剂量急性中毒是由于胃内铜聚集刺激迷走神经而导致恶心、呕吐和腹泻；稍高剂量的铜急性中毒除引起迷走神经反应外，还可直接刺激丘脑下部呕吐中枢而引起剧烈呕吐；大剂量铜的急性毒性反应包括口腔有金属味、流涎、上腹疼痛、恶心呕吐及严重腹泻。

慢性铜中毒表现为肝脏中铜聚集，继而引发结构和生化性质的改变，包括慢性间质性肝炎等。慢性铜中毒一般经历两个阶段：第一阶段，没有明显的中毒症状，血铜浓度正常或偏高，但肝酶浓度增高明显，这是铜在肝脏中逐渐聚积的反应，可导致富含酸性磷酸酶的肝细胞肿大及含铜枯否氏细胞（Kupffer 细胞）的灶性坏死；铜中毒的第二阶段发生非常迅速，常出现溶血危象，肝脏中会产生广泛变性、点状坏死、炎细胞浸润及胆汁淤积。也可由于肾脏铜浓度升高致肾脏损伤。

慢性铜中毒主要见于 Wilson's 病，它与铜在肝及其他组织中达到毒性水平的聚集有关，并非铜摄入量过多所致。Wilson's 患者常见慢性肝脏损伤和/或精神损伤，并常伴有肾功能障碍，眼、血液及骨骼病变也较常见。

肝硬化在印度儿童中发生率较高，研究表明与环境、烹饪方法等导致摄入铜过高有关。其原因是食用铜锅中煮的牛乳，可使铜含量增加 0.13~6.35 mg/L，造成铜中毒。

（五）铜的参考摄入量及食物来源

1. 参考摄入量

中国居民膳食铜的推荐摄入量（mg/d）：18~74 岁的成人为 0.8，75 岁以上老年人为 0.7，孕妇为 0.9，乳母为 1.5。成人（含孕妇及乳母）的可耐受最高摄入量为 8.0 mg/d。

2. 食物来源

铜广泛存在于各种食物中。牡蛎、贝类海产品及坚果类是铜的良好来源（含量为 0.3~2 mg/100 g），其次是动物肝、肾组织，谷类胚芽部分，豆类等（含量为 0.1~0.3 mg/100 g）。植物性食物铜含量受其培育土壤中铜含量及加工方法的影响。乳类和蔬菜含量最低（小于或等于 0.1 mg/100 g）。通常成年人每日可以从膳食中得到约 2.0 mg 铜，基本上能满足人体需要。食物中铜的平均吸收率为 40%~60%。

常见食物中铜的含量
（mg/100 g 可食部）

十二、氟

绝大多数氟化物都可溶于水，因此氟（Fluorine，F）广泛存在于土壤、水和动植物体内。氟吸收后，很快进入血液，分布到全身，主要在骨骼、牙齿、指甲及毛发中；同时，氟还分布于皮肤、肺、肾、心、脾、肝等软组织中。成年人体内含氟为 2~3 g，约有 96% 积存于骨骼及牙齿中，尤以牙釉质中含量最多，少量存于内脏、软组织及体液中。

（一）氟的生理功能

1. 预防龋齿和老年性骨质疏松症

黏附在牙缝和牙面上的残渣中的糖分，在细菌的作用下，氧化成羧酸类如乳酸、焦葡萄酸等，它们都是牙齿的"腐蚀剂"，焦葡萄酸是在烯醇化酶的作用下生成的，氟则是烯醇化酶活性的抑制剂，这是氟具有防龋作用的原因之一。此外，氟缺乏时，钙、磷的利用也会受到影响，可导致骨质疏松。

2. 促进骨骼和牙齿的形成

人体骨骼固体的 60% 为骨盐（主要为羟磷灰石），氟能与骨盐结晶表面的离子进行交换，形成氟磷灰石而成为骨盐的组成部分。骨盐中氟多时，骨质坚硬，而且适量的氟有利于钙和磷的利用及在骨骼中沉积，可促进骨骼生长，维护骨骼健康。

（二）氟的营养状况评价

在我国，因氟摄入量不足引起的缺乏症不多，而因过量氟引起的氟斑牙和氟骨牙现象较为多见。氟的营养学评价指标主要有氟摄入量、血氟、尿氟。

1. 氟摄入量

由于不同地区的食品含氟量不同，食品消费习惯也不同，因而氟的摄入量很难准确估计。一般约为 1 mg/d，高于此值可能氟过量，低于此值可诱发龋齿。

2. 血氟

血氟虽能够稳定、直接地反映人体内氟水平，但是人体内血氟水平常常受到环境和地理位置等众多因素的影响，因此，目前我国没有明确的血氟正常水平。正常成年人全血氟约为 0.28 μg/g，早晨空腹最低，为 0.03~0.08 μg/g，晚饭后最高，为 0.24~0.51 μg/g。

3. 尿氟

氟主要从尿中排出，是间接反映人体氟摄入水平的指标。一般情况下，尿氟水平与当地水氟浓度相当，约为 1 μg/g。例如，饮水含氟量大于 1.0 mg/L，或总氟摄入量为 3.5 mg/d，平均尿氟含量为 1.1~2.0 μg/g，当地儿童的氟斑牙发生率可能高达 30%。

（三）氟的吸收与代谢

1. 氟的吸收

膳食和饮水中的氟摄入人体后，主要在胃部吸收。氟的吸收很快，吸收率也很高。饮水中的氟可完全吸收，食物中的氟一般吸收率为 75%~90%，剩下的 10%~25% 则由粪便排出，吸收一半量所需要的时间约为 30 min。氟吸收的机制是通过扩散，氟的吸收受几种膳食因素的影响，铝盐、钙盐可降低氟在肠道中的吸收，而脂肪水平提高可增加氟的吸收。

氟一旦被吸收，即进入血液，分布到全身，从血浆来的氟与钙化的组织形成复合物。此外，氟还分布于软组织的细胞内外间隙。绝大多数保留在体内的离子氟进入钙化组织（骨骼和发育中的牙齿），以氟磷灰石形式存在，或者在晶体表面的水和外壳内进行离子交换。每天吸收的氟约 50% 于 24 h 内沉积在钙化组织中，机体中的氟约 99% 存在于钙化的组织中。根据生理需要，骨骼中的氟可通过间隙的离子交换快速地动员，或由不断进行的骨再建过程而缓慢地动员释放。

2. 氟的代谢

肾脏是无机氟排泄的主要途径。每日摄入的氟约有 50% 通过肾脏清除。氟可自由滤过肾小球毛细管，而肾小管的重吸收率则高低不等。其次还受到尿 pH 的影响，尿 pH 升高时排氟增多，反之则减少，因此，影响尿液 pH 的因素如膳食、药物、代谢或呼吸性疾病，甚至于居住地的海拔高度等，都能影响氟的吸收。

（四）氟的营养不良

1. 氟缺乏

在缺氟情况下，牙釉质中坚硬而又耐酸的氟磷灰石形成较少，使牙齿更易受损，导致龋齿的发生。此外，机体缺氟时也会干扰钙、磷的利用而影响骨骼的健康。

2. 氟过量

氟摄入过量可引起急性或慢性氟中毒。急性氟中毒的症状和体征为恶心、呕吐、腹泻、腹痛、心功能不全、惊厥、麻痹及昏厥，多见于特殊工业环境中。氟的慢性中毒主要发生于高氟地区，因长期摄入过量的氟而引起，主要造成骨骼和牙齿的损害，其临床表现为斑釉症和氟骨症。长期摄入低剂量的氟（1~2 mg/L 饮水）所引起的不良反应为氟斑牙，而长期摄入高剂量的氟则可引起氟骨症。近年来的研究表明，过量的氟对机体的免疫功能也有损伤。

（1）氟斑牙。牙齿是人体对氟最敏感的部位，氟斑牙是慢性氟中毒时最先出现且最明显的症状。摄入过量的氟主要损害釉质发育期牙胚的造釉细胞，影响正常牙齿的矿化过程，所以在儿童的牙齿发育矿化阶段摄入过量的氟最容易引起氟斑牙。氟斑牙多发于恒牙，牙面无光泽，出现不透明斑块、粗糙似粉笔或牙面呈黄褐色甚至黑色，或有牙缺损、牙釉质损坏脱落等症状。

（2）氟骨症。氟骨症是氟中毒进一步严重的症状，在氟斑牙的基础上又出现骨和关节的结构和功能上的改变。出现骨骼疼痛、变形、骨折、骨样硬化、骨软化症、骨质疏松及形成外生骨疣。这都是由于过量的氟在体内与血液中的钙或磷结合，抑制了相关代谢活动；或是氟与钙离子结合形成难溶的氟化钙沉积于骨中，增加骨密度引起骨硬化，骨中钙很难释放入血，血钙下降进而导致甲状旁腺功能亢进。

（3）对神经系统的影响。氟可透过血脑屏障在脑组织中蓄积，过多的氟能够影响大脑的生理过程，导致记忆力减退、精神不振、失眠、易疲劳等。而且大量的研究证明，地方性氟中毒地区儿童智力发育水平低于正常对照区儿童。

（4）对甲状腺功能的影响。氟过量时可干扰甲状腺的功能，在甲状腺功能发生障碍时，过量的氟能诱发甲状腺肿。

（五）氟的参考摄入量及食物来源

1. 参考摄入量

氟的需要量为 1~2 mg。人体每日摄入的氟大约 65% 来自饮水，30% 来自食物。根据《中国居民膳食营养素参考摄入量（2023 版）》，氟的适宜摄入量为 14 岁以上各人群（含孕妇和乳母）1.5 mg/d，可耐受最高摄入量为 18 岁以上各人群（含孕妇和乳母）3.5 mg/d。

2. 食物来源

氟的主要来源是饮用水，一般饮用水中氟的含量为 0.2~1.0 mg/kg，软水中不存在氟，而有些硬水中氟可高达 10 mg/kg，对牙齿的最适量为 1 mg/kg。食品中氟的含量一般很低，约低于 1 mg/kg，但海鱼中含量非常丰富，可高达 5~10 mg/kg。另一富氟资源为茶叶，尤其是中国茶，如在干旱地区的茶中氟的含量可高达 100 mg/kg。一般情况下，每日从饮水中摄取的氟约占 65%，其余从食物中摄入。

常见食物中氟的含量
（mg/100 g 可食部）

1. 分析自己是否有矿物质缺乏症？主要缺乏哪些矿物质？
2. 孕妇食品主要强化的矿物质有哪些？
3. 儿童配方乳粉主要强化的矿物质有哪些？
4. 老年人配方乳粉主要强化的矿物质有哪些？

任务8　水和膳食纤维的需求分析

一、水

水是机体的重要组成物质，在人体生理的功能调节上具有重要作用。

（一）水的生理功能

水在体内的功能很多，可以说一切生理功能都离不开水的参与，其主要功能可归纳为以下几个方面。

1. 构成细胞和体液的重要组成成分

水分占人体组成的50%~80%，水分在人体内的含量与年龄和性别关系密切。随着年龄的增长，人体内含水量逐渐减少，新生儿含水量为体重的80%，婴儿体内含水量占体重的70%，成年男性约为60%，成年女性为50%~55%，女性体内脂肪较多，故含水量不如男性高。水分布于细胞、细胞外液和身体的固态支持组织中，血液含水最多，约为85%，肝、脑、肾为70%~80%，皮肤约为70%，骨骼约为20%，脂肪组织含水较少，仅为10%。水广泛分布在组织细胞内外，构成人体的内环境。

2. 参与人体内新陈代谢

水作为溶剂，可使水溶性物质以溶解状态和电解质离子状态分布其中。水具有较大的流动性，在物质的消化、吸收、循环、排泄过程中发挥重要作用，使人体内新陈代谢和生化反应得以顺利进行。

3. 调节人体体温

在环境温度变化较大的情况下，人体体温总是可以保持在一个正常范围，其中水起到了重要的作用。机体最有效的散热方式是皮肤表面的水分蒸发，即排汗方式。水的蒸发热也较大，在37℃体温的条件下，蒸发1 g水可带走2.4 kJ的能量。因此，当气温升高或剧烈运动身体产热过多时，通过汗液的蒸发可散发大量体热，维持体温的恒定。

4. 润滑组织作用

水以体液的形式在身体各个组织器官中发挥着润滑剂的作用，使组织器官在活动时减少摩擦，如泪液可减轻眼球的摩擦及防止眼角膜干燥，唾液可湿润咽喉，关节液可减轻骨端间的摩擦，胸、腹浆液可减轻胸腔和腹腔中内脏与胸及腹壁间的摩擦。

5. 维持体液正常渗透压及电解质平衡

正常情况下，体液在血浆、组织间液及细胞内液这三个区间，通过溶质的渗透作用，维持着一种动态的平衡状态，即渗透压平衡。细胞内液和细胞外液的渗透压平衡，主要依靠水分子在细胞内外的自由渗透。细胞内液和细胞外液的电解质中阴离子和阳离子之间的平衡主要依靠电解质的活动和交换来维持。机体水摄入量不足，水丢失过多或摄入盐过多时，细胞外液的渗透压就会增高，通过神经系统、激素、肾脏等调节机制，启动饮水行为、肾脏重吸收及离子交换来调节水和电解质平衡，使水摄入增多、排出减少，维持体液的正常渗透压。

（二）水的营养不良

1. 水缺乏

水摄入不足或丢失过多，可引起机体失水。失水达体重的 2%~4%，人可感到口渴、食欲降低、消化功能减弱，出现少尿、工作效率降低等，此时为轻度失水；失水达体重的 4%~8% 时，出现口干、口裂、声音嘶哑、烦躁、全身无力等表现，此时为中度失水；如果失水达到 8% 以上，即为重度失水，可见皮肤黏膜干燥、高热、烦躁、精神恍惚等；失水超过 10% 时，则可危及生命。以往的研究证实，水摄入不足会对健康造成危害，近些年，水摄入不足对认知能力和体能的影响逐渐受到人们的关注。

（1）引起水和电解质代谢紊乱。Na^+ 对维持细胞外液的渗透压、体液的分布和转移起着决定性的作用。机体水摄入量不足，水丢失过多或摄入盐过多时，细胞外液钠浓度的改变可由水、钠的变化而引起水和电解质代谢紊乱。

（2）与慢性肾病有关。研究表明，增加总体水的摄入可以有效预防复发性肾结石；50 岁以上的成年人，当总水摄入量达 3.2 L/d 时，可以显著降低慢性肾病的风险；与尿量为 1~1.9 L/d 的人群相比，尿量为 2~2.9 L/d 或大于或等于 3 L/d 的人群出现肾功能障碍的风险降低。

（3）引起认知能力和体能下降。水摄入不足会对认知能力带来负面影响。在成年人中开展的研究表明，因高温和高强度身体活动丢失体重的 2% 或更多水分时，会引起视觉追踪能力、短期记忆和注意力的下降。一些剂量-效应研究指出，失水量在 1% 时就可能对认知能力产生负面影响。与成年人相比，儿童更容易脱水。脱水儿童的听觉数字广度、语义灵活能力和图像识别能力有降低的倾向，说明缺水同样会降低儿童的认知能力。

2. 水过量

水摄入量过多，可导致体内水过量或水中毒。成人一次饮水量不宜超过 300 mL，否则会增加胃肠负担。水摄入量超过了肾脏排出能力（0.7~1.0 L/h）可引起急性水中毒，水中毒可导致低钠血症。这种情况多见于疾病状况，如肾脏病、肝病、充血性心力衰竭等。正常人极少见水中毒。当个体为了避免中暑，在短期内摄入大量水分而钠盐摄入不够时可导致低钠血症，极严重时会危及生命。水中毒时，可因脑细胞肿胀、脑组织水肿、颅内压增高而引起头痛、恶心、呕吐、记忆力减退，重者可发生渐进性精神迟钝、恍惚、昏迷、惊厥等，严重者可引起死亡。

（三）水的需要量与来源

在正常情况下，人体排出的水和摄入的水是平衡的，体内不储存多余的水分，但也不能缺水。机体失水过多，会影响其生理机能。

影响人体需水量的因素很多，如体重、年龄、气温、劳动及其持续时间，都会使人体对水的需要量产生很大差异。成人每消耗 4.18 kJ 能量约需水 1 mL，婴儿则为 1.5 mL。正常人每日每千克体重需水量约为 40 mL，即 60 kg 体重的成人每日需水量为 2 400 mL。建议我国男性和女性饮水适宜摄入量分别为 1 700 mL/d 和 1 500 mL/d，饮水量占总摄水量的比例为 56%；男性和女性的总水摄入量分别为 3 000 mL/d 和 2 700 mL/d；孕妇需额外增加水分 300 mL/d，哺乳期的妇女需额外增加水分 1 100 mL/d；婴儿 0~6 月龄和 7~12 月龄总水的适宜摄入量分别为 700 mL/d 和 900 mL/d。夏季天热或高温作业、剧烈运动都会大量出汗，此时需水量较大。当人体口渴时，即需补充水分。

人体水分主要来源于饮水、食物水和代谢水。饮水包括喝水、乳、汤和各种饮料，是人体水的主要来源。饮水量因气温、生活习惯、工作性质和活动量而异；食物水，即各种食物中所含的水量，它们因膳食组成的差异而不尽相同；代谢水是指碳水化合物、蛋白质、脂肪在体内代谢过程中产生的水，其变化范围很小。

随着生活水平的提高，人们对饮水的重视程度日益提高，合理地选择饮水及饮料，将有利于保障人体健康。

1. 水的种类

（1）硬水与软水。水可分为软水、硬水。软水是指矿物质含量较少，或全无矿物质的水，如雨水、蒸馏水等是软水；硬水是指矿物质含量较多的水，尤其是钙盐、镁盐等盐类物质。水的硬度指水中钙、镁离子的总浓度，其中包括碳酸盐硬度（即通过加热能以碳酸盐形式沉淀下来的钙、镁离子，故又叫暂时硬度）和非碳酸盐硬度（即加热后不能沉淀下来的那部分钙、镁离子，又称永久硬度）。水的硬度（1°dH 是指 1 L 水中含有 10 mg 氧化钙）分类见表 1-27。

表 1-27　水的硬度分类

数值/°dH	0~4	4~8	8~12	12~18	18~30	30 以上
硬度	极软	软	中硬	较硬	硬	极硬
是否适宜饮用	不宜	不宜	适宜	适宜	大于 20 不宜	不宜

钙、镁是人体必需的矿物质，因此，饮用具有一定硬度的水能够经常、稳定地摄入这些矿物质。水的硬度过高（如大于 25°dH）则可能会引起机体矿物质代谢紊乱，影响健康。而长期饮用软水的人，要注意矿物质的补充。一般饮用水的适宜硬度为 10~20°dH。

（2）矿泉水。矿泉水多含有人体必需的微量元素，对消化道机能障碍、胃炎、轻度胃溃疡及十二指肠溃疡具有某些食疗作用。

（3）纯净水。纯净水在制造过程中去除了危害人体的病菌、有机物，同时也除去了人体所必需的矿物质和微量元素。长期饮用纯净水，可能导致人体缺少微量元素，从而造成营养失衡，影响健康。

2. 水的质量与人体健康

WHO 指出，"人类 80% 的疾病是由于水污染和缺少起码的卫生条件造成的"。可见，饮水的质量对人体的健康有重要的影响。

理想的饮用水的生理功能应接近人体细胞水，应不含任何对人体有毒有害及有异味的物质；水的硬度应适宜，以 50~200 mg/L（以碳酸钙计）为宜；人体所需矿物质含量及比例应适中（主要考虑人群普遍缺乏的常量元素）；pH 要呈微碱性（7.0~8.0）；水中的溶解氧及二氧化碳含量应适度（水中溶解氧大于 6 mg/L）；水分子团小，水的营养生理功能要强。

3. 饮用水的选择与注意事项

我国居民生活中经常饮用的水有白开水、符合卫生要求的自来水、茶水及各种饮料等。饮水的选择与人们的生活水平和生活习惯密切相关，事实上最卫生、方便、经济、实惠的饮水就是温开水。对儿童来讲，大量饮用碳酸饮料或果汁饮料，将影响其健康成长。此外，饮水还需要注意以下几点。

（1）应保持体内水的平衡，成年人每日水的进出量约在 2 500 mL。

（2）饥渴时不宜暴饮，以免增加心脏负担，使血液浓度下降，甚至出现心慌、气短、出虚汗等现象。

（3）不要边吃饭边喝大量的水，这样可能会导致胃酸浓度下降，影响食物的消化。

（4）清晨起床后空腹喝一杯凉开水有益健康。

二、膳食纤维

2010 年，WHO/FAO 发布"膳食纤维"（Dietary Fiber，DF）的定义，是指 10 个和 10 个以上聚合度的碳水化合物，且该物质不能被人体小肠内的酶水解，并对人体具有健康效益。

中国营养学会 2021 年发布了《膳食纤维定义与来源科学共识》，明确了膳食纤维的定义，即：聚合度（DP）大于或等于 3，不能被人体小肠消化吸收，且对人体有健康意义的可食用碳水化合物聚合。膳食纤维应主要来自天然存在于植物中的碳水化合物聚合物，另外包括一些通过物理、化学、酶法从植物中提取或通过合成获得的碳水化合物聚合物；提取或合成的碳水化合物聚合物必须经过科学证据证明具有有益的健康作用才能被定义为膳食纤维（组成成分）。有益的健康作用应至少包括以下一项：增加粪便体积，促进排便；降低血总胆固醇和低密度脂蛋白胆固醇水平；有助于调节空腹/或餐后血糖、胰岛素水平，或提高胰岛素敏感性；为结肠发酵提供产能代谢物，或增加肠道有益菌的数量或活性。天然存在于植物中的碳水化合物聚合物包括纤维素、半纤维素、果胶、菊粉等，还包括木质素等其他一些成分。按照化学结构和聚合度考虑的膳食纤维种类见表 1-28。

表 1-28　按照化学结构和聚合度考虑的膳食纤维种类

类别	种类及来源
非淀粉多糖	纤维素、半纤维素、植物多糖（果胶、瓜尔胶等）、微生物多糖（黄原胶等）等
抗性低聚糖（聚合度为 3~9）	低聚果糖、低聚异麦芽糖、低聚木糖、低聚半乳糖、低聚乳果糖、大豆低聚糖、水苏糖等，天然存在于蔬菜、谷物和水果中，如洋葱、菊苣、菊芋，是天然低聚果糖的主要膳食来源，大豆低聚糖、水苏糖主要存在于豆类中
抗性淀粉（RS）	RS_1：物理结构上的包埋淀粉，豆类是 RS_1 的主要来源； RS_2：天然淀粉颗粒，香蕉是 RS_2 的主要来源； RS_3：回生直链淀粉，食物中的淀粉经蒸煮、冷却、储存后结构发生变化，形成的淀粉； RS_4：化学/物理改性淀粉，为了降低它在小肠的消化率，用食物淀粉为原料进行湿热、加压等物理改性或化学改性，使其结构发生了变化形成的淀粉，其抗性淀粉含量在其存储和食品制备过程中发生的变化取决于淀粉的形态、温度和湿度等
其他	木质素类：不属于多糖，但它在植物细胞壁中与半纤维素结合，因而与植物细胞壁多糖紧密相关，其天然存在于谷皮、果皮、蔬菜皮等中

目前膳食纤维可分为非淀粉多糖、抗性低聚糖、抗性淀粉等近50种，其对人体健康的好处已日益深入和明确，被营养学家称为"第七营养素"，是平衡膳食结构的必需营养素之一。

（一）膳食纤维与粗纤维的区别

膳食纤维与粗纤维（Crude Fiber）有着本质的区别，传统意义上的粗纤维是指植物经特定浓度的酸、碱、醇或醚等溶剂作用后的残渣，强烈的溶剂处理使几乎100%水溶性膳食纤维、50%~60%半纤维素和10%~30%纤维素被溶解损失掉。因此，对于同一种产品，其粗纤维含量与总膳食纤维含量往往有很大的差异，两者之间没有一定的换算关系。

虽然膳食纤维在人体口腔、胃、小肠内不被消化吸收，但在人体大肠内的某些微生物仍能降解它的部分组成成分。

（二）膳食纤维的分类

膳食纤维按照溶解性可分为可溶性膳食纤维（Soluble Dietary Fiber，SDF）和不溶性膳食纤维（Insoluble Dietary Fiber，IDF）。膳食纤维的种类、主要食物来源和功能见表1-29。

表1-29 膳食纤维的种类、主要食物来源和功能

种类		主要食物来源	功能
不溶性膳食纤维	木质素	所有植物	正在研究之中
	纤维素	所有植物（如小麦制品）	增加粪便体积
	半纤维素	小麦、黑麦、大米、蔬菜	促进胃肠蠕动
可溶性膳食纤维	果胶、树胶、黏胶、少数半纤维素	柑橘类、燕麦制品和豆类	延缓胃排空时间、减缓葡萄糖吸收、降低血胆固醇

（三）膳食纤维的主要特性

1. 持水性和增稠性

膳食纤维化学结构中含有很多亲水基团，一般具有高于本身4~6倍重量的持水力，对食品加工和人体生理效应有特殊意义。不同膳食纤维的持水性不同，可溶性膳食纤维比不溶性膳食纤维持水性强。膳食纤维的持水性和增稠性可增加食糜在胃肠道的体积，引起饱腹感；增加人体肠道中食物残渣的体积，加速排便，缩短直肠内有害化学物的存留时间。

2. 吸附作用

膳食纤维表面带有许多活性基团，可以吸附螯合胆固醇、胆汁酸和肠道内的有毒物质（内源性毒素）等有机化合物。膳食纤维的这种吸附螯合作用，与其生理功能密切相关。图1-11说明了高纤维膳食可以促进胆固醇的排泄，反之，低纤维膳食胆固醇的重吸收较多。膳食纤维对胆汁酸的吸附作用被认为是膳食纤维的降血脂功能之一。体外研究显示，木质素、果胶及其他酸性多糖对胆汁酸的吸附力较好，而纤维素的吸附作用则较小。

3. 阳离子交换作用

膳食纤维化学结构中所包含的羧基、羟基和氨基等侧链基团，可产生类似弱酸性阳离子

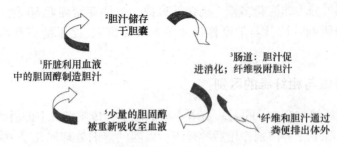

图 1-11 高纤维膳食中胆固醇的代谢

交换树脂的作用，可与阳离子，尤其是有机阳离子进行可逆的交换。这种可逆的交换作用，并不是单纯的结合而减少机体对离子的吸收，而是改变离子的瞬间浓度，一般是起稀释作用并延长它们的转换时间，从而影响消化道的 pH、渗透压及氧化还原电位等，并出现一个更缓冲的环境，有利于消化吸收。膳食纤维对阳离子的交换作用也必然会影响机体对某些矿物质的吸收。

4. 可作为无能量填充剂

膳食纤维体积较大，吸水膨胀后体积更大，在胃肠道中会发挥填充剂的容积作用，易引起饱腹感。同时，由于膳食纤维还会影响可利用碳水化合物等成分在肠道内的消化吸收，不易使人产生饥饿感，因此，膳食纤维对预防肥胖症十分有利。

5. 发酵作用

膳食纤维虽不能被人体消化道内的酶所降解，但能被大肠内的微生物所发酵降解。膳食纤维被大肠内微生物降解后，产生乙酸、丙酸和丁酸等短链脂肪酸。这些短链脂肪酸可被结肠细胞吸收利用为能量物质，同时还可能影响到肝脏中葡萄糖和脂质的代谢。膳食纤维的发酵作用使大肠内 pH 降低，从而影响微生物菌群的生长与繁殖，诱导产生大量的好气有益菌，抑制厌气腐败菌。好气菌群产生的致癌物质较厌气菌群少，即使产生也能很快随膳食纤维排出体外，这是膳食纤维能预防结肠癌的一个重要原因。

6. 溶解性与黏性

膳食纤维的溶解性、黏性对其生理功能有重要的影响，水溶性纤维更易被肠道内的细菌发酵，黏性纤维有利于延缓和降低消化道中其他食物成分的消化吸收。果胶、瓜尔胶、琼脂等具有良好的黏性与凝胶性，能形成高黏度的溶液。在胃肠道中，这些膳食纤维可使其中的内容物黏度增加，形成胶基质，增加非搅动层厚度，降低胃排空率，延缓和减少对葡萄糖、胆汁酸和胆固醇等物质的吸收。

（四）膳食纤维的生理功能

1. 增加粪便体积，促进肠道蠕动

研究证实，摄入膳食纤维可预防和缓解便秘症状以及胃肠功能紊乱。膳食纤维的可发酵性可促进粪便膨胀、增加粪便质量，达到每日 160~200 g 的正常水平。膳食纤维在肠道细菌发酵的作用下分解，这些多聚体首先水解成葡萄糖、半乳糖、木糖和糖醛酸等，并继续进行糖酵解，其中有许多中间产物，但最终产物是短链脂肪酸，包括乙酸盐、丁酸盐和丙酸盐、氢气、二氧化碳和甲烷；进而影响全身新陈代谢，如细胞分化、减少渗透压和胆固醇合成，以及影响胰岛素敏感性、影响钠和水的吸收等。研究显示，抗性淀粉的摄入可以增加粪便中丁酸盐和乙酸盐的浓度，降低粪便 pH。发酵产生的短链脂肪酸可降低肠道 pH，随着产生的气体如 CO_2 和 H_2 的作用，进一步促进生理蠕动。欧洲联盟（简称欧盟）在 2011 年批准燕麦和大麦中含有 6 g/100 g 膳食纤维或每日每份食物葡聚糖含量大于或等于 3 g，声称这样可以增加粪便量。

2. 为结肠提供底物，增加有益菌数量或活性

抗性低聚糖、抗性糊精、抗性淀粉等能被结肠菌群分解和利用，从而促进结肠菌群的生长，显示出其"益生元"特性。它们能刺激有益肠道菌群生长，如双歧杆菌和乳酸菌，也能有利于产生丁酸，短链脂肪酸比率会随着特定的微生物菌群构成而发生改变。益生元常指能有选择性地刺激益生菌群生长，抑制有害菌群活性或生长，从而促进宿主健康的膳食纤维。

肠道屏障功能和免疫性。在特定细胞试验中，丁酸盐下调肠道免疫细胞和上皮细胞内的特定受体的表达，尤其是丁酸盐具有抑制促炎性细胞因子活性的作用，刺激淋巴细胞活化和抑制细胞增殖，表明结肠微生物菌群可调节宿主免疫应答。同样，丁酸盐的异常应答会扰乱肠道免疫系统和寄生菌群之间的动态平衡，导致上皮功能紊乱和发生炎症。部分纤维可调整肠易激综合征（Irritable Bowel Syndrome，IBS）症状。

其他相关作用还包括降低有害细菌酶活性，降低苯酚和肽降解产物的水平，形成细胞抗氧化剂和游离基或自由基清道夫。

3. 对血糖、胰岛素调控的影响

大多数膳食纤维种类都具有低血糖指数，研究显示全膳食纤维摄入与 2 型糖尿病风险呈负相关。美国医学研究所及荷兰健康委员会认为，提高膳食纤维或提高富含膳食纤维食物的摄入量，能减少 2 型糖尿病风险。全谷物食物的影响可能来自有限的血糖反应，有些类型的膳食纤维延迟了葡萄糖在小肠中的吸收速率，减慢了血糖水平的变化和胰岛素反应。欧盟规定，凡满足"每 30 g 大麦含有 4 g β-葡聚糖"，即可在食品营养标签声称可减少餐后血糖反应。

4. 增加饱腹感和调节体重

富含膳食纤维的食物多具有体积大且能量密度低的特点，膳食纤维可增加饱腹感，而且低血糖指数食物比高血糖指数食物更能提供饱食感，在能量平衡和体重控制上有较好的作用。研究显示，膳食纤维摄入量与体重指数、体脂百分比和体重呈负相关。研究显示，摄入黏性纤维如果胶可以推迟胃排空，增加不流动层并减少其他碳水化合物的吸收。

5. 对血脂的影响

谷类和水果来源的膳食纤维有特殊的重要性，有研究表明它可吸附脂肪、胆固醇和胆汁酸。摄入膳食纤维与致命和非致命冠心病发病均呈负相关。研究显示，进食高含量膳食纤维的全谷物可使代谢综合征的患病率降低 32%。根据美国医学研究所及荷兰健康委员会的报告，总纤维摄入对减少冠心病风险的影响呈"高"可信强度。

6. 影响矿物质的吸收

部分膳食纤维的结肠发酵可增加矿物质的吸收，如水溶性纤维类可促进钙、镁和铁的吸收。一个间接解释是发酵产生的短链脂肪酸可降低结肠内容物的 pH，有利于矿物质特别是钙的吸收利用。丁酸盐和聚胺都可以刺激细胞的生长潜能，扩大肠道吸收面积并增加矿物质转运蛋白的数量，提高矿物质吸收率。不溶性纤维与植酸（Phytic Acid）等结

合，可能影响矿物质吸收，特别是大量摄入不溶性纤维后，其吸附作用可使矿物质随粪便排出。

7. 预防某些癌症

结肠癌是常见的消化道肿瘤之一，其发病情况有显著的地区性差异，高发区主要集中在北美等发达国家。大多数研究显示，大量摄入蔬菜和水果与结肠癌的低危险性有关，或认为蔬菜和水果在结肠癌发生过程中起保护作用。从蔬菜和水果中提取分离出 100 多种抗突变、抗癌的抑制性有机物，其中膳食纤维是重要的成分。目前有研究证实，小麦中的膳食纤维和抗氧化物是小麦具有预防结肠癌功能的关键原因。存在于蔬菜、水果和谷类中的膳食纤维，可使粪便量增加，稀释结肠内致癌剂，不利于癌细胞生长。膳食与乳腺癌研究结果显示，膳食纤维特别是全谷类等与乳腺癌的发生呈负相关，但也有研究认为是相关 B 族维生素增加和脂肪减少之故。

（五）膳食纤维的营养不良

1. 膳食纤维缺乏

膳食纤维摄入缺乏容易导致便秘。长期摄入过低将增加心血管疾患、肠道疾患、2 型糖尿病发生的风险。长期缺少蔬菜和全谷物，摄入过多高蛋白、高脂肪食物，可能引起代谢紊乱，诱发多种慢性疾病。调查发现，膳食纤维摄入量与肠道憩室病的发病率呈负相关。

2. 膳食纤维过量

（1）减少锌、钙、镁、铁的吸收。膳食纤维能吸收锌、钙、铁、镁，降低其吸收率，但是适量的膳食纤维的摄入不会显著影响矿物质的吸收。

（2）幼儿与老年人可能会因膳食纤维过量而不能满足能量与其他营养素的需要。

（3）短时期内迅速增加膳食纤维的摄入量可产生排便过软、胀气等肠道症状。

富含膳食纤维的食品也是维生素、矿物质等的良好来源，膳食纤维的作用与植物雌激素（以异类黄酮为代表）、抗氧化剂、矿物质、维生素等与之共存的物质的作用很难严格区分开来。

（六）膳食纤维的参考摄入量及食物来源

1. 参考摄入量

建议我国成人（19~50 岁）膳食纤维的摄入量为 25~30 g/d，并鼓励每日至少全天谷物的 1/3 为全谷物食物，以及保证平均每日摄入 400~500 g 蔬菜和水果。

2. 食物来源

全谷物、豆类、水果、蔬菜及马铃薯是膳食纤维的主要来源，坚果和种子中的膳食纤维含量也很高。全谷物食物中主要的纤维来源于谷物表皮，燕麦和大麦中水溶性、黏性的多聚糖、β-葡聚糖、果胶含量很高，并且谷类中的纤维素、半纤维素、低聚糖等膳食纤维常常同时存在，而精加工的谷类食品则膳食纤维含量较少。由于蔬菜和水果中的水分含量较高，因此所含膳食纤维的量就相对较少。

食物中膳食纤维的含量（g/100 g 可食部）

1. 请判断自己膳食纤维每日的摄入量是否充足？
2. 膳食纤维强化的食品主要有哪些？
3. 请判断自己每日水的摄入量是否适宜？

任务9　认识其他膳食成分

食物中除了含有碳水化合物、蛋白质、脂肪等营养素以外，还含有许多对人体健康有益的其他物质，这类物质被称为其他膳食成分（Other Dietary Components）。其他膳食成分不是维持机体生长发育所必需的，但是对促进健康、降低膳食相关非传染性疾病风险具有重要作用。

我国古代医学典籍记载，植物叶、果、茎、根等都有不同的医疗和功能用途。过去，中国一直依赖传统药物（其中90%以上是植物药）与疾病斗争。自20世纪50年代开始，随着发达国家营养缺乏病的消灭和慢性疾病的发展，食物当中自然存在的植物化合物引起美欧科学界广泛兴趣。其他膳食成分的健康效应是从植物性食物中植物化学物（Phytochemical）的研究起步的。大量研究揭示了植物化学物中多酚、萜类、含硫化合物及醌类等物质具有促进健康、降低慢性病风险的作用。随着研究的深入和扩展，发现某些主要来源于动物性食物的其他膳食成分，如牛磺酸、左旋肉碱和辅酶Q_{10}等也具有促进健康的有益作用。某些重要的其他膳食成分，如叶黄素、番茄红素、大豆异黄酮、花色苷和植物甾醇等成分的食物来源，在慢性病的防治及其作用机制、量效关系、安全计量范围等方面的研究取得了一些突破性进展，为制定该类成分摄入量奠定了坚实的基础。近年来，越来越多的研究证据表明，蔬菜、水果、坚果、全谷物等富含多种多样的植物化合物，对降低慢性疾病风险有着重要作用。许多植物性化学物质已广泛应用于食品和保健食品加工中。

迄今为止，人们已经发现并且比较关注的其他膳食成分包括酚类、萜类、含硫化合物和醌类、氨基酸衍生物、糖聚合物及其衍生物等5大类23种。这些物质多具有抗氧化、降低血清胆固醇、抗癌等功能。目前已制定了15种其他膳食成分的特定建议值（SPL）和6种其他膳食成分的可耐受最高摄入量（UL）。

一、酚类

酚类是一类由羟基直接与芳香羟基团结合而成的化合物，纳入的代表性酚类食物成分包括原花青素、花色苷、大豆异黄酮、绿原酸、儿茶素、槲皮素、姜黄素和白藜芦醇。

1. 原花青素

原花青素（Anthocyanin）是一类由不同数量的儿茶素、表儿茶素或没食子酸聚合而成的同源或异源黄酮类化合物，广泛存在于水果、蔬菜、坚果、鲜花、树皮及某些植物种子中，其中，葡萄和蔓越莓的原花青素含量较为丰富。研究显示，原花青素具有抗氧化、降低心血管疾病发生率/死亡风险及抗炎和抗感染等作用。

2. 花色苷

花色苷（Anthocyanin）是具有2-苯基苯并吡喃结构的一类糖苷衍生物，为高等植物体内最为常见的一种水溶性色素，呈红色乃至紫黑色，在深色浆果、蔬菜、薯类、谷物种皮和花朵中含量较丰富。花色苷具有抗氧化、抑制炎症反应、改善血糖异常及改善视力等生物学作用。

3. 大豆异黄酮

大豆异黄酮（Soy Isoflavones）是一种多酚类化合物，主要存在于豆科植物的种子中，红三叶草和葛根等植物中也含有大豆异黄酮。长期膳食摄入大豆异黄酮具有降低女性乳腺癌的发病风险，改善围绝经期女性综合征和绝经期女性骨质疏松症，且有助于降低患心血管疾病的风险。

4. 绿原酸

绿原酸（Chlorogenic Acid，CGA），又名酰基奎尼酸，别名咖啡鞣酸，广泛存在于植物性食物中，咖啡饮品和蔬菜、水果中含量尤多。绿原酸（主要是 5-O-咖啡酰奎尼酸）具有抗氧化、抗炎、抗菌及抗病毒等生物活性。人群流行病学调查和干预研究及动物试验结果显示，绿原酸在调节糖脂代谢，改善胰岛素抵抗，降低 2 型糖尿病和心血管疾病风险，保护神经、肝脏、肺脏、眼睛，以及关节等器官免受抗氧化和炎症等方面，发挥着重要作用。

常见食物中原花青素的含量（mg/100 g 或 mg/100 mL 可食部）

常见食物中花色苷的含量（mg/100 g 可食部）

常见食物中大豆异黄酮的含量（mg/100 g 可食部）

常见食物中绿原酸的含量（mg/100 mL 或 mg/100 g 可食部）

5. 儿茶素

儿茶素（Catechin）类化合物属于多酚类家族中黄烷醇类物质，儿茶素类化合物主要包括儿茶素（Catechin C）、儿茶素没食子酸酯（Catechingallate，CG）、表儿茶素（Epicatechin，EC）、表没食子儿茶素（Epigallocatechin，EGC）、表儿茶素没食子酸酯（Epicatechin-3-gallate，ECG）、表没食子儿茶素没食子酸酯（Epi-gallocatechin-3-gallate，

常见食物中儿茶素的含量

EGCG）、没食子儿茶素（Gallocatechin，GC）、没食子儿茶素没食子酸酯（Gallocatechin-3-gallate，GCG）等，其中 EGCG 含量最高，占儿茶素的 50%~60%。儿茶素类化合物具有抗氧化、抗炎、改善糖脂代谢及预防肿瘤等作用。我国已将以儿茶素为主体的茶多酚列为抗氧化食品添加剂。联合国粮食及农业组织与世界卫生组织食品添加剂联合专家委员会和美国 FDA 均认为茶多酚为安全物质。

6. 槲皮素

槲皮素（Quercetin），又称栎精，是植物界分布最广泛的黄酮类化合物，大约 68% 的植物中含有此成分，在蔬菜、水果、茶叶及中草药中以多糖苷的形式存在。近年来的研究发现，槲皮素具有抗氧化、抗炎、抗病毒、抗抑郁及抑制肿瘤等生物学功能，对高血压、糖尿病与高血脂等相关疾病的治疗具有重要的临床意义。

常见食物中槲皮素的含量

7. 姜黄素

姜黄素（Curcumin）是姜科姜黄属姜黄、莪术、芥末、咖喱、郁金等根茎中的一种多酚

类物质，现已分离并鉴定出 20 多种姜黄素类化合物。姜黄素作为着色剂，广泛应用于食品和化妆品工业。姜黄素具有调节糖脂代谢、抗炎及抗氧化等多种生物学作用。

8. 白藜芦醇

白藜芦醇（Resveratrol）是含有芪类结构的非黄酮类多酚有机化合物，广泛存在于葡萄、虎杖和花生等天然植物及其果实中。白藜芦醇具有抗炎、调节糖脂代谢及预防心血管疾病的作用，欧盟批准将白藜芦醇作为膳食补充剂使用。

常见食物中白藜芦醇的含量（μg/100 g 可食部）

二、萜类

萜类是以异戊二烯为基本单元，以不同方式首尾相接构成的一类天然化合物，通常具有异戊二烯。

1. 番茄红素

番茄红素（Lycopene）是常见的类胡萝卜素之一，是成熟番茄中的主要色素，也存在于西瓜、葡萄柚等水果中。番茄红素具有抗氧化、抗炎、降低血压和降低心血管疾病风险的功能，同时，具有增强 T 淋巴细胞的活性、保护皮肤免受紫外线伤害、预防前列腺癌等功能。

2. 叶黄素

叶黄素（Lutein）又名植物黄体素，是蔬菜、水果、花卉等植物色素的主要成分。叶黄素具有抗氧化、改善视功能、降低心血管疾病风险、预防癌症及糖尿病等慢性疾病的功能。

3. 植物甾醇

植物甾醇（Phytosterol）是植物中天然存在的，以环戊烷全氢菲为基本骨架的一大类化学物质的总称，结构与胆固醇相似，仅侧链不同。自然界最常见的植物甾醇是 β-谷固醇、菜油甾醇、豆固醇及谷甾烷醇等。大量研究结果显示，摄入较多的植物甾醇可以降低人群血清胆固醇水平，并可减少良性前列腺肥大、癌症等的发生风险，许多国家已批准将其添加在食品中。

常见食物中的番茄红素含量（mg/100 g 可食部）　　常见食物中叶黄素的含量（μg/100 g 可食部）　　常见食物中植物甾醇的含量（μg/100 g 可食部）

三、含硫化合物和醌类

含硫化合物是指以有机化合物形态存在的含硫化物，研究的食物成分包括异硫氰酸酯和大蒜素。

醌类是指分子中含有六元环状共轭不饱和二酮结构的化学成分，纳入的代表性食物成分为辅酶 Q_{10}。

1. 异硫氰酸酯

异硫氰酸酯（Isothiocyanate，ITC），简称硫苷、黑芥子苷，以前体物硫代葡萄糖苷的形式存在于西蓝花、卷心菜、花椰菜、球芽甘蓝及羽衣甘蓝等十字花科蔬菜中。目前，已从十字花科植物中分离出 120 多种异硫氰酸酯，具有抗氧化、抗炎、调节血脂和血糖的功能，可以降低 2 型糖尿病及脂肪肝发病风险。

2. 大蒜素

大蒜素（Allicin）又称蒜素或蒜甘，是一种天然含硫化合物，主要存在于百合科葱属植物大蒜的鳞茎中。大量研究表明，大蒜素具有抗病原微生物、抗氧化、抗炎、抑制肿瘤细胞的生长和繁殖及调节糖脂代谢等作用。目前，大蒜素被广泛应用于食品、医药和农渔业生产等领域中。

3. 辅酶 Q_{10}

辅酶（Coenzyme Q，CoQ），又被称为泛醌，是一种脂溶性苯醌。辅酶是位于线粒体内膜的电子传递链的重要中间体，具有参与氧化磷酸化、腺苷三磷酸生成，激活细胞代谢和细胞呼吸，调节胞浆氧化还原和抑制过氧化物形成等生理学功能。辅酶 Q_{10} 广泛存在于各种天然食物中，在动物内脏（心脏、肝脏、肾脏）、牛肉、豆油、沙丁鱼和花生等食物中的含量相对较高，红肉含量高于白肉。辅酶 Q_{10} 具有抗氧化、降血压、改善胰岛素抵抗、抗炎和改善心力衰竭、提高运动耐力等作用。

十字花科蔬菜中硫苷含量　　我国常见大蒜品种的大蒜素含量　　我国居民常食用的代表性食物中 CoQ_{10} 的含量

四、氨基酸衍生物

氨基衍生物是指由氨基酸通过一系列反应化合而成的物质，纳入的代表性成分包括甜菜碱、牛磺酸、γ-氨基丁酸和左旋肉碱。

1. 甜菜碱

甜菜碱（Betaine）是一种两性离子季铵碱。甜菜碱作为有机渗透压保护剂和甲基供体，在降低同型半胱氨酸水平、节约蛋白质、促进蛋白质合成和促进脂质代谢，抑制肝脏脂质沉积、调节细胞渗透压，减轻环境应激反应等方面发挥重要作用。甜菜碱广泛存在于动植物及微生物中，其中以谷物来源的甜菜碱在人类甜菜碱膳食来源中贡献最大，藜麦（630 mg/100 g）和黑麦粉（150 mg/100 g）中的含量较高。此外，膳食胆碱在人体内不可逆地代谢为甜菜碱，因此，富含胆碱的食物也可以认为是甜菜碱的来源之一。

2. 牛磺酸

牛磺酸（Taurine），又称牛胆酸，是一种广泛存在于动植物组织中的含硫氨基酸，因为首次从牛胆汁中分离出来而得名。近年来的研究表明，牛磺酸具有抗氧化、抗炎、调节细胞内钙水平和渗透压等生物学功能，可以调节糖脂代谢，降低血压，对心血管、骨骼肌、视网膜和中枢神经系统相关疾病的预防和治疗具有一定作用。牛磺酸主要存在于动物组织的各种组织细胞液中，哺乳动物的脏器及肌肉中含量较高，牛磺酸含量最丰富的食物是海产品。植物组织中很少含有牛磺酸。

3. γ-氨基丁酸

γ-氨基丁酸（γ-amino Butyric，GABA）是一种不参与蛋白质合成的氨基酸。研究显示，食源性 GABA 可能具有促进神经元发育、改善脑功能、提高记忆能力、缓解压力、调节情绪、改善睡眠和血压功能。GABA 广泛存在于天然食物和发酵食品中，南瓜、荔枝、绿茶、桑椹、番茄等食物中含量丰富。

4. 左旋肉碱

左旋肉碱（L-carnitine）简称 L-肉碱，是一种具有多种生理功能的氨基酸衍生物。其主要功能是从细胞质中转运长链脂肪酸至线粒体基质中进行 β-氧化，促进脂肪分解。此外，L-肉碱还可以减少肌糖原分解，缓解疲劳。目前，作为一种食品营养强化剂，L-肉碱已被广泛应用于医药、食品等领域。L-肉碱在畜肉、禽肉、海产品和乳制品中含量较高，果蔬类食物中含量相对较少。

常见食物中
甜菜碱的含量
（mg/100 g 可食部）

部分食物中
牛磺酸的含量
（mg/100 g 可食部）

部分食物中 GABA 含量
（mg/100 g 可食部）

部分食物中
L-肉碱的含量
（mg/100 g 可食部）

五、糖聚合物及其衍生物

糖聚合物及其衍生物是指由很多单糖单位构成的高分子糖类物质及其化学修饰物，纳入的代表性食物成分包括低聚果糖和菊粉、谷物 β-葡聚糖、氨基葡萄糖、枸杞多糖和海藻多糖。

1. 菊粉和低聚果糖

菊粉（Inulin）和低聚果糖（Oligofructose，Fructo-oligosaccharides，FOS）均为不同聚合度（DP）的果聚糖的直链混合物。菊粉聚合度为 2~60，低聚果糖的聚合度为 2~9。菊粉可以从洋葱、大蒜、菊苣根及雪莲果等天然食物中提取，低聚果糖可以从菊粉酶解获得，也可化学合成。2009 年，我国将菊粉列为新资源食品，还批准将低聚果糖作为食品配料和营养强化剂用于普通食品。大量研究结果表明，菊粉和低聚果糖可增加排便频率、软化粪便并增加粪便湿重，选择性地促进双歧杆菌增殖。菊粉和低聚果糖促进成人排便的特定建议值为 10 g/d。菊粉和低聚果糖天然存在于菊科、石蒜科、百合科、禾本科等植物的根、块茎和果实等部分，主要食物来源包括黑麦、小麦、大麦、燕麦等谷物，菊苣根、洋葱、韭菜、芦笋、大蒜、洋姜、番茄等蔬菜及雪莲果、香蕉等水果中。

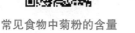

常见食物中菊粉的含量

常见食物中低聚果糖（FOS）的含量（mg/100 g 可食部）

2. β-葡聚糖

β-葡聚糖（β-glucan）是来自谷物、真菌、藻类等多种植物性食物细胞壁中的一种多聚糖化合物，为膳食纤维的一种。目前应用的主要是谷物来源的 β-葡聚糖，是谷物水溶性膳食纤维的主要成分，具有降低血清胆固醇、调节肠道菌群和代谢产物及辅助降低血糖的功能。谷物来源的 β-葡聚糖主要存在于麦粒糊粉层、亚糊粉层和胚乳细胞壁中，其含量以大麦和燕麦为最高，其次是黑麦和小麦等，其含量因品种、栽培条件、加工方法不同而异。

3. 氨基葡萄糖

氨基葡萄糖（Glucosamine，GlcN）又称氨基葡糖、葡萄糖胺或葡糖胺，是一种氨基己糖，广泛存在于虾、蟹、贝壳等的外壳、动物软骨及菌类细胞壁，可采用化学提取或微生物发酵等方法获得。氨基葡萄糖不仅能维持软骨正常功能，还显示出改善血管内皮功能、参与透明质酸合成和促进创面愈合的作用。

4. 枸杞多糖

枸杞多糖（Lycium Barbarum Polysaccharides）是从枸杞中提取的水溶性多糖物质，是枸杞主要的生物活性成分，在枸杞果干中的占比为3%~8%。研究表明，枸杞多糖具有调节糖脂代谢，抗炎及免疫调节和抗氧化等多种生物学作用。枸杞为中国药食同源的食物资源，在中国传统医学和食品中的应用已有2 000多年历史，推荐枸杞的用量为6~12 g。

5. 海藻多糖

海藻多糖（Seaweed Polysaccharides）是一类从海洋藻类中提取的多组分天然高分子碳水化合物的总称，根据来源不同分为红藻多糖（卡拉胶）、褐藻多糖（岩藻多糖、海藻酸钠等）、绿藻多糖（木聚糖或甘露聚糖等）。海藻多糖在体内发挥降低血糖血脂、抗病毒、抗炎等生物学作用，目前被广泛应用于食品、保健医药等方面。海藻主要包括红藻（如紫菜、麒麟菜、龙须菜等）、褐藻（如海带、裙带菜、马尾藻等）、绿藻（如石莼、浒苔、刺松藻等）及蓝藻（螺旋藻）。不同种类海藻的多糖含量差异较大。

常见干燥海藻
中多糖含量

小实践 各类其他膳食成分的应用分析

1. 查找3种以上添加了其他膳食成分的保健食品，其添加的成分和保健功能分别是什么？

2. 分析日常生活中可以通过多摄入哪些食物，增加其他膳食成分的摄入量？

模块2 食物营养价值评价

课程素养实践园

1. 请列出野生动物的保护名单，并说明为什么上述野生动物不能食用。若餐饮门店或个人违规食用野生动物，则处罚规定有哪些？

2. 请找出3个营养标签和强化食品违法的真实案例。

任务1 食物营养价值评价的方法

食物的营养价值是指食物中各种营养素含量多少及其被机体消化、吸收和利用程度高低的相对指标。食物营养价值的高低，取决于食品中所含营养素种类是否齐全，数量多少，相互比例是否适宜，及其是否容易被人体消化吸收和利用。

人类摄取的食物品种繁多，按其来源大致可以分为三大类，即植物性食物、动物性食物及以上述两类天然食物为原料加工制作的各类食品。食物所含营养素的种类和数量不同，其营养价值也不同。即使是同一种食物，由于其品种、部位、产地、栽培方式、成熟度、储存时间和加工烹调方法的不同，其营养价值也会有一定的差异。

目前，还没有哪一种天然食物能够满足人体的全部营养需要。因此，人们应当了解不同食物的营养特点，以便合理地选择多种食物或合理地进行加工食品配方的改进，以保证营养平衡，满足人体的营养需要。鉴于此，要树立大食物观，积极进行新资源食品的开发，牢牢端稳"中国饭碗"。

各类食物中富含的营养素

一、评价食物营养价值的意义

（1）全面了解各种食物的天然组成成分，包括营养素种类、非营养素类物质、抗营养因素等，了解食物的营养缺陷，以便通过合理加工或通过选育新品种，消除抗营养因素，提高食物的营养价值。

（2）了解食物在加工烹调过程中营养素的变化和损失，以便采取合理的加工方法，最大限度地保存食品中的营养素，提高食品的营养价值。

（3）指导人们科学地选取食品和合理搭配食品，配制营养平衡膳食，以达到促进健康、增强体质、延年益寿及预防疾病的目的。

（4）指导食品加工者科学地设计加工食品和营养强化食品的配方，合理地选择新技术与新工艺，提高加工食品的营养价值。

二、食物营养价值的评价

评价食物营养价值主要从以下两个方面考虑。

1. 营养素的种类及含量

评价某种食物的营养价值，首先应分析它所含营养素的种类，并测定其含量。所含营养素的种类与数量与人体需要越接近，营养价值越高。

2. 营养素的质量

（1）营养质量指数（Index of Nutrition Quality，INQ）是指食物或膳食中含有各种营养素占推荐摄入量的百分比，与其能量占推荐摄入量的百分比之间的比值。为了更好地评价食物的营养价值，常采用营养质量指数作为评价食物营养价值的指标。

$$INQ = \frac{某营养素密度}{能量密度} = \frac{某营养素含量/该营养素参考摄入量}{所产生能量/能量参考摄入量}$$

INQ 等于 1，表示被评价食物在能量达到摄入量标准时，该营养素正好达到摄入量要求；INQ 大于 1，表示被评价食物在能量达到摄入量标准时，该营养素含量超过了摄入量要求；所以 INQ 大于或等于 1 的食品，其被评价的营养素的营养价值高。INQ 小于 1，表示被评价食物在能量达到摄入量标准时，该营养素的含量未能达到摄入量要求，营养价值较低，长期单纯食用 INQ 小于 1 的食物，可能发生该营养素的不足或能量过剩。

（2）营养密度（Nutrient Density）是评价食物营养价值的另外一个重要指标。营养密度是指食品的营养密度，是食品中以单位能量为基础所含重要营养素的浓度，重要营养素指维生素、矿物质和蛋白质三大类营养素。营养密度越大，说明该种食物的营养价值越高。

小实践　常见食物蛋白质的营养质量指数计算

请分别计算面粉、大米、荞麦面、青稞面、大豆、牛奶、鸡蛋、鱼肉、猪瘦肉、牛肉、羊肉中蛋白质的 INQ 值。

任务2　植物性食物的营养价值认知

一、谷类与薯类食品的营养价值

谷类主要包括小麦、大米、玉米、高粱、小米、燕麦、荞麦等。在不同国家和地区的居民膳食中，谷类的摄入量不同。我国居民膳食以大米和小麦为主，它们被称为主食，其他的粮食称为杂粮。我国谷物总产量稳居世界首位，在我国居民膳食中，谷类提供人们 50% 的能量、40%~60% 的蛋白质和大于 60% 的硫胺素，同时谷类也是矿物质和其他 B 族维生素的主要来源。

增加全谷物摄入，可降低心血管疾病、2 型糖尿病和结直肠癌的发病风险，同时有助于维持正常体重。研究结果表明，每日摄入 48~80 g 全谷物，心血管疾病的发病率可降低21%，2 型糖尿病发病风险可降低 26%；每日增加 90 g 全谷物制品，结肠癌风险可降低 17%。

（一）谷类的结构和营养素分布

各种谷类种子除形态大小不一外，其结构基本相似，都是由谷皮、胚乳、胚芽三个主要部分组成，分别占谷粒质量的 13%～15%、83%～87%和 2%～3%。谷类种子如图 2-1 所示。

1. 谷皮

谷皮为谷粒的外壳，主要由纤维素、半纤维素等组成，含较多灰分和脂肪。糊粉层介于谷皮与胚乳之间，含有较多的磷和丰富的 B 族维生素及矿物质，有重要的营养价值，但在碾磨加工时，它易与谷皮同时脱落而混入糠麸中。

2. 胚乳

胚乳是谷类的主要部分，含大量淀粉和一定量的蛋白质。蛋白质靠近胚乳周围部分较高，越向胚乳中心，含量越低。

3. 胚芽

胚芽位于谷粒的一端，富含脂肪、蛋白质、矿物质、B 族维生素和维生素 E。胚芽质地较软而有韧性，不易粉碎，但在加工时因易与胚乳分离而混入糠麸中，造成营养素的丢失。

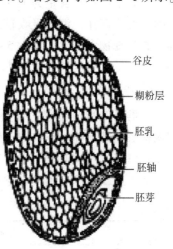

图 2-1　谷类种子

（谷皮、糊粉层、胚乳、胚轴、胚芽）

（二）谷类的营养素种类及特点

谷类食物中的营养素的含量因组成谷物的种类、品种、产地、施肥状况、成熟度及加工方法不同而异。

1. 蛋白质

不同谷类食物中蛋白质的含量差别较大，多数谷类食物蛋白质含量一般在 8%～16%，主要由谷蛋白、白蛋白、醇溶蛋白和球蛋白组成。因其摄入量高，谷类蛋白质也是膳食蛋白质的重要来源。不同谷类中各种蛋白质所占的比例不同，谷类蛋白质中主要是醇溶蛋白和谷蛋白。

一般谷类蛋白质因必需氨基酸组成不平衡，赖氨酸含量少，苏氨酸、色氨酸、苯丙氨酸及蛋氨酸含量偏低而使谷类食品蛋白质营养价值低于动物性食物，如谷类的蛋白质生物价：大米为 77，小麦为 67，大麦为 67，高粱为 56，小米为 57，玉米为 60。

由于谷类食物在膳食中占比较大，是膳食蛋白质的重要来源，常采用氨基酸强化和蛋白质互补的方法来提高谷类蛋白质的营养价值。例如，大米用 0.2%～0.3%的赖氨酸强化后，其蛋白质生物价可明显提高。

2. 碳水化合物

淀粉是谷类的主要成分，占 40%～70%，是最经济的膳食能量来源，其次为糊精、戊聚糖、葡萄糖和果糖等。

3. 脂肪

谷类脂肪含量低，且以不饱和脂肪酸为主。大米、小麦为 1%～2%，玉米和小米可达 3%，其主要集中在糊粉层和胚芽，在谷类加工时，易转入糠麸中。

谷类中的脂肪含量虽然很低，但具有重要的作用。从米糠中可提取与机体健康有密切关系的米糠油、谷维素和谷固醇。从玉米和小麦胚芽中提取的胚芽油，80%为不饱和脂肪酸，其中亚油酸占60%，具有降低血清胆固醇、防止动脉粥样硬化的作用。

4. 矿物质

谷类中矿物质含量为1.5%~3%，主要在谷皮和糊粉层中，以磷和钙为主。由于多以植酸盐的形式存在，消化吸收较差。此外，还含有镁、钾、钠、硫、氯、锰、锌、硒、钼、钴等。谷类食物含铁少，为1.5~3 mg/100 g。黑大麦、荞麦、小米中锌的含量比其他谷类高。小麦硒含量比稻米高，玉米中硒的含量低。

5. 维生素

谷类是B族维生素的重要来源，如硫胺素、核黄素、烟酸、泛酸和吡哆醇，主要分布在糊粉层和胚芽部。谷类加工的精度越高，保留的胚芽和糊粉层越少，维生素的损失就越多（见表2-1）。小麦胚芽中含有丰富的维生素E，是植物原料中维生素E含量最高的，玉米胚芽次之。黄玉米和小米含有少量的胡萝卜素。

表2-1　不同出米率大米和不同出粉率小麦的营养组成

营养组成	大米出米率/%			小麦出粉率/%		
	92	94	96	72	80	85
水分	15.5	15.5	15.5	14.5	14.5	14.5
粗蛋白	6.2	6.6	6.9	8~13	9~14	9~14
粗脂肪	0.8	1.1	1.5	0.8~1.5	1.0~1.6	1.5~2.0
糖	0.3	0.4	0.6	1.5~2.0	1.5~2.0	2.0~2.5
矿物质	0.6	0.8	1.0	0.3~0.6	0.6~0.8	0.7~0.9
纤维素	0.3	0.4	0.6	微~0.2	0.2~0.4	0.4~0.9

（三）几种杂粮的营养特点

1. 高粱米

高粱米中的亮氨酸含量甚多，但其他必需氨基酸含量不高。高粱米含脂肪和铁比稻米多。高粱米内膜中含有一些色素和鞣酸，如果加工过粗则饭色甚红、味涩，妨碍蛋白质的消化吸收。一般以脱糠率20%的高粱米保存的营养成分最高，且感官性状也好。

2. 小米

小米也称粟米、谷子，有粳、糯两种。小米所含蛋白质、脂肪及铁比稻米多，小米中蛋白质含量约为9%，蛋白质组成中苏氨酸、蛋氨酸和色氨酸较一般谷类为高，亮氨酸也不少，唯一的缺点是赖氨酸较少。由于小米在碾磨过程中只是去了外皮，所以可以保存较多的维生素，因此小米中硫胺素和核黄素的含量甚为丰富。每100 g小米中含硫胺素0.59~0.66 mg，核黄素0.19 mg，比米面都高。小米中还含有少量胡萝卜素。小米中矿物质含量丰富，每100 g小米含钙41 mg、镁107 mg、铁5.1 mg、锌1.87 mg，均高于稻米、玉米、小麦粉。小米中重要营养素的消化率高，蛋白质为83.4%、脂肪为90.8%、糖类为99.4%。小米较耐久藏，很少在储藏中改变气味。

3. 玉米

玉米是我国主要杂粮之一，其中含蛋白质 8%~14%，玉米粒中主要是醇溶蛋白和谷蛋白，缺乏赖氨酸及色氨酸，所以玉米的蛋白质生物学价值低，食用时常混入 15%~25%大豆粉，利用豆类中较丰富的赖氨酸来提高玉米的蛋白质生物学价值。玉米胡萝卜素的含量、维生素 B_2、脂肪含量居谷类之首。玉米含脂肪 6.1%，主要在胚芽中，其脂肪酸的组成中必需脂肪酸（亚油酸）占 50%以上，并含较多的卵磷脂和谷固醇及丰富的维生素 E，营养价值高。开发利用玉米胚芽，提炼卵磷脂是有效利用玉米的重要途径。玉米矿物质含量为 1.7%，主要是磷、钾，其次是锰、硅、钙、氯和钠。

4. 燕麦

燕麦富含淀粉、蛋白质、脂肪、B 族维生素（烟酸、叶酸、泛酸等）、钙、铁等营养成分，其蛋白质含量居谷类之首，约为 15%，燕麦蛋白质的氨基酸组成比较全面，人体必需的八种氨基酸的含量均居首位，富含赖氨酸和精氨酸。燕麦中水溶性膳食纤维分别是小麦和玉米的 4.7 倍和 7.7 倍，燕麦中的 B 族维生素如烟酸、叶酸、泛酸都比较丰富，其维生素 E 含量也特别高，为 15 mg/100 g。此外，燕麦粉中还含有谷类粮食中均缺少的皂苷（人参的主要成分），具有益肝和胃、养颜护肤等功效。燕麦还具有抗细菌、抗氧化的功效，在春季能够有效地增加人体的免疫力，抵抗流感；特别适合于老年人、妇女、儿童，便秘、糖尿病、脂肪肝、高血压、动脉硬化者，脾胃虚寒者不宜多食。

5. 荞麦

荞麦面的蛋白质含量高于大米、小麦粉和玉米面，且其蛋白质中的氨基酸组成比较平衡，赖氨酸、苏氨酸的含量较丰富。荞麦蛋白质和其他谷物蛋白质不同，面筋含量低，近似于豆类蛋白。荞麦种子中的淀粉含量在 70%左右。与一般谷物淀粉比较，荞麦淀粉食用后易被人体消化吸收。荞麦种子的总膳食纤维含量为 3.4%~5.2%，其中 20%~30%是可溶性膳食纤维。荞麦面含有脂肪 2%~3%，其中对人体有益的油酸、亚油酸含量也很高。荞麦中 B 族维生素含量丰富，维生素 B_1、维生素 B_2是小麦粉的 3~4 倍，为一般谷物所罕见。荞麦含有其他谷物所不具有的芦丁及维生素 C。芦丁是类黄酮物质之一，为一种多酚衍生物，具有提高毛细血管的通透性，维持微血管循环功能，对高血压和心脏病有重要的防治作用。荞麦含镁量高，含铁、锰、钠、钙的含量也较高。

（四）薯类的营养特点

薯类是我国仅次于谷类的碳水化合物的重要来源，如马铃薯、甘薯、木薯、山药等。传统观念认为，薯类主要提供碳水化合物，通常把它们与主食相提并论。现在发现，薯类除了提供丰富的碳水化合物外，还有较多的膳食纤维、矿物质和维生素，兼有谷物和蔬菜的双重作用。

1. 马铃薯

（1）马铃薯的营养价值。马铃薯块茎水分占 63%~87%，其余大部分为淀粉和蛋白质。马铃薯淀粉占 8%~29%，由直链淀粉和支链淀粉组成，支链淀粉占 80%左右。马铃薯淀粉中含有较多的磷，黏度较大。由于淀粉含量高、颗粒大、黏度强，马铃薯可加工成淀粉及粉丝、粉条和粉皮等产品，也可用作方便食品、休闲食品的原料。除了淀粉外，马铃薯还含有葡萄糖、果糖、蔗糖等碳水化合物，使其具有甜味，经过储藏后糖分会增加。马铃薯蛋白质的含量为 0.8%~4.6%，它含有人体必需的八种氨基酸，尤其是谷类作物中缺乏的赖氨酸和色氨酸含量丰富，与粮谷类食物蛋白质能发挥良好的互补作用。马铃薯还含有丰富的维生素，尤其是维生素 C 和胡萝卜素，含量每 100 g 可达 25 mg 和 40 μg 视黄醇当量，可与蔬菜媲美，是天然抗氧化剂的来源。此外，马铃薯中维生素 B_1、维生素 B_2、维生素 B_6 含量也很丰富。马铃薯块茎中的矿物质含量为 0.4%~1.9%，以钾含量最高，占 2/3 以上；其他矿物质如磷、钙、镁、钠、铁等元素含量较高，在体内代谢后呈碱性，对平衡食物的酸碱度有重要作用，但是，马铃薯的脂肪含量低于 1%。

（2）马铃薯的保健功能。马铃薯富含淀粉和蛋白质，脂肪含量低，含有的维生素和矿物质有很好的防治心血管疾病的功效。例如，马铃薯含有丰富的钾，对于高血压和中风有很好的防治作用，含有的维生素 B_6 可防止动脉粥样硬化。马铃薯块茎中还含有多酚类化合物，如芥子酸、香豆酸、花青素、黄酮等，具有抗氧化、抗肿瘤和降血糖、降血脂等保健作用。传统中医认为，马铃薯有和胃、健脾、益气的功效，还可以防治胃溃疡、慢性胃炎、习惯性便秘和皮肤湿疹等疾病，并有解毒、消炎之功效。

2. 甘薯

（1）甘薯的营养价值。甘薯块根中水分含量为 60%~80%，淀粉占 10%~30%，可用于加工各种淀粉类产品。甘薯中膳食纤维的含量较面粉和大米高，可促进胃肠蠕动，预防便秘，并有很好的降胆固醇和预防心血管疾病的作用。甘薯中蛋白质含量约为 2%，赖氨酸含量丰富，甘薯与米面混吃可发挥蛋白质的互补作用，提高营养价值。

甘薯中含有丰富的维生素，尤其是胡萝卜素和维生素 C 的含量每 100 g 可高达 125 μg 视黄醇当量和 30 mg，这些抗氧化营养素的存在是甘薯具有抗癌功效的重要原因。此外，甘薯中含有较多的维生素 B_1、维生素 B_2 和烟酸，矿物质中钙、磷、铁等元素含量较多。

除了块根可以食用外，近年来甘薯叶及甘薯嫩芽已成为人们餐桌上的佳肴。甘薯叶及其嫩芽是营养丰富的保健蔬菜，含有较多的蛋白质、胡萝卜素、维生素 B_2、维生素 C、铁和钙。测定发现，甘薯叶与菠菜、韭菜等 14 种常食蔬菜相比，蛋白质、胡萝卜素、钙、磷、铁、维生素 C 等含量均占首位。甘薯叶所含的维生素 B_1、维生素 B_2、维生素 B_6、钙、铁均为菠菜的 2 倍多，而所含草酸仅为菠菜的一半。因此，美国把甘薯列为非常有开发前景的保健长寿菜之一。日本、美国等地将甘薯列为"长寿食品"，法国等地称甘薯叶、尖为"蔬菜皇后"。

（2）甘薯的保健功能。甘薯的保健作用自古就受到人们的重视。我国明代著名医药学家李时珍在《本草纲目》中记载"甘薯补虚乏，益气力，健脾胃，强肾阴"，并指出甘薯性味甘平，有补脾胃、养心神、益气力、活血化瘀、清热解毒等功效。从现代营养学的观点，甘薯对癌症和心血管疾病这两大疾病均有较好的防治作用。日本科学家发现，在具有防癌保健作用的 12 种蔬菜中，甘薯的防癌功效名列榜首，被誉为"抗癌之王"。

研究发现，甘薯除了所含的维生素 C 和胡萝卜素具有防癌作用外，甘薯中的脱氢表雄酮（Dehydroepiandrosterone，DHEA）的化学物质还具有延缓衰老、延年益寿的功效，并可有效地防治结肠癌和乳腺癌。科学家还发现，甘薯含有一种黏液蛋白（多糖和蛋白质的化合物），属于胶原和黏多糖类物质，它对人体的消化系统、呼吸系统和泌尿系统各器官组织的黏膜具有特殊保护作用，可保持动脉血管弹性，防止动脉粥样硬化；保持关节腔里的关节面和浆膜腔的润滑作用；防止肝脏和肾脏中结缔组织的萎缩，预防胶原病的发生，可以提高机体的免疫功能，还具有很好的防癌、抗癌作用。另外，甘薯含有的纤维素和果胶，可刺激肠壁，加快消化道蠕动并吸水膨胀，有助于排便，有助于预防便秘、痔疮和大肠癌的发生。

二、豆类及坚果类的营养价值

豆类的品种很多，一般分为大豆类和其他豆类。大豆包括黄豆、黑豆、青豆，含有较高蛋白质和脂肪，而碳水化合物则相对较少；其他豆类包括蚕豆、豌豆、赤小豆、绿豆、芸豆等，含有较多碳水化合物、中等量蛋白质及少量脂肪。豆类是廉价的优质蛋白质来源，含较多的赖氨酸，可补充谷类蛋白质的不足，且可增加膳食中的矿物质和 B 族维生素等。

大豆在我国居民的膳食中占有重要地位。适量食用豆类及其制品可以降低心血管疾病的发病风险，同时可以降低围绝经期女性骨质疏松的发病率，降低乳腺癌的发病率。研究表明，与几乎不摄入豆制品的人群相比，每周食用大于一份豆制品的人群，其冠心病的发病风险下降 12%；大豆异黄酮每增加 10 mg/d，乳腺癌的发病率可以降低 3%，大豆及其制品的食用（大豆摄入量大于或等于 1.62 g/d，豆腐摄入量大于或等于 14.4 g/d，或大豆异黄酮摄入量大于或等于 26.3 mg/d）可以降低女性（尤其是绝经期女性）乳腺癌的发病风险。

适量食用坚果，可降低全因死亡风险，改善成年人血脂。研究表明，0~52 g/d 坚果摄入量范围内，摄入量最高组与摄入量最低组比较，全因死亡风险下降 20%；每日增加 15~20 g 坚果，全因死亡风险下降 17% 左右，但摄入量超过该范围后，产生效益无显著增加；61 项随机对照干预研究的 Meta 分析，样本量为 2 582 例，剂量效应反应关系结果显示每日 28 g 坚果干预，各项血脂均显著下降。

（一）大豆的营养价值

1. 大豆的营养素种类与特点

（1）蛋白质。大豆平均含能量 1 548 kJ/100 g，大豆含有 35%~40% 的蛋白质，是植物性食物中含蛋白质最多的食物。大豆蛋白质的氨基酸组成接近人体需要，具有较高的营养价值，而且富含赖氨酸，大豆蛋白质赖氨酸含量是谷类蛋白质的 2 倍（见表 2-2），是与谷类蛋白质互补的天然理想食物，故大豆蛋白质为优质蛋白质。

表 2-2　鸡蛋、大豆、绿豆的氨基酸组成（每 100 g 蛋白质）

必需氨基酸	WHO 建议氨基酸构成比	鸡蛋	大豆	绿豆
异亮氨酸/g	4.0	4.8	5.2	4.5
亮氨酸/g	7.0	8.1	8.1	8.1
赖氨酸/g	5.5	6.5	6.4	7.5
蛋氨酸+半胱氨酸/g	3.5	4.7	2.5	2.3
苯丙氨酸+酪氨酸/g	6.0	8.6	8.6	9.7
苏氨酸/g	4.0	4.5	4.0	3.6
色氨酸/g	1.0	1.7	1.3	1.1
缬氨酸/g	5.0	5.4	4.9	5.5

（2）脂肪。大豆所含脂肪量为15%~20%，其中不饱和脂肪酸占85%，且以亚油酸最多，高达50%以上。此外，大豆油中还含有1.64%的磷脂和具有较强抗氧化能力的维生素E。大豆磷脂是以大豆为原料所制的磷脂类物质，主要包括卵磷脂、脑磷脂、肌醇磷脂、游离脂肪酸等成分组成的复杂混合物。在豆油精制中，磷脂分离出来，可用于食品加工中。

（3）碳水化合物。大豆中含25%~30%的碳水化合物，其中50%是人体不能消化吸收的棉子糖、水苏糖、阿拉伯糖和半乳糖所构成的低聚糖，存在于大豆细胞壁，在肠道细菌作用下发酵产生二氧化碳和氨，可引起腹胀。

（4）维生素。大豆中硫胺素、核黄素和烟酸等B族维生素的含量比谷类多数倍，并含有一定量的β-胡萝卜素和维生素E。

（5）矿物质。大豆含有丰富的钙、磷、铁、锌、镁、硒，总含量为4%~5%，明显多于粮谷类。大豆中钙的含量很高，平均为200 mg/100 g，其中黑豆中钙、硒等的含量最高，但由于膳食纤维、植酸等一些抗营养因子的存在，钙、铁等矿物质的消化吸收率并不高。

2. 大豆中的抗营养因子

抗营养因子是指存在于天然食物中，影响某些营养素的吸收和利用，对人体健康和食品质量产生不良影响的因素。大豆中的抗营养因子包括下列五类。

（1）蛋白酶抑制剂（Protease Inhibitor，PI）。豆类中含有多种蛋白酶抑制剂，有胃蛋白酶抑制剂、胰蛋白酶抑制剂等。豆类中存在最为广泛的是胰蛋白酶抑制剂（抗胰蛋白酶因子），会影响人体对蛋白的消化与吸收，造成机体胰腺增重。抗胰蛋白酶因子用加热的方法可使其失去活性，因此豆类食品应彻底煮熟，忌食半生不熟的豆类及其制品。加热30 min或大豆浸泡至含水量60%时，水蒸5 min即可去除胰蛋白酶抑制剂。

大豆中尿酶的抗热能力较胰蛋白酶抑制剂强，且测定方法简单，故常用尿酶试验来判定大豆中胰蛋白酶抑制剂是否已被破坏。我国婴儿配方乳粉中明确规定，含有豆粉的婴幼儿代乳食品，尿酶试验必须是阴性。

近年来国外一些研究表明，蛋白酶抑制剂作为植物性化学物质具有抑制肿瘤和抗氧化作用，对其具体评价和应用还有待进一步研究与探讨。

（2）植物凝集素（Phytohemagglutinin，PHA）。植物凝集素是一种存在于豆类中含量很少的有毒蛋白质，它能凝结人血液中的蛋白质，也是影响动物生长的因子。食用植物凝集素未破坏的大豆及其制品，会引起恶心、呕吐等症状，严重者甚至引起死亡，加热可去除植物凝集素。

（3）豆腥味。大豆中含有许多酶，其中的脂肪氧化酶可以水解大豆脂肪，使其变成低级脂肪酸、醛和酮类物质，是产生豆腥味及其他异味的主要酶类。采用95 ℃以上加热10~15 min，或用乙醇处理后减压蒸发、钝化大豆脂肪酶等方法，均可脱去部分豆腥味。

（4）胀气因子。大豆中不能被人体消化吸收的棉子糖和水苏糖，在肠道微生物作用下可产酸产气，引起肠胀气，故称为胀气因子。

（5）植酸。大豆中含有1%~3%的植酸，在肠道内可与锌、钙、镁、铁等矿物质螯合，影响其吸收利用。

3. 大豆的营养保健作用

大豆中含有多种生物活性物质，如大豆皂苷、大豆异黄酮（Isoflavone）及大豆低聚糖等。近年来研究发现大豆皂苷具有降低血脂、抗氧化、抗衰老、抗肿瘤、免疫调节等作用。大豆异黄酮具有降低血脂、补充雌激素、提高免疫、抗肿瘤等功能；大豆低聚糖是肠道双歧杆菌的增殖因子。

（二）其他豆类的营养价值

其他豆类也称杂豆类，碳水化合物占50%~60%，主要以淀粉形式存在，其水溶性膳食纤维的含量高于谷类食物；蛋白质含量约为20%；脂肪含量低于5%。此外，杂豆类为B族维生素和钙、磷、铁等矿物质的良好来源。

1. 绿豆

绿豆含有丰富的营养成分，为低能量食品（1 322 kJ/100 g）。绿豆的蛋白质含量为21.6%，比谷类高1~3倍，蛋白质功效比值是各种食用豆类中最高的（1.87），氨基酸种类齐全，赖氨酸含量比一般动物性食物还高；脂肪含量为0.8%；富含钾、镁、磷、钙、硒等矿物质，其中含钾787 mg/100 g、镁125 mg/100 g、磷337 mg/100 g、钙81 mg/100 g、硒4.28 mg/100 g；此外，还是维生素E、β-胡萝卜素、硫胺素和烟酸等的良好来源。绿豆是我国居民喜爱的药食兼用物。绿豆具有清热解毒、抗炎症、利尿、消肿、明目，可促进机体吞噬细胞数量增加或吞噬功能增强等作用，长期食用可减肥、养颜、增强人体细胞活性，促进人体新陈代谢，亦可预防心血管等疾病的发生。

2. 赤小豆

赤小豆含有丰富的营养成分，为低能量食品（1 293 kJ/100 g）。赤小豆的蛋白质含量为20.2%，脂肪为0.6%，富含钾、镁、磷、钙等矿物质，其中含钾860 mg/100 g、镁138 mg/100 g、磷305 mg/100 g、钙74 mg/100 g、硒3.8 mg/100 g。此外，还是维生素E、β-胡萝卜素、硫胺素和烟酸等的良好来源。赤小豆具有利水消肿、解毒排脓等功效，可用于治疗水肿胀满、脚气浮肿、黄疸尿赤、风湿热痹、痈肿疮毒、肠痈腹痛等。

3. 蚕豆

蚕豆含有丰富的营养成分，能量居豆类中等（1 402 kJ/100 g），蛋白质含量为21.6%，蚕豆中钾的含量特别高，为1 117 mg/100 g，其他营养素含量与其他豆类相比偏低。少数人吃了蚕豆以后可引起急性溶血性贫血，叫作蚕豆病。蚕豆病与遗传有关，90%为男性，多见于儿童，特别是5岁以下的儿童。患者常在吃蚕豆后几小时至几天内突然发病，表现为头昏、心慌、乏力、食欲不振、腹泻、发热、黄疸及贫血等症状。严重者可有昏迷、抽搐、血红蛋白尿，甚至休克，偶然可以致死。

（三）豆制品的营养特点

豆制品包括非发酵性豆制品如豆浆、豆腐、豆腐干、腐竹等，以及发酵豆制品如腐乳、豆豉、臭豆腐等。非发酵性豆制品在加工过程中所含的抗胰蛋白酶被破坏，大部分纤维素、植酸被去除，大豆蛋白质的结构变成疏松状态，蛋白酶易于消化，因此消化吸收率明显提高，如大豆蛋白质的消化率只有65%，豆浆蛋白质消化为86%，豆腐蛋白质消化率为92%~96%。发酵豆制品可产生大量维生素 B_{12}、维生素 B_6，维生素 B_2 含量也增高。

黄豆及几种豆制品每100 g中主要营养素含量

1. 豆腐

豆腐保留了大豆的大部分优点，比整粒大豆易消化，且除去了对人不利的抗营养因子。水豆腐的蛋白质含量为5%~8%。

2. 豆腐干

豆腐干含水量只有 65%~78%，各种营养成分由此而浓缩。豆腐干的蛋白质含量相当于牛肉，达 20%，腐竹蛋白质含量为 45%~50%，相当于牛肉干。

3. 豆乳

豆乳的蛋白质含量为 2.5%~5%，脂肪含量为 0.5%~2.5%，富含多不饱和脂肪酸，碳水化合物含量为 1.5%~3.7%。豆乳营养成分接近牛乳，但营养价值比牛乳要好。

4. 豆芽

发芽可使豆类营养成分发生较大的变化。经发芽后大豆蛋白质的含量有所减少，但种类没有变化，游离氨基酸含量增加，赖氨酸含量减少；脂类含量也减少；膳食纤维被部分降解；豆芽中植酸酶活性大大提高，植酸被分解，使原来被植酸螯合的矿物质释放出来，变成可被人体利用的状态，从而提高大豆中钙、铁、锌等矿物质的利用率。干豆中不含维生素 C，但是经过发芽后，其所含的淀粉水解为葡萄糖，可进一步合成维生素 C，维生素 C 的含量可达 6~8 mg/100 g。发芽大豆中维生素 B_1、维生素 B_2 和烟酸的含量均有增加。豆类发芽的最适宜长度为 2 cm 左右，此时，其营养价值最高。

（四）坚果类的营养价值

坚果以种仁为食用部分，因其外覆盖硬壳，故称坚果。坚果按脂肪含量不同可分为油脂类坚果和淀粉类坚果。油脂类坚果富含脂肪，如花生、葵花子、西瓜子、核桃、南瓜子、杏仁、松子、腰果、芝麻、榛子等；淀粉类坚果淀粉含量高而脂肪却很少，如板栗、银杏、莲子、芡实、菱角等。

1. 坚果的营养价值

坚果是营养价值较高的食品，其共同特点是水分含量低和能量高，富含各种矿物质和 B 族维生素。从营养素含量而言，油脂类坚果优于淀粉类坚果。坚果含能量较多，富含油脂的坚果能量较高可达 2 092~2 924 kJ/100 g，不可多食，以免能量摄入过剩导致肥胖。WHO 将坚果归为健脑食品，美国食品药品监督管理局将坚果誉为缓解精神压力的佳品。

（1）蛋白质。富含油脂的坚果蛋白质含量为 12%~22%，其中西瓜子和南瓜子蛋白质含量较高（30%以上）。淀粉类坚果中板栗的蛋白质含量最低，为 4%~5%，芡实约为 8%，而莲子在 12%以上。坚果类蛋白质氨基酸组成各有特点，但因缺乏一种或多种必需氨基酸，生物价较低。例如，澳洲坚果不含色氨酸，花生、榛子和杏仁缺乏含硫氨基酸，核桃缺乏蛋氨酸和赖氨酸。巴西坚果则富含蛋氨酸，葵花子含硫氨基酸丰富，但赖氨酸缺乏。所以坚果与其他食物一起食用可发挥蛋白质的互补作用，提高蛋白质的营养价值。

（2）脂肪。脂肪是油脂类坚果的重要成分。富含油脂的坚果脂肪含量通常在 40%以上，澳洲坚果更高达 70%以上，淀粉类坚果中脂肪含量常在 2%以下。坚果含有的脂肪多为不饱和脂肪酸，必需脂肪酸亚油酸和 α-亚麻酸含量丰富，是优质的植物性脂肪。葵花籽、核桃和西瓜子脂肪富含亚油酸，核桃和松子含亚麻酸较多，花生、松子和南瓜子脂肪酸中约有 40%为单不饱和脂肪酸，腰果中约含 25%单不饱和脂肪酸；坚果中还富含卵磷脂，具有补脑、健脑的作用。

（3）碳水化合物。淀粉类坚果是碳水化合物的良好来源，淀粉含量都在 60%以上；油脂类坚果中碳水化合物含量通常在 15%以下。坚果类还含有低聚糖和多糖类物质。淀粉类坚果膳食纤维含量为1.2%~3.0%，虽然富含淀粉，但血糖指数较精制米面为低。油脂类坚果可消化的碳水化合物含量较少，但是膳食纤维含量较高。

（4）维生素。坚果富含维生素E，是B族维生素如维生素B_2、烟酸、叶酸等的良好来源。例如，美国杏仁中维生素E含量为24 mg/100 g，葵花子仁中高达50.3 mg/100 g；花生、葵花子和松子等富含烟酸，葵花子、南瓜子和西瓜子中富含叶酸，生松子中维生素B_1含量为0.41 mg/100 g，大杏仁中维生素B_2含量为1.82 mg/100 g，榛子中维生素B_1含量为0.62 mg/100 g。某些坚果如榛子、核桃、花生、葵花子中含少量的胡萝卜素，而一些坚果如鲜板栗和杏仁含有一定量的维生素C。

（5）矿物质。坚果富含钾、镁、磷、钙、铁、锌、铜等矿物质，其矿物质含量高于大豆，远高于谷类。铁的含量以黑芝麻为最丰富，腰果含硒最丰富，白芝麻中钙含量为620 mg/100 g，坚果中锌的含量普遍较多，如南瓜子含锌7.12 mg/100 g。一般来讲，油脂类坚果矿物质含量高于淀粉类坚果。

2. 坚果的保健作用及其合理利用

现代营养学研究发现，经常吃少量的坚果有助于心血管的健康。这种作用可能与坚果中的不饱和脂肪酸、维生素E及B族维生素和膳食纤维含量较高有关。银杏含有的黄酮类化合物也具有较好的保护心血管的作用。美国的一项研究表明，每周吃50 g以上的坚果的人，因心脏病猝死的风险比不常吃坚果的人低47%。澳洲坚果因含有抗氧化物质，可降低心脏病、癌症的发生，被美国食品协会列为健康食品。除了心血管保护作用外，某些坚果如核桃、榛子等因含有丰富的磷脂、必需脂肪酸及钙、铁等矿物质，而成为健脑益智、乌发润肤、延缓衰老的佳品，特别适宜妇女、生长发育的儿童及老年人食用。

坚果可以不经烹调直接食用，也可炒熟后食用。坚果仁经常制成煎炸、焙烤食品，因含有多种脂肪酸，具有独特的风味，是极好的休闲食品，也是制造糖果和糕点的原料。

坚果虽然水分含量低而较耐保藏，但油脂类坚果的不饱和程度高，淀粉类坚果碳水化合物含量高，易被氧化或霉变。因此，坚果应保存于阴凉干燥处，并密封。

三、蔬菜和水果的营养价值

蔬菜和水果品种繁多，按照《平衡膳食宝塔》的要求，蔬菜、水果在我国居民膳食中的食物构成比分别为33.7%和8.4%，是人类膳食的重要组成部分。蔬菜、水果富含人体所必需的维生素、矿物质和膳食纤维，含蛋白质、脂肪很少。此外，蔬菜、水果中含有各种有机酸和色素，使它们具有良好的感官性状，对增进食欲、促进消化、丰富食物多样性具有重要意义。另外，许多蔬菜和水果还具有营养和药用价值，在调节人体体液酸碱平衡、预防慢性病方面具有重要功能。

增加蔬菜和水果摄入量可降低心血管疾病、癌症、2型糖尿病等的发病率和死亡风险，其中水果中的柑橘和苹果，以及蔬菜中的葱类、胡萝卜和十字花科蔬菜具有较好的效果。研究表明，每增加80 g/d蔬菜摄入，心血管疾病的发病风险可降低10%~13%，脑卒中的死亡风险可降低13%，冠心病的死亡风险可降低16%；增加蔬菜摄入特别是十字花科的蔬菜，可降低肺癌、乳腺癌的发病率；增加蔬菜的总量与胃癌无关，但是葱类蔬菜和十字花科蔬菜对预防胃癌有保护作用；每增加100 g/d蔬菜摄入，结肠癌发病风险可降低6%；水果摄入量每增加80 g/d，心血管疾病发病风险可下降12%。

（一）蔬菜的营养价值

蔬菜按其结构和可食部位不同，可分为叶菜类，如白菜、菠菜、苋菜、油菜等；根茎类，如萝卜、胡萝卜、藕、竹笋等；瓜茄类，如冬瓜、南瓜、茄子、番茄、辣椒等；鲜豆类，如毛豆、扁豆、四季豆、豌豆等。蔬菜所含营养素因种类不同，差异较大。据全国营养调查数据显示，前15位的深色蔬菜和前15位消费量最多的浅色蔬菜相比，维生素C含量明显高1倍，β-胡萝卜素的含量也较高。因此，建议膳食中的蔬菜最好有50%以上来自黄绿色蔬菜。

1. 蔬菜的营养素种类与特点

（1）碳水化合物。蔬菜中的碳水化合物包括可被机体吸收利用的单糖、双糖、淀粉及膳食纤维，其种类和含量因蔬菜的种类和品种而有很大的差异。大部分不含淀粉的蔬菜碳水化合物含量低，为2%～6%；根茎类蔬菜碳水化合物含量高，如马铃薯为16.5%，藕为15.2%，胡萝卜为7%～8%，鲜豆类为1.5%～4%，叶菜为1%～2.2%，瓜类为0.2%～1%。

蔬菜所含的纤维素、半纤维素等多糖类是人们膳食纤维的主要来源，海藻类的碳水化合物主要是可溶性膳食纤维的海藻多糖，如褐藻胶、红藻胶、卡拉胶等。

（2）蛋白质。大部分蔬菜蛋白质含量较低，一般为1%～3%；深绿色叶菜类蛋白质含量较高，约为3%，但鲜豆类蛋白质含量平均可达4%，其中，毛豆、蚕豆、豌豆的蛋白质含量可达12%左右。必需氨基酸中赖氨酸、蛋氨酸含量较低。

（3）脂肪。蔬菜脂肪含量很低，大多数脂肪含量不超过1%，但是鲜豆类脂肪含量可达5.1%。

（4）维生素。新鲜蔬菜是维生素C、胡萝卜素和叶酸的重要来源，其次含有少量的维生素B_1、核黄素、维生素B_6、烟酸等。各种蔬菜都含有一定量的维生素C，一般深绿色蔬菜维生素C含量较浅色蔬菜高，叶菜中的含量较瓜菜中高，如苋菜中维生素C的含量为47 mg/100 g，小白菜为28 mg/100 g，黄瓜为9 mg/100 g。胡萝卜素与蔬菜的颜色密切相关，在绿色、黄色或红色蔬菜中含量较多，如胡萝卜、南瓜、苋菜。习惯上丢弃的芹菜叶、莴苣叶、萝卜叶等，胡萝卜素含量也很丰富，故应加以利用。胡萝卜素是我国居民膳食中维生素A的重要来源。核黄素和叶酸以绿叶菜中含量较多。

（5）矿物质。蔬菜中含有丰富的矿物质，如钙、磷、铁、钾、钠、镁、铜等，是膳食中矿物质的主要来源，对维持人体内的酸碱平衡起着重要作用。绿叶蔬菜含矿物质丰富，一般每100 g含钙在100 mg以上，含铁1～2 mg，菠菜、雪里蕻、油菜、苋菜含钙较多。蔬菜中存在的草酸不仅影响本身所含钙和铁的吸收，而且还影响其他食物中钙和铁的吸收，因此，在选择蔬菜时不能只考虑其钙的绝对含量，还应注意其草酸的含量。草酸是一种有机酸，能溶于水，故食用含草酸多的蔬菜如菠菜、苋菜、木耳等时，可先在开水中烫一下，去除部分草酸，以利钙、铁等矿物质的吸收。

2. 蔬菜中的功能成分

蔬菜种类繁多，色彩纷呈，含有丰富的色素，如胡萝卜素、番茄红素、花青素等。从蔬菜中提取的天然食用色素，具有较高的安全性。近几年的研究发现，这些天然的色素可清除自由基，具有很强的抗氧化活性，在防治与氧化应激有关的慢性病，如冠心病、糖尿病、癌症及延缓衰老方面具有重要作用。

蔬菜的风味是由其含有的不同芳香物质所决定的。蔬菜中的芳香物质是由不同挥发性物质组成的混合物，主要包括醇类、醛类、酮类、萜类和酯类，而葱、蒜则是一些含硫的化合物。蔬菜中含有多种有机酸，如番茄中有柠檬酸和少量苹果酸、琥珀酸等，能刺激胃肠蠕动和消化液的分泌，有促进食欲和帮助消化的作用，同时也有利于维生素 C 的稳定。

蔬菜中有一些酶类、杀菌物质和具有特殊功能的生理活性物质成分，如萝卜中的淀粉酶在生食时可帮助消化；生姜中的姜黄素，具有抗氧化、抗菌作用；大蒜中的植物杀菌素和含硫化合物，具有抗菌消炎、降低血清胆固醇的作用；存在于大蒜、大多数蔬菜、草本香辛科、茄科和葫芦科蔬菜中的萜类化合物具有降低血胆固醇水平，有促进免疫力、抗癌活性的作用；洋葱、甘蓝、番茄中含有生物类黄酮，是天然抗氧化剂，具有清除自由基、抗衰老、抗肿瘤、保护心血管等功能，同时可保护维生素 C、维生素 A、维生素 E 等不被氧化破坏。

（二）水果的营养价值

水果的种类很多，根据果实的形态和生理特征分为核果类、仁果类、浆果类、柑橘类和瓜果类等。新鲜水果的营养价值因果实的成熟度、品种等不同而差异很大，是人体矿物质、单双糖、水溶性膳食纤维和维生素的良好来源。由于水果食用前不需加热，因此还特别是热敏性维生素 C 的重要来源。

1. 水果的营养价值

新鲜水果含水分较多，营养素含量与蔬菜相比相对较低，蛋白质、脂肪含量不超过 1%。

（1）碳水化合物。水果中所含碳水化合物为 6%~28%，鲜果中可溶性糖为 10%，干果为 70%~80%，未成熟水果淀粉含量高，成熟后转化为单糖。水果中所含碳水化合物主要是果糖、葡萄糖和蔗糖，不同水果所含的单双糖的种类也不同，苹果和梨以果糖为主，桃子、李子、柑橘类水果以蔗糖为主，葡萄和草莓则以葡萄糖和果糖为主。水果还含有丰富的膳食纤维，主要包括纤维素、半纤维素和果胶。香蕉特别是生香蕉中抗性淀粉的含量较高。

（2）矿物质。水果和蔬菜一样含有人体所需的矿物质，如钙、钾、钠、镁、磷、铁、锌、铜等，其中以钾、钙、镁、磷含量较多。除个别水果外，矿物质含量差别不大。水果的矿物质含量低于蔬菜。

（3）维生素。水果中的维生素以维生素 C 和胡萝卜素的含量较多，但是维生素 B_1 和维生素 B_2 的含量要低于蔬菜。水果中以鲜枣、猕猴桃、草莓、柑橘类中维生素 C 的含量较多，杧果、柿子、杏等胡萝卜素含量较高，苹果、梨中的维生素 C 含量较低。

2. 水果的保健作用

许多水果中含有各种有机酸、芳香物质和色素，使水果具有特殊的香味和颜色，赋予了水果良好的感官品质。此外，水果中还含生物活性物质，如类黄酮物质、蛋白酶等。菠萝和木瓜中蛋白酶含量较高，葡萄中含有白藜芦醇，具有抗氧化、抗炎、抗衰老、抗肿瘤、降低血脂等功能。

（三）菌藻类食物的营养价值

从广义上讲，菌藻类食物属于一种蔬菜，包括食用菌和藻类。食用菌是人们可以食用的大型真菌（Fungus）的总称，我国的食用历史悠久，有 500 多个品种，具体指大型真菌中，能形成具有胶质或肉质的子实体或菌核类组织，并能食用或药用的菌类。食药菌包括木耳、银耳、猴头、灵芝、平菇、香菇、草菇、双孢菇、真姬菇、金针菇、鸡腿菇、茶树菇、竹荪等。

藻类是无胚、自养、以孢子进行繁殖的低等植物，供人类食用的有海带、紫菜和发菜等。菌藻类是一类低能量，蛋白质、膳食纤维、维生素和微量元素含量丰富的食物。

1. 蛋白质

菌藻类蛋白质含量干品在 20% 以上，如蘑菇每 100 g 含 21 g，香菇含 20.0 g，紫菜含 26.7 g，与动物性食物瘦猪肉、牛肉中的蛋白质含量相当。新鲜菌类蛋白质含量较高，约为 3%，金针菇为 2.4%。蛋白质氨基酸组成比较均衡，必需氨基酸含量占蛋白质总量的 60% 以上，赖氨酸含量较高。

2. 碳水化合物

菌藻类碳水化合物含量为 20%~35%，膳食纤维丰富，每 100 g 中菌藻类含碳水化合物的量分别是香菇 31.6 g，银耳 30.4 g，黑木耳 29.9 g。菌藻类碳水化合物中植物多糖含量较高，如香菇多糖、银耳多糖等，具有很好的保健作用。

3. 脂肪

菌藻类中脂肪含量较低，约为 1.0%。

4. 维生素

菌藻类食物中 B 族维生素如维生素 B_1、维生素 B_2 和烟酸含量丰富，尤其是维生素 B_2。例如，每 100 g 蘑菇含维生素 B_2 1.10 mg、香菇 1.26 mg，比其他植物性食物都高；某些菌藻类脂溶性维生素如维生素 E 含量丰富，每 100 g 蘑菇含维生素 E 6.18 mg、黑木耳 11.34 mg、发菜 21.7 mg。胡萝卜素含量差别较大，蘑菇和紫菜中含量高达 1 mg/100 g 以上，其他菌藻中较低。此外，菌藻类还含有其他植物性食物不含的维生素 B_{12}、维生素 D，对素食者具有特别重要的意义。

5. 矿物质

菌类微量元素含量特别丰富，尤其富含铁、锌、硒，其含量是其他食物的数倍至十余倍。菌藻类中铁含量丰富，其含量分别为黑木耳 97.4 mg/100 g、紫菜 54.9 mg/100 g、发菜 99.3 mg/100 g，所以菌藻类食物是良好的补铁食品。菌藻类含锌也很丰富，如香菇含锌量为 8.57 mg/100 g、蘑菇含锌量为 6.29 mg/100 g、黑木耳含锌量为 3.18 mg/100 g。尤其值得注意的是，菌藻类食物菌含有较多的硒，蘑菇硒含量高达 39.2 mg/100 g。海产植物，如海带、紫菜还含有丰富的碘。

菌藻类食物除了提供丰富的营养素外，还具有重要的保健作用。研究发现，蘑菇、香菇和银耳中含有香菇多糖和银耳多糖，具有增强免疫力功能和抗肿瘤作用。香菇中所含的香菇嘌呤，有降血胆固醇的作用。黑木耳能抗血小板聚集和降低血凝，防止血栓形成。

小实践 **植物性食物的营养价值分析**

1. 分析各类植物性食物富含的营养素。
2. 分析粗粮与精致加工谷类的营养特点。
3. 日常饮食中，为什么水果不能代替蔬菜？

任务 3 动物性食物的营养价值认知

畜肉、禽肉、水产类、蛋类和乳类均属于动物性食物。该类食品是人体优质蛋白质、脂肪、矿物质和维生素的良好来源，但是该类食品的饱和脂肪酸和胆固醇的含量较高，应该适当控制其摄入量。

一、畜禽肉的营养价值

（一）畜肉类的营养价值

畜肉是指猪、牛、羊、马、驴、狗、兔等牲畜的肌肉、内脏及其制品，营养学上俗称红肉，主要提供优质蛋白质、脂肪、矿物质、维生素。营养素的含量因畜肉种类不同差异较大，肥肉和瘦肉中蛋白质和脂肪的含量差异较大。动物内脏中脂肪含量较低，但是蛋白质、维生素和矿物质的含量较高。

国内外研究结果证明，过量摄入畜肉可增加患 2 型糖尿病、肥胖症和结直肠癌的风险。过量摄入腌熏肉类可增加患胃癌和食管癌的风险。禽肉摄入量与心血管疾病、前列腺癌发病风险无相关性。

1. 蛋白质

畜肉的蛋白质大部分存在于肌肉组织中，含量为 10%~20%。畜肉的蛋白质含量因畜肉的品种、年龄、肥瘦、部位不同而差异较大。例如，猪肉蛋白质平均含量为 13.2%，猪里脊肉为 20.2%，猪五花肉为 7.7% 左右，牛肉为 20% 左右，羊肉为 17% 左右。

存在于结缔组织中的蛋白质主要是胶原蛋白和弹性蛋白，由于缺乏色氨酸、酪氨酸、蛋氨酸等必需氨基酸，其蛋白质的利用率低，营养价值也低。

此外，畜肉中含有能溶于水的含氮浸出物，包括肌凝蛋白质、肌肽、肌酸、肌酐、嘌呤、尿素等，以及无氮浸出物包括糖类和有机物，这些物质是肉汤味道鲜美的主要来源，成年动物含氮浸出物含量高于幼年动物。

2. 脂肪

畜肉含有的脂肪因牲畜的品种、肥瘦、年龄及部位的不同而异。例如，猪肉肥肉脂肪含量较高，高达 90%，猪前肘为 31.5%，猪里脊为 7.9%，牛、羊肉脂肪含量为 4%，瘦牛肉为 2.3%，瘦羊肉为 4%；畜肉脂肪酸中饱和脂肪酸含量较多，脂肪中还含有少量的卵磷脂等；动物脑、内脏和肥肉脂肪中含有较多的胆固醇，高脂血症患者不宜过量摄取动物脑组织、内脏和肥肉。

3. 碳水化合物

肉类中碳水化合物含量很低，一般为 0.3%~0.9%，以糖原形式存在。动物宰杀后保存过程中由于酶的分解作用，糖原量下降。

4. 矿物质

畜肉矿物质含量为 0.8%~1.2%。畜肉是锌、铁、铜、锰、硒等多种微量元素的良好来源，但其中钙含量较低，人体对肉类中的矿物质吸收率高于植物性食品，尤其是对铁的吸收率高，且动物肝、血中铁含量较高，一般为 6.2~25 mg/100 g。此外，畜肉中还含有较多的磷、硫、钾、钠等矿物质。

5. 维生素

畜肉中含有丰富的脂溶性维生素和 B 族维生素。动物的内脏特别是肝、肾中，维生素 A 和核黄素含量较为丰富，此外，动物内脏中还含有一定量的维生素 K。维生素 A 的含量以牛肝和羊肝中含量最高，猪肉维生素 B_1 含量最高，维生素 B_2 则以猪肝含量最高。

（二）禽肉类的营养价值

禽肉类包括鸡、鸭、鹅、鸽子、鹌鹑、火鸡等的肌肉、内脏及其制品。禽肉蛋白质含量约为 20%，为人体优质蛋白质、脂肪、维生素和矿物质的良好来源。其中，禽肉中维生素 B_1、维生素 B_2 含量较丰富，禽类内脏中维生素 A 的含量比畜类肝脏高 1~6 倍。其营养价值与畜肉相似。

禽肉与畜肉最大的区别是脂肪含量相对较少，且饱和脂肪酸、胆固醇的含量较畜肉低，含有 20% 左右的亚油酸，易于消化吸收。此外，禽肉的质地较畜肉细嫩且含氮浸出物较多，故其炖汤的味道较畜肉更鲜美。

二、水产类的营养价值

水产类原料的种类繁多，包括鱼、虾、蟹及部分软体动物，根据其来源又可分为淡水类和海水类。水产类原料富含蛋白质、矿物质和维生素，且与红肉相比，脂肪含量相对较低。鱼类含有丰富的 EPA、DHA 和花生四烯酸等多不饱和脂肪酸，可益智健脑，预防疾病。

1. 蛋白质

鱼肉中的蛋白质含量为 15%~25%，生物利用率可达 85%~90%。鱼肉中蛋白质的氨基酸组成与畜禽肉相似，含有人体必需的各种氨基酸，赖氨酸和亮氨酸含量较高，但色氨酸含量较低。鱼类肌肉组织中肌纤维细短，间质蛋白少，水分含量多，因此组织柔软细嫩，较畜肉、禽肉易消化。

2. 脂肪

水产类的脂肪含量各不相同，一般为 3%~10%，银鱼、鳕鱼的脂肪含量只有 1% 左右，而河鳗的脂肪含量可达 28.4%。虾类的脂肪含量很低。

鱼类的脂肪多为不饱和脂肪酸，消化吸收率为 95%，海鱼中不饱和脂肪酸可达 70%~80%。鱼脂肪含有多不饱和脂肪酸 DHA、EPA，对人类脑细胞的生长、发育有着重要的作用。鱼类胆固醇含量与畜、禽瘦肉相近，但低于畜、禽肥肉、内脏及蛋类。

3. 维生素

鱼类是核黄素与烟酸的良好来源，特别是海鱼的肝脏中维生素 A 和维生素 D 的含量特别高，因而常作为生产药用鱼肝油的来源。有些鱼体内含有硫胺素酶，鲜鱼如果不及时加工处理，硫胺素则被分解破坏。

4. 矿物质

鱼类矿物质含量为 1%~2%，高于畜禽肉矿物质含量。鱼肉中含有丰富的磷，还含有丰富的钠、钾、镁等，鱼、虾类也被看作是钙的良好来源。海产品还含有丰富的碘、铜。海鱼比淡水鱼含碘量丰富。

三、蛋类的营养价值

蛋类食品有鸡蛋、鸭蛋、鹅蛋、鹌鹑蛋、鸽蛋等，具有较高的营养价值。蛋类各部分的主要营养成分见表 2-3。

表 2-3 蛋类各部分的主要营养成分

营养成分	蛋类各部分		
	全蛋	蛋白	蛋黄
水分/%	73.8~75.8	84.4~87.7	44.9~51.5
蛋白质/%	12.8	8.9~11.6	14.5~15.5
脂类/%	11.1	0.1	26.4~33.8
糖/%	1.3	1.8~3.2	3.4~6.2
矿物质/%	1.0	0.6	1.1

鸡蛋因含有胆固醇而备受争议，目前人们的研究结果表明，鸡蛋摄入与全因死亡、血清胆固醇水平增加、心血管疾病的发生风险未见显著相关性。

1. 蛋白质

蛋类蛋白质含量一般在12%以上，蛋白蛋白质占全蛋的54%，蛋黄蛋白质占46%。蛋黄中的蛋白质是与脂类相结合的脂蛋白和磷蛋白。鸡蛋与鸭蛋相比，蛋白质中氨基酸种类没有区别，但鸡蛋蛋白质的含量高于鸭蛋。蛋类蛋白质的消化吸收率为98%，高于乳类、肉类及谷类食物蛋白质的消化吸收率，是人类优质蛋白质的理想来源。

2. 脂类

蛋中脂类主要集中在蛋黄中，其含量一般为10%~15%，蛋白中几乎不含脂肪。蛋类的脂肪呈乳化状态，易被人体消化吸收，其中中性脂肪（甘油三酯）占62%~65%，磷脂占30%~33%，固醇占4%~5%。蛋类脂肪中以单不饱和脂肪酸为主，其次是亚油酸和饱和脂肪酸。蛋黄中胆固醇的含量也非常高，鸡蛋蛋黄中胆固醇的含量高达1 510 mg/100 g，鹌鹑蛋黄中胆固醇的含量最低，每个鸡蛋含胆固醇200 mg左右。蛋黄中卵磷脂的含量丰富。

3. 矿物质

蛋类的矿物质含量约为1%，矿物质主要存在于蛋黄中。蛋黄中铁、钙、镁、硒的含量高低次序依次为鹅蛋、鸭蛋、鸽子蛋、鸡蛋。钙主要以碳酸钙形式存在于壳中。蛋黄及蛋白中铁的含量并不低，但由于卵黄高磷蛋白的干扰，铁的消化吸收率只有3%。

4. 维生素

蛋中含有较多的维生素 A、维生素 E、维生素 D、核黄素、硫胺素、维生素 B_6 和维生素 B_{12}，但是主要集中在蛋黄中。蛋黄的颜色来自核黄素和胡萝卜素、叶黄素。鸭蛋、鹅蛋蛋黄中的维生素 A 和维生素 E 含量高于鸡蛋。

四、乳类的营养价值

乳类指动物的乳汁，包括牛乳、水牛乳、牦牛乳、羊乳、马乳、骆驼乳等。乳制品主要有液态乳、乳粉、酸乳、奶油、乳酪等。乳类是一类营养价值很高的天然食品，它的营养素齐全、比例合理、容易消化吸收。各类动物的乳汁所含的营养成分基本相同。

在动物乳中以牛乳最为重要，通常被称为"最接近理想的食品"，含有人体生长和维持健康所需的全部营养素。对于婴幼儿，牛乳经过适当的配方调整，是良好的母乳替代品或补充品，也是儿童、青少年、孕妇、乳母和老年人良好的钙补充品。

总乳制品或牛乳摄入量高，可降低结直肠癌的发病风险，但与乳腺癌、前列腺癌的发病风险无关，研究表明，每日增加 200 g 总乳制品摄入，结直肠癌的风险下降 7%。

（一）牛乳的营养价值

1. 蛋白质

牛乳蛋白质含量平均为 3.3%，约为人乳的 3 倍（人乳含蛋白质约为 1.2%），牛乳蛋白质中酪蛋白占 80%，乳清蛋白占 11%，乳球蛋白占 3%，此外还含有血清白蛋白、免疫球蛋白及酶等。

牛乳以酪蛋白为主，酪蛋白在胃酸作用下形成不易消化吸收的凝块，不利于消化吸收。人乳蛋白质含量虽低于牛乳，但酪蛋白与乳清蛋白的构成比例与牛乳恰好相反，人乳中酪蛋白：清蛋白为 0.3 : 1，容易被婴儿消化吸收。因此，大多数配方乳粉都参照人乳的营养成分和模式对牛乳的组成进行调整，以增加脱盐乳清粉的方法降低牛乳中酪蛋白的比例，使其接近人乳。牛乳蛋白质的氨基酸构成稍逊于鸡蛋蛋白质，生物价为 85，属完全蛋白质。

2. 脂肪

牛乳中脂类含量与母乳近似，约为 3.5%，其中 95% 为甘油三酯，油酸占 35%，亚油酸占 5.3%，亚麻酸占 2.1%，脂肪酸及其衍生物种类可达到 500 余种。牛乳中的脂肪颗粒小，呈高度分散状态，消化率高达 98%。此外乳脂肪中还含有少量的卵磷脂、脑磷脂和胆固醇等，但是牛乳中胆固醇的含量仅为 15 mg/100 mL，所以高脂血患者不必过分限制饮用牛乳。

人乳中因为本身含有消化酶，故其脂肪的消化率接近 100%。

3. 碳水化合物

牛乳所含的碳水化合物约为 4.5%，其中 99.8% 为乳糖，较人乳（7.5%）低。乳糖可以在人体小肠中经乳糖酶的作用水解。乳糖对婴儿的消化道具有重要意义，它不仅可以调节胃酸促进胃肠蠕动，而且还有益于乳酸菌的繁殖，抑制肠道腐败菌生长，可改善婴幼儿肠道菌群的分布。此外，乳糖能在肠道中产生乳酸，有利于人体对钙、磷、锌的吸收。

4. 矿物质

牛乳几乎含有婴儿所需要的全部矿物质，其中钙、磷、钾尤其丰富，牛乳中的钙主要以酪蛋白钙的形式存在，吸收率高，是供给人体钙的最好的食物来源。此外，牛乳中还有多种微量元素，如铜、锌、锰和碘等。乳中铁的含量为 2~3 mg/L，仅为人乳中铁含量的 1/5，不能满足人体的需要。

5. 维生素

牛乳中含有人体所需的各种维生素，其含量因季节、饲养条件及加工方式不同而有变化。例如，在饲料旺盛期，乳中维生素 A 的含量明显高于饲料匮乏期；日照时间长，乳中的维生素 D 含量也有增加。乳类是核黄素、生物素、硫胺素的良好来源。

（二）乳制品的营养价值

1. 巴氏消毒乳

巴氏消毒乳是将鲜乳经低温长时间消毒法（63~65 ℃加热 30 min）、高温短时消毒法（72~75 ℃加热 15 s）或超高温短时巴氏杀菌（125~138 ℃加热 2~4 s）生产的牛乳，既可以杀死所有的致病菌，又较好地保存了牛乳的营养与天然风味。其缺点是杀菌后仍有部分耐热的细菌，因此要求在 2~6 ℃下保存，保质期为 7 d。

2. 乳粉

乳粉可分为全脂乳粉、脱脂乳粉和配方乳粉等。

（1）全脂乳粉。全脂乳粉为经巴氏消毒的鲜乳，先在 620 mmHg（1 mmHg = 133.322 Pa）压力下浓缩，去除 70%~80% 的水分，再经喷雾干燥脱水而成。该工艺制得的乳粉营养成分损失少，溶解性好。

（2）脱脂乳粉。脱脂乳粉是先将鲜乳脱去脂肪，后经全脂乳粉生产工艺制得的乳粉。此种乳粉脂肪含量仅为 1.3%，脂溶性维生素损失较多，但是其他营养素含量与乳粉差异不大。

（3）配方乳粉。配方乳粉是参照人乳的营养成分及结构人工调配而成的乳粉，主要是减少牛乳中酪蛋白的含量，增加乳清蛋白和亚油酸，增加乳糖，减少钙、磷、钠，使乳粉中的各种营养成分及相互间的比例接近人乳。此外，根据各类人群的营养需要适当强化维生素 A、维生素 D、维生素 B_1、维生素 B_2、维生素 C、叶酸、DHA、花生四烯酸、铁、锌等，以提高乳粉的营养价值。除婴儿配方乳粉外，还有孕妇乳粉、儿童乳粉、中老年乳粉等。

3. 酸乳

酸乳是消毒鲜牛乳接种乳酸杆菌和嗜热链球菌，在一定条件下发酵而成。酸乳经发酵后蛋白质被部分水解，乳糖发酵分解为半乳糖和葡萄糖，易于消化吸收；酸乳中维生素 A、维生素 B_1、维生素 B_2 等的含量与鲜乳相似，但叶酸含量却增加 1 倍，胆碱含量也明显增加。酸乳中的钙和乳酸作用生成乳酸钙，比鲜乳中的钙易被人体吸收。此外，乳酸菌能抑制肠道中其他细菌的增殖，调节肠道菌群平衡，有利于人体健康。

4. 炼乳

炼乳是经鲜牛乳蒸发到原容量的 2/5，再加入一定比例的糖后，灭菌装罐制得。炼乳按照是否加糖分为甜炼乳和淡炼乳。由于含有大量的蔗糖，甜炼乳营养素比例不平衡，碳水化合物含量相对较高，蛋白质、脂肪含量相对较低，故不适宜用来喂养婴儿。

5. 奶油

奶油是牛乳加热到 40 ℃，将牛乳中的脂肪经过离心（4 000~9 000 r/min，分离时的乳温为 32~35 ℃）的方法分离出来而制成的。奶油的主要成分是脂肪，还含有一定量的脂溶性维生素，即维生素 A、维生素 D、维生素 E 等。

小实践　　**动物性食物的营养价值分析**

1. 请分析各类动物性食物富含的营养素。
2. 为什么建议日常膳食中多食用白肉？

任务 4　食品营养标签的解读

一、食品营养标签认知

营养标签是指食品标签上向消费者提供食品营养信息和特性的说明，是消费者了解食品营养组分和特征的主要途径，包括营养成分表、营养声称和营养成分功能声称。

（一）食品营养标签制定的目的

食品营养标签是向消费者提供食品营养信息和特性的说明，也是消费者直观了解食品营养组分、特征的有效方式。根据《中华人民共和国食品安全法》有关规定，为指导和规范我国食品营养标签标示，引导消费者合理选择预包装食品，促进公众膳食营养平衡和身体健康，保护消费者知情权、选择权和监督权，参考国际食品法典委员会和国内外管理经验，在原卫生部《食品营养标签管理规范》的工作基础上，组织制定了《食品安全国家标准 预包装食品营养标签通则》（GB 28050—2011）。

（二）食品营养标签制定的意义

根据国家营养调查结果，我国居民既有营养不足，也有营养过剩的问题，特别是脂肪和钠（食盐）的摄入较高，是引发慢性病的主要因素。通过实施营养标签标准，要求预包装食品必须标示营养标签内容。

（1）有利于宣传普及食品营养知识，指导公众科学选择膳食。

（2）有利于促进消费者合理平衡膳食和身体健康。

（3）有利于规范企业正确标示营养标签，科学宣传有关营养知识，促进食品产业健康发展。

（三）营养标签标准实施的原则

营养标签标准实施应当遵循以下三项原则。

（1）食品生产企业应当严格依据法律法规和标准组织生产，符合营养标签标准要求。

（2）提倡以技术指导和规范执法并重的监督执法方式，对预包装食品营养标签不规范的，应积极指导生产企业，帮助查找原因，采取"加贴"等改进措施改正（国家另行规定的除外）。

（3）推动食品产业健康发展，食品生产企业应当采取措施，将营养标签标准的各项要求与生产技术、经营、管理工作相结合，逐步减少盐、脂肪和糖的用量，提高食品的营养价值，促进产业健康发展。

（四）营养标签的基本信息

预包装食品标签上向消费者提供食品营养信息和特性的说明，包括营养成分表、营养声称和营养成分功能声称。营养标签是预包装食品标签的一部分。

1. 营养声称

营养声称是对食品营养特性的描述和声明，如能量水平、蛋白质含量水平。营养声称包括含量声称和比较声称。

2. 含量声称

含量声称是描述食品中能量或营养成分含量水平的声称。声称用语包括"含有""高""低"或"无"等。

3. 比较声称

比较声称是与消费者熟知的同类食品的营养成分含量或能量值进行比较以后的声称。声称用语包括"增加"或"减少"等。

4. 营养成分功能声称

营养成分功能声称是某营养成分可以维持人体正常生长、发育和正常生理功能等作用的声称。

5. NRV 计算

NRV 是用于比较食品营养成分含量高低的参考值，专用于食品营养标签。营养成分含量与 NRV 进行比较，能使消费者更好地理解营养成分含量的高低。营养成分含量占 NRV 的百分数计算公式如下：

$$NRV = \frac{X}{NRV} \times 100\%$$

式中，X——食品中某营养素的含量；

NRV——该营养素的参考值。

（1）修约和修约间隔。营养成分数值的修约规则根据《数值修约规则与极限数值的表示和判定》（GB/T 8170—2008）的有关规定执行。修约间隔是制定修约保留位数的一种方式。为统一标示格式和方便消费者，建议在同一营养成分表中采用同一种修约规则。

（2）某营养成分的 NRV 不足 1% 时的标示方法。当某营养成分含量小于或等于"0"界限值时，应按照表 2-4 中"0"界限值的规定，含量值标示为"0"，NRV 也标示为 0%。当某营养成分的含量大于"0"界限值，但 NRV 小于 1%，则应根据 NRV 的计算结果四舍五入取整，如计算结果小于 0.5%，标示为"0%"；计算结果大于或等于 0.5% 但小于 1%，则标示为 1%。

表 2-4　能量和营养成分 NRV 值、名称、顺序、表达单位、修约间隔和"0"界限值

能量和营养成分的名称顺序	NRV	修约间隔	"0"的界限值（每 100 g 或每 100 mL）	能量和营养成分的名称顺序	NRV	修约间隔	"0"的界限值（每 100 g 或每 100 mL）
能量	8 400 kJ	1	≤17 kJ	维生素 B_{12}	2.4 μg	0.01	≤0.05 μg
蛋白质	60 g	0.1	≤0.5 g	维生素 C	100 mg	0.1	≤2.0 mg
脂肪	≤60 g	0.1	≤0.5 g	烟酸	14 mg	0.01	≤0.28 mg
饱和脂肪	≤20 g	0.1	≤0.1 g	叶酸	400 μg DFE	1	≤8 μg DFE
反式脂肪		0.1	≤0.3 g	泛酸	5 mg	0.01	≤0.10 mg
单不饱和脂肪		0.1	≤0.1 g	生物素	30 μg	0.1	≤0.6 μg
多不饱和脂肪		0.1	≤0.1 g	胆碱	450 mg	0.1	≤9.0 mg
胆固醇	≤300 mg	1	≤5 mg	磷	700 mg	1	≤14 mg
碳水化合物（糖）	300 g	0.1	≤0.5 g	钾	2 000 mg	1	≤20 mg
糖（乳糖）		0.1	≤0.5 g	镁	300 mg	1	≤6 mg
膳食纤维	25 g	0.1	≤0.5 g	钙	800 mg	1	≤8 μg
钠	2 000 mg	1	≤5 mg	铁	15 mg	0.1	≤0.3 mg
维生素 A	800 μg RE	1	≤8 μg RE	锌	15 mg	0.01	≤0.30 mg
维生素 D	5 μg	0.1	≤0.1 μg	碘	150 mg	0.1	≤3.0 μg
维生素 E	14 mg α-TE	0.01	≤0.28 mg α-TE	硒	50 mg	0.1	≤1.0 μg

能量和营养成分的名称顺序	NRV	修约间隔	"0"的界限值（每100 g或每100 mL）	能量和营养成分的名称顺序	NRV	修约间隔	"0"的界限值（每100 g或每100 mL）
维生素 K	80 μg	0.1	≤1.6 μg	铜	1.5 mg	0.01	≤0.03 mg
维生素 B$_1$	1.4 mg	0.01	≤0.03 mg	氟	1 mg	0.01	≤0.02 mg
维生素 B$_2$	1.4 mg	0.01	≤0.03 mg	锰	3 mg	0.01	≤0.06 mg
维生素 B$_6$	1.4 mg	0.01	≤0.03 mg	—	—	—	—

6. 预包装食品能量和营养成分含量声称

预包装食品能量和营养成分含量声称的要求和条件，见表 2-5。

表 2-5 能量和营养成分含量声称的要求和条件

项目	含量声称方式	含量要求	限制性条件
能量	无能量	≤17 kJ/100 g（固体）或 ≤100 mL（液体）	其中脂肪提供的能量≤总能量的 50%
	低能量	≤17 kJ/100 g（固体）≤80 kJ/100 mL（液体）	
蛋白质	低蛋白质	来自蛋白质的能量≤总能量的 5%	总能量指每 100 g 或每份
	蛋白质来源或含有蛋白质	每 100 g≥10%NRV 每 100 mL≥5%NRV 或 每 420 kJ≥5%NRV	—
	高或富含蛋白质	每 100 g≥20%NRV 每 100 mL≥10%NRV 或 每 420 kJ≥10%NRV	
脂肪	无或不含脂肪	≤0.5 g/100 g（固体）或 ≤100 mL（液体）	—
	低脂肪	≤3 g/100 g（固体）≤1.5 g/100 mL（液体）	—
	瘦	脂肪含量≤10%	仅指畜禽肉类
	脱脂	液态乳和酸乳：脂肪含量≤0.5% 乳粉：脂肪含量 1.5%	仅指乳品类
	无或不含饱和脂肪	≤0.1 g/100 g（固体）或 ≤100 mL（液体）	指饱和脂肪及反式脂肪总和
	低饱和脂肪酸	≤1.5 g/100 g（固体）≤0.75 g/100 mL（液体）	①指饱和脂肪及反式脂肪的综合；②其提供能量占食品总能量的 10% 以上
	无或不含反式脂肪酸	≤0.3g/100 g（固体）或 ≤100 mL（液体）	—

项目	含量声称方式	含量要求	限制性条件
胆固醇	无或不含胆固醇	≤5 mg/100 g（固体） 或≤100 mL（液体）	应同时符合低饱和脂肪酸的声称含量要求和限制性条件
	低胆固醇	≤20 mg/100 g（固体） ≤10 mg/100 mL 液体	
碳水化合物（糖）	无或不含糖	≤0.5 g/100 g（固体） 或≤100 mL（液体）	—
	低糖	≤5 g/100 g（固体） 或≤100mL（液体）	—
	低乳糖	乳糖含量≤2g/100 g（mL）	仅指乳品类
	无乳糖	乳糖含量≤0.5 g/100 g（mL）	
膳食纤维	膳食纤维来源 或含有膳食纤维	≥3 g/100 g（固体） ≥1.5 g/100 mL（液体） 或≥1.5 g/420 kJ	膳食纤维总量符合其含量要求；或者可溶性膳食纤维、不溶性膳食纤维或单体成分任一项符合含量要求
	高或富含膳食纤维 或良好膳食纤维	≥6 g/100 g（固体） ≥3 g/100 mL（液体） 或≥3 g/420 kJ	
钠	无钠或不含钠	≤5 mg/100 g 或≤100 mL	符合"钠"声称的声称时，也可用"盐"字代替"钠"字，如"低盐"等
	极低钠	≤40 mg/100 g 或≤100 mL	
	低钠	≤120 mg/100 g 或≤100 mL	
维生素	维生素×来源 或含有维生素×	每100 g≥15%NRV 每100 mL≥7.5%NRV 或每420 kJ≥5%NRV	含有"多种维生素"指三种或三种以上维生素含量符合"含有"的声称
	高或富含维生素×	每100 g≥30%NRV 每100 mL≥15%NRV 或每420 kJ≥10%NRV	富含"多种维生素"指三种或三种以上维生素含量符合"富含"的声称
矿物质（不包括钠）	×来源 或含有×	每100 g≥15%NRV 每100 mL≥7.5%NRV 或每420 kJ≥5%NRV	含有"多种矿物质"指三种或三种以上矿物质含量符合"含有"的声称
	高或富含×	每100 g≥30%NRV 每100 mL≥15%NRV 或每420 kJ≥10%NRV	富含"矿物质"指三种或三种以上矿物质含量符合"富含"的声称

注：用"份"作为食品计量单位时，也应符合100 g（mL）含量要求才可进行声称。

7. 预包装食品能量和营养成分含量声称的同义语

预包装食品能量和营养成分含量声称的同义语，见表2-6。

表2-6　含量声称的同义语

标准语	同义语	标准语	同义语
不含，无	零，没有，100%不含，0%	含有，来源	提供，含，有
极低	极少	富含，高	良好来源，含丰富××、丰富××，提供高（含量）××
低	少、少油（仅用于低脂肪的声称）	—	—

8. 预包装食品能量和营养成分比较声称

预包装食品能量和营养成分比较声称的要求和条件，见表2-7。

表2-7　能量和营养成分比较声称的要求和条件

比较声称方式	要求	条件
减少能量	与参考食品比较，能量值减少25%以上	参考食品（基准食品）应为消费者熟知、容易理解的同类或同一属类食品
增加或减少蛋白质	与参考食品比较，蛋白质含量增加或减少25%以上	
减少脂肪	与参考食品比较，脂肪含量减少25%以上	
减少胆固醇	与参考食品比较，胆固醇含量减少25%以上	
增加或减少碳水化合物	与参考食品比较，碳水化合物含量增加或减少25%以上	
减少糖	与参考食品比较，糖含量减少25%以上	
增加或减少膳食纤维	与参考食品比较，膳食纤维含量增加或减少25%以上	
减少钠	与参考食品比较，钠含量减少25%以上	
增加或减少矿物质（不包括钠）	与参考食品比较，矿物质含量增加或减少25%以上	
增加或减少维生素	与参考食品比较，维生素含量增加或减少25%以上	

9. 预包装食品能量和营养成分比较声称的同义语

预包装食品能量和营养成分比较声称的同义语，见表2-8。

表2-8　比较声称的同义语

标准语	同义语	标准语	同义语
增加	增加×%（×倍）	减少	减少×%（×倍）
	增、增×%（×倍）		减、减×%（×倍）
	加、加×%（×倍）		少、少×%（×倍）
	增高、增高了×%（×倍）		减低、减低×%（×倍）
	添加（了）×%（×倍）		降×%（×倍）
	多×%，提高×倍等		低×%（×倍）等

10. 能量和营养成分含量的允许误差范围

能量和营养成分含量的允许误差范围，见表 2-9。

表 2-9　能量和营养成分含量的允许误差范围

食品营养成分	标示值允许误差范围
食品的蛋白质、多不饱和脂肪酸、碳水化合物、糖（仅限乳糖），总的、可溶性或不可溶性膳食纤维及其单体，维生素（不包括维生素 D、维生素 A），矿物质（不包括钠），强化的其他营养成分	≥80%标示值
食品中的能量及脂肪、饱和脂肪、反式脂肪，胆固醇，钠，糖（除外乳糖）	≤120%标示值
食品中的维生素 D 和维生素 A	80%~180%标示值

二、营养标签的格式

（一）食品营养标签的格式

为了规范食品营养标签标示，便于消费者记忆和比较，在保证符合基本格式要求和确保不对消费者造成误导的基础上，企业在版面设计时可进行适当调整，包括但不限于：因美观要求或为便于消费者观察而调整文字格式（左对齐、居中等）、背景和表格颜色或适当增加内框线等。

（二）强制标示能量和核心营养素（1+4）的基本格式

食品标签强制标示能量和核心营养素（1+4）的基本格式，见表 2-10。

表 2-10　营养标签基本格式

项目	每 100 g	NRV
能量	1 841 kJ	22%
蛋白质	5.0 g	8%
脂肪	20.8 g	35%
碳水化合物	58.2 g	19%
钠	25 mg	1%

（三）营养声称和营养成分功能声称的标识

营养声称、营养成分功能声称可以在标签的任意位置标示，其字号不得大于食品名称和商标的字号。

（四）营养成分的标示顺序

营养成分的标示顺序按照 GB 28050—2011 中的营养成分表的顺序标示。当不标示某些营养成分时，后面的成分依序上移。不能按照营养素含量高低或重要性随意调整营养素排列顺序。

三、豁免强制标示营养标签的预包装食品

预包装食品豁免强制标示营养标签的食品包括生鲜食品、乙醇含量大于或等于0.5%的饮料酒类、包装总表面积小于或等于100 cm²或最大表面面积小于或等于20 cm²的食品、现制现售的食品、包装的饮用水、每日食用量小于或等于10 g或小于或等于10 mL的预包装食品和其他法律法规标准规定可以不标示营养标签的预包装食品等七类食品。

训练项目3　食品营养标签的解读与制作

（一）知识准备

熟练掌握《食品安全国家标准 预包装食品营养标签通则》（GB 28050—2011）。

（食品安全国家标准 预包装食品营养标签通则）（GB 28050—2011）

（二）实训准备

（1）学习准备。熟悉《食品安全国家标准 预包装食品营养标签通则》（GB 28050—2011）相关技术要求，了解《数值修约规则与极限数值的表示和判定》（GB/T 8170—2008）的有关规定。

（2）核对产品标准。查询产品执行的企业标准或国家标准（地方标准）。

（3）了解《中国食物成分表》的用法，查询产品原辅料的营养成分数据。

（4）按照《食品安全国家标准 预包装食品营养标签通则》（GB 28050—2011）营养标签的六种格式，结合产品特点，设计营养标签格式。

（三）实训内容及步骤

1. 预包装食品营养标签的解读

（1）看食品名称，了解食品的类型、属性。

（2）看配料表，了解食品的品质和成分组成。

（3）看营养成分表，了解能量和营养素的含量。

① 留意营养成分表中的单位（食物参考量），如每100 g或每100 mL或每份。

② 阅读能量和营养素含量及食物参考量。可用于比较同类食品，计算从食物摄取的能量和营养素。

③ 参考NRV，查看食物中能量或某种营养素含量的多寡。

（4）读懂营养声称的含义。

（5）选择符合消费者需求的食品。

2. 采用计算法制作曲奇饼干的营养标签

曲奇饼干的基本配方为低筋面粉100 g、黄油45 g、糖粉45 g、鸡蛋25 g、牛奶15 g、强化钙碳酸钙600 mg。

（1）确认产品的配方和原辅材料清单。

根据产品所执行的企业标准或国家标准（地方标准），确认产品的原辅材料配料表（见表2-11）。

表 2-11　产品原辅材料配料

原辅材料名称	占总配方百分比/%
原料 a	
原料 b	
原料 c	
原料 d	

（2）收集各类原辅材料的营养成分信息。

营养成分含量的间接计算，可以是利用原料的营养成分含量数据，根据原料配方计算获得；也可利用可信赖的食物成分数据库数据，根据原料配方计算获得。

可用于计算的原料营养成分数据来源包括供货商提供的检测数据；企业产品生产研发中积累的数据；权威机构发布的数据，如《中国食物成分表》。

收集各类原辅材料的营养成分信息，并记录每个营养数据的来源（见表 2-12）。

表 2-12　各类原辅材料的营养成分

原辅材料名称	原辅材料的营养成分信息				数据来源
	蛋白质/g	脂肪/g	碳水化合物/g	钠/mg	
原料 a					《中国食物成分表》
原料 b					供应商提供
原料 c					供应商提供
原料 d					《中国食物成分表》

（3）进行能量和营养成分数值修约。

通过上述原辅材料的营养成分数据，计算产品 A 的每种营养成分数据和能量值，并结合能量及各营养成分的允许误差范围，对能量和营养成分数值进行修约（见表 2-13）。

表 2-13　营养成分修约值

项目	100 g（修约前）	100 g（修约后）
能量		
蛋白质		
脂肪		
碳水化合物		
钠		

（4）营养素参考值（NRV）计算。

根据修约后的能量、营养成分数值，参照表 2-4 中营养素的 NRV，计算 NRV，并按修约间隔取整数。

对于 NRV 低于某数值的营养成分，如脂肪的 NRV 小于或等于 60 g，在计算产品脂肪含量占 NRV 的百分比时，应该按照 60 g 来计算。饱和脂肪、胆固醇也采取类似方式计算。

（5）营养标签形式的选择。

根据包装面积和设计要求，选择适当形式的营养成分表。

（6）营养声称选择。

根据以上营养声称含量多少和声称要求条件，挑选营养素和声称内容。

① 含量声称。表 2-5 列出的营养成分均可进行含量声称，并应符合相应要求。对营养成分进行含量声称时，必须使用表 2-5 中规定的用语。

② 比较声称。比较声称的条件是能量值或营养成分含量与参考食品的差异大于或等于 25%。

③ 营养成分功能声称。当能量或营养成分含量符合营养声称的要求和条件时，可根据食品的营养特性，选用 GB 28050—2011 中相应的一条或多条功能声称标准用语。

（7）营养标签的核定和归档

① 最终根据营养素参考值计算和营养声称判断，绘制营养标签。

② 把所有计算值和报告等归档。

3. 采用直接检测法制作产品的营养标签

（1）确定检验项目。按照 GB 28050—2011 规定，根据产品特性，在 1+4 的基础上，确定拟标示的营养成分。

（2）选择检测标准及方法。营养成分检测应首先选择我国食品安全标准规定的检测方法或与之等效的检测方法。无国家标准规定的检测方法时，可参考国际组织标准或权威科学文献。

（3）通过检测产品直接得到营养成分含量数值。企业可根据产品或营养成分的特性，确定抽检样品的来源、批次和数量。原则上这些样品应能反映不同批次的产品，具有产品代表性，保证标示数据的可靠性。

企业可自行开展营养成分的分析检测，也可委托有资质的检验机构完成。

对于采用计算法的，企业负责计算数值的准确性，必要时可用检测数据进行比较和评价。为保证数值的溯源性，建议保留相关信息，以便查询和及时纠正相关问题。

（4）进行能量和营养成分数值修约。

（5）营养素参考值（NRV）计算。

（6）营养标签形式的选择。

（7）营养声称的选择。

（8）营养标签的核定和归档。

（四）曲奇饼干的营养标签

（1）营养成分表。

请采用计算法算出曲奇饼干的营养成分表，并填写到表 2-14 中，同时写出其营养声称和功能声称。

表 2-14　曲奇饼干的营养标签

项目	每 100 g	NRV
能量		
蛋白质		
脂肪		
碳水化合物		
钠		
钙		

（2）营养声称。

_____。

（3）营养成分功能声称。

_____。

模块 3 一般人群膳食指导

课程素养实践园

1. 什么是碳足迹？低碳饮食建议应该多选择哪些食物？

2. 中国最健康的膳食模式是哪种？请说明你自己家乡膳食模式的特点。

3. 利用周末的时间，为本校的大学生或者校企合作单位的企业员工开展一次一般《中国居民膳食指南（2022）》的宣传公益活动。

4. 中国古代熟食和调味是何时开始的？请分析生食和熟食的营养特点。

任务 1 膳食模式认知

一、膳食模式与合理膳食

1. 膳食模式的定义

不同民族、不同地区的居民有着不同的饮食生活习惯及食物构成，这种食物种类和数量的相对构成特点即为膳食模式。理想膳食模式是指人们既能从日常食物中获得所需的各种营养素，又不会发生营养缺乏或营养过剩所致的一些慢性病的一系列膳食营养原则，故理想膳食模式又称健康膳食模式。

2. 膳食模式的分类

按动植物性食物来源，膳食模式可分为四大类型。

（1）动物性食物为主的膳食模式，以欧美等发达国家为代表。此类膳食的优点是蛋白质的数量和质量好，某些矿物质和维生素如钙、维生素 A 等较丰富，但最大的问题是存在着高能量、高脂肪、高蛋白、低纤维（"三高一低"）的缺陷，易诱发肥胖症、高脂血症、冠心病、糖尿病、脂肪肝等所谓的富裕性疾病。

（2）植物性食物为主的膳食模式，以大部分发展中国家的膳食为代表。此类膳食虽然没有发达国家"三高一低"膳食的缺陷，但膳食质量较差，如蛋白质和脂肪的数量均较低，蛋白质质量也较差；某些矿物质和维生素常显不足，易患营养缺乏病。

（3）地中海式的膳食模式，以意大利、希腊为代表。以使用橄榄油为主；动物性食物以鱼类最多，其次为牛肉、鸡肉；水果、薯类加上蔬菜总量远高于东方膳食模式；饮酒量高于东方、西方，但以红葡萄酒为主。心脑血管疾病和癌症的发病率、死亡率最低。

（4）动植物性食物摄取比较均衡的膳食模式，以日本膳食为代表。此类膳食既保持了以植物性食物为主的东方人膳食的优点，又避免了西方"三高一低"膳食的缺陷。

近年来，基于对疾病的恐慌和某些疾病治疗的需要，低碳水化合物饮食、生酮饮食、轻食、辟谷等膳食模式在网络上传播兴起，这些均不是健康人群的膳食模式，也没有证据表明长期采用这些膳食模式更健康。

二、合理膳食

合理膳食又称平衡膳食，是指多种食物构成的膳食，这种膳食不但要提供给用餐者足够的能量和所需的各种营养素，以满足人体正常的生理需要，还要保持各种营养素之间的比例平衡和多样化的食物来源，以提高各种营养素的吸收和利用，达到营养平衡的目的。合理膳食是健康的物质基础。

合理膳食的基本要求如下。

（1）安全卫生。食以安为先，食物必须保持安全卫生。有毒有害成分，无论是天然存在于食物中的还是食品污染物，都必须符合国家食品卫生标准和有关规定。

（2）满足人体所需的能量与营养素。营养物质的种类、数量、质量及相互间的配比都必须适合人体生理状况的实际需要。食物供给的能量要与机体消耗的能量保持平衡。

（3）易于消化吸收。食物在加工、烹调过程中，要尽量减少营养素损失，食物要有良好的感官性状，能适应人体的消化和促进食欲。

（4）合理的膳食制度。膳食制度是将一天的食物总量按一定数量、质量、次数和时间分配到每一餐次的一种制度。

任务2 中国居民一般人群膳食指南认知

一、膳食指南与膳食宝塔的定义

（一）膳食指南

膳食指南指政府部门或学术团体为了引导国民合理饮食维持健康而提出的饮食建议。其目的包括：引导食物生产和消费；保障人群膳食平衡，满足其营养素需求，提高生活质量和身体素质；指导运动或体力活动，纠正不良行为和习惯；预防营养素缺乏和过量，预防与营养相关的慢性疾病的发生。

（二）膳食宝塔

膳食宝塔是政府部门或学术团体为了引导国民合理饮食，根据各国居民膳食指南的核心内容，结合各国居民膳食的饮食特点，把平衡膳食的原则转化成各类食物的质量，便于人们在日常生活中实行。

二、中国居民一般人群膳食指南

为了指导居民合理选择食物，科学搭配食物，吃得营养、吃得健康，从而增强体质、预防疾病，中国营养学会于1989年首次发布了《中国居民膳食指南》（简称《膳食指南》），之后分别于 1997 年、2007 年、2016 年和 2022 年进行了四次修订。

《中国居民膳食指南（2022）》由一般人群膳食指南、特定人群膳食指南、平衡膳食模式和膳食指南编写说明三部分组成。除了 2 岁以上大众膳食指南外，还包括九大特定人群的膳食指南。

一般人群膳食指南适用于 2 岁以上人群，根据该人群的生理特点和营养需要，结合我国居民膳食结构特点，提出八条基本准则，以期达到平衡膳食、合理营养、保证健康的目的。

（一）准则一　食物多样，合理搭配

1. 核心推荐

（1）坚持谷类为主的平衡膳食模式。

（2）每天的膳食应包括谷薯类、蔬菜水果、畜禽鱼蛋乳和豆类食物。

（3）平均每天摄入 12 种以上食物，每周 25 种以上，合理搭配。

（4）每日摄入谷类食物 200 ~ 300 g，其中包含全谷物和杂豆类 50 ~ 150 g；薯类 50 ~ 100 g。每天的膳食应合理组织和搭配，平衡膳食模式中碳水化合物供能占总能量的 50% ~ 60%，蛋白质占 10% ~ 15%，脂肪占 20% ~ 30%。

2. 实践应用

（1）如何实现食物多样。

① 一日三餐食物品种的搭配多样化。

② "小份量"选择。份是实现食物多样化的关键措施，分餐时选用小份菜肴可增加食物的种类，多人一起聚餐也利于实现食物多样。

中国居民膳食指南摄入各类食物品种数的建议指标

③ 同类食物互换。一段时间内同类食物互换是保持食物多样的好办法，通过食物品种互换，可避免每天食物品种重复，有利于丰富三餐的食物品种，从而实现食物多样。

④ 食物巧搭配。合理的烹调如粗细搭配、荤素搭配、色彩搭配，不仅可以增加食物品种数量，还可以提高食物的营养价值和改善食物的风味。

中国居民膳食指南食物品种按照一日三餐的分配指标

（2）如何做到以谷物为主。谷类为主是中国居民平衡膳食模式的重要特征，即一日三餐都要摄入充足的谷类食物。在家吃饭，每餐都应该有米、面等主食，各餐主食可选不同种类的谷类食材。在外就餐特别是聚餐时，点餐宜先点主食或蔬菜类，不能只点肉菜或酒水，就餐时主食和菜肴同时上桌，以免发生主食吃得很少或不吃主食的情况。

（3）让全谷物和杂豆类走上餐桌。谷类是膳食中的主食，含有丰富碳水化合物，是最经济的膳食能量来源（应占总能量 50% ~ 65%）。杂豆类包括大豆以外的其他干豆类，如红小豆、绿豆、芸豆等，杂豆具有高蛋白质、淀粉含量中等和低脂肪的特点，且含有比较丰富的矿物质、B 族维生素和膳食纤维等。因此，每天都应摄入一定量的全谷物杂豆类食物。

（4）增加薯类摄入的方法。马铃薯和甘薯可以直接作为主食，薯类作为菜肴是常用的方法。薯类可作为零食，但不宜多吃油炸薯条和薯片。

（二）准则二　吃动平衡，健康体重

1. 核心推荐

（1）各年龄段人群都应天天运动、保持健康体重。

（2）食不过量，控制总能量摄入，保持能量平衡。

（3）坚持日常身体活动，每周至少进行 5 d 中等强度身体活动，累计 150 min 以上；主动身体活动最好每天 6 000 步。

（4）鼓励适当进行高强度有氧运动，加强抗阻运动，每周 2~3 d。

（5）减少久坐时间，每小时起来动一动。

2. 实践应用

（1）如何保持健康体重。

① 对于超重或患肥胖症者的减肥速度以每月 2~4 kg 为宜。一般的减重膳食建议每日摄入能量减少 300~500 kcal（即 1 255~2 092 kJ），严格控制食用油和脂肪的摄入，适量控制精白米面和肉类，保证蔬菜、水果和牛乳的摄入充足。建议超重或患肥胖症者增加运动量，以帮助减少身体脂肪，每日累计达到 60~90 min 中等强度有氧运动，每周 5~7 d；抗阻肌肉力量锻炼隔天进行，每次 10~20 min。

② 体重变化是判断一段时间内人体能量平衡的指标，家里准备一个电子体重秤，经常称一下早餐空腹时的体重，根据体重变化情况来调整食物的摄入量和身体活动量。

（2）如何做到食不过量、吃动平衡。

食不过量就是每日摄入各种食物所提供的能量，不超过也不低于人体所需要的能量。各类的食物能量不同，如蔬菜是低能量食物，油、高脂肪的食物、肉等能量较高，需要食物的合理搭配，既要保持能量平衡，也要保证营养素平衡。要做到定时定量进餐，实行分餐制，每顿少吃一两口，少吃高能量食物，减少在外就餐。吃动平衡原则上是量出为入，但鼓励多动会吃，不提倡少动少吃，忌不动不吃。

（3）如何安排身体活动。

每个人都应保持足够的日常身体活动。身体活动量是决定健康效益的关键，建议成年人每日主动身体活动至少应 40 min，即相当于快步走 6 000 步的运动量。6 000 步可以一次完成，也可以分 2~3 次完成。每日或每周 5 d 以上都进行中等强度有氧运动，至少隔天一次，每次持续时间 10 min，每周累计 150 min 以上。步行、快走、慢跑、游泳、乒乓球、羽毛球、篮球、跳舞、做家务等，均是中等强度的有氧运动。

推荐的成人
身体活动量

工作时，常常伸展筋骨，少搭电梯，多走楼梯，避免久坐，每 60 min 离开座位动一动。在家可选择伸展运动或有氧健身操，进行仰卧起坐、伏地挺身等居家简易肌力训练。每个人都应该寻找适合自己的运动方式，培养兴趣，长期坚持。充分利用外出、工作间隙、家务劳动和闲暇时间，尽可能地增加"动"的机会，减少"静坐"的时间。

（三）准则三　多吃蔬果、乳类、全谷物、大豆

1. 核心推荐

（1）蔬菜水果、全谷物和乳制品是平衡膳食的重要组成部分。

（2）餐餐有蔬菜，保证每日摄入不少于 300 g 的新鲜蔬菜，深色蔬菜应占 1/2。

（3）天天吃水果，保证每日摄入 200~350 g 的新鲜水果，果汁不能代替鲜果。

（4）吃各种各样的乳制品，摄入量相当于每日 300 g 以上液态乳。

（5）经常吃全谷物、大豆制品，适量吃坚果。

2. 实践应用

（1）餐餐有蔬菜，天天有水果。蔬菜水果要重"鲜"、选"色"、多"品"，蔬果巧搭配。我国居民目前蔬菜摄入量低，水果摄入长期不足。多吃蔬果可减少能量摄入，保证在每餐的食物中有一半是蔬菜。膳食要讲究荤素搭配，做到餐餐有蔬菜。每日吃 3~5 种水果，三口之家一周应该采购 4~5 kg 水果。自制果蔬汁不去渣。

（2）精挑细选巧搭配，合理烹调保营养。应选择新鲜和应季的蔬菜水果，以免储存时间过长造成营养素损失。深色（深绿色、红色、橘红色和紫红色）蔬菜富含胡萝卜素和植物化学物质，应占蔬菜总摄入量的 1/2 以上。少吃腌菜和酱菜。

每日的蔬菜品种至少达到 5 种以上，不能相互替代或长期缺乏，只有多种蔬果合理搭配才能获得较多益处。水果不可以代替正餐，应安排在餐前或两餐之间，果汁等制品的营养价值一般不如新鲜水果。

保持蔬菜营养，就是要减少烹调加热时间和高温烹调。具体烹饪的方法有，先洗后切、凉拌生吃、急火快炒、开汤下菜、炒好即食。

（3）每日一杯乳。选择多种多样的乳制品，把牛乳当作膳食组成的必需品。例如，早餐饮用牛乳一杯（200~250 mL），午饭加一杯酸乳（100~125 mL），就可达到每日 300 g 液态乳摄入量。乳制品如按蛋白质与鲜乳折算，则 100 g 鲜牛乳＝酸乳 100 g＝乳粉 12.5 g＝乳酪 10 g。

乳糖不耐受人群可选酸乳等制品，超重或肥胖症人群宜选择脱脂乳或低脂乳。例如，确认牛乳蛋白过敏的人群，应避免食用牛乳。刚挤出来的牛乳，需杀菌后方可食用。

（4）常吃豆制品。常吃豆制品是指每日摄入大豆 15~25 g，或每周 105~175 g。豆腐、豆干、豆浆、豆芽、发酵豆制品都是不错的选择。喝豆浆必须要煮透，避免食物中毒。

（5）坚果有益不过量。坚果好吃，有益健康，但属高能食物，不可过量，最好一周食用 50~70 g（平均每日 10 g 左右）。如果摄入量多，应减少三餐的总能量。

（四）准则四　适量吃鱼、禽、蛋、瘦肉

1. 核心推荐

（1）鱼、禽、蛋类和瘦肉摄入要适量，平均每日 120~200 g。
（2）每周最好吃鱼 2 次或 300~500 g、蛋类 300~350 g、畜禽肉 300~500 g。
（3）少吃深加工肉制品。
（4）鸡蛋营养丰富，吃鸡蛋不弃蛋黄。
（5）优先选择鱼，少吃肥肉、烟熏和腌制肉制品。

2. 实践应用

（1）如何做到适量摄入。

①控制总量、分散食用。每人每周摄入鱼和畜禽肉的总量不超过 1 kg，鸡蛋不超过 7 个。适当减少红肉及制品的摄入，增加白肉的摄入。肉类应分散到每日各餐中，最好每餐有肉，每日有蛋，避免集中食用，以发挥蛋白质互补作用。制定每周食谱，鱼和畜禽肉可以换着吃，但每日最好不少于两类。

②切小块烹饪。烹饪肉类时，宜切小块烹制。烹制成的大块畜禽肉或鱼，吃前最好分成小块再供食用。红烧蹄髈、鸡腿等大块肉，如果不了解其质量，往往会过量摄入。

③外餐荤素搭配。在外就餐时，常会增加动物性食物的摄入量。建议尽量减少在外就餐的次数，如果需要在外就餐，点餐时要做到荤素搭配，清淡为主，尽量用鱼和豆制品代替畜禽肉。

（2）选吃瘦肉，少吃肥肉，适量食用动物内脏。肥的畜肉脂肪含量较多，能量密度高，因此应选吃瘦肉，少吃肥肉。动物内脏如肝、肾等，含有丰富的脂溶性维生素、B族维生素、铁、硒和锌等，适量摄入可弥补日常膳食的不足，可定期摄入，建议每月可食用动物内脏食物2~3次，每次25 g左右。

（3）少吃烟熏和腌制肉制品。烟熏和腌制肉在加工过程中，易遭受多环芳烃（Polycyclic Aromatic Hydrocarbons，PAHs）类和甲醛等多种有害物质的污染，过多摄入可增加某些肿瘤的发生风险，应当少吃或不吃。

（4）如何合理烹调动物性食物。

① 选择适宜的烹调方法。鱼类烹调可用煮、蒸、炒、熘等方法，提倡多采用蒸后浇汁的方法，既可减少营养素丢失，又可增加风味。煮鸡蛋一般在水烧开后小火煮5~6 min即可；煎蛋时火不宜过大，时间也不要过长，以免影响消化吸收。肉类可采用炒、烧、爆、炖、蒸、熘、焖、炸、煨等方法，在滑炒或爆炒前可挂糊上浆，既可增加口感，又可减少营养素丢失。

② 少烤炸。肉类在烤或油炸时，由于温度较高，营养素遭受破坏，如果方法掌握不当，容易产生一些致癌化合物污染食物，影响人体健康。

③ 既要喝汤，更要吃肉。我国南方地区居民炖鸡，有喝汤弃肉的习惯，这种吃法不能使食物中的营养素得到充分利用，造成食物资源的极大浪费。实际上，鸡肉部分的营养价值比鸡汤高得多。

（五）准则五　少盐少油，控糖限酒

1. 核心推荐

（1）培养清淡饮食习惯，少吃高盐和油炸食品。成人每日食盐不超过5 g，每日烹调油25~30 g。

（2）控制添加糖的摄入量，每日不超过50 g，最好控制在25 g以下。

（3）每日反式脂肪酸摄入量不超过2 g。

（4）不喝或少喝含糖饮料。

（5）儿童、少年、孕妇、乳母不应饮酒。成人如饮酒，一天饮用的乙醇量不超过15 g。

2. 实践应用

（1）减少食盐摄入的措施。

① 总量控制，量化用盐。使用限盐勺罐，每餐按量放入菜肴。

② 替代法。烹调时多用醋、柠檬汁、香料、姜等调味，减少使用酱油、酱类、蚝油、鱼露等高盐调味料，自觉改变口味过咸而过量添加食盐和酱油的不良习惯。

③ 少吃高盐（钠）食品，注意隐性钠问题。减少酱菜、某些腌制类及其他过咸食物的摄入。购买营养标签中钠含量不超过30%营养素参考值（Nutrition Reference Values，NRV）的食品。

④ 烹饪方法多样。多采用蒸、烤、煮等烹调方式，享受食物天然味道，培养清淡口味。缺碘地区要选用碘盐，烹制菜肴可以等到快出锅时再加盐。

（2）减少食用油摄入的措施。

① 坚持定量用油，控制总量。

② 选择合理的烹饪方法。尽量多用蒸、煮、炖、拌、焖等减少用油量的烹饪方法，少用炸、煎、烤等烹饪方法。经常更换烹调油的种类，食用多种植物油。

③ 少吃油炸食品，选用低脂加工食品。外出就餐点菜时，点一些少油清淡类的菜品。

④ 减少摄入饱和脂肪和反式脂肪酸高的食物。减少动物油的用量。

（3）控制添加糖摄入量的措施。对于儿童、青少年来说，含糖饮料是添加糖的主要来源。建议不喝或少喝含糖饮料，减少糕点、甜点、冷饮等含添加糖的预包装食品的摄入。此外，家庭烹饪时，如红烧、糖醋等，应注意尽量少加糖。喝茶、咖啡时也容易摄入过多的糖，需要引起注意。

（4）合理限酒。孕妇、乳母、儿童、少年、特殊状况或特定职业人群，以及驾驶人员应禁酒。饮酒时注意餐桌礼仪，在庆典、聚会等场合不劝酒、不酗酒。饮酒不以酒醉为荣，做到自己饮酒适度，他人心情愉悦。乙醇摄入过多可导致肝脏损伤，增加胎儿酒精综合征风险，增加痛风、结直肠癌、乳腺癌、心血管疾病发病风险。

（六）准则六　规律进餐，足量饮水

1. 核心推荐

（1）合理安排一日三餐，定时定量，不漏餐，每天吃早餐。

（2）规律进餐、饮食适度，不暴饮暴食、不偏食挑食、不过度节食。

（3）足量饮水，少量多次。在温和气候条件下，低身体活动水平成年男性每日喝水1 700 mL，成年女性每日喝水1 500 mL。

（4）推荐喝白水或茶水，少喝或不喝含糖饮料，不用饮料代替白水。

2. 实践应用

（1）如何安排一日三餐的时间和食物量。一日三餐，两餐的间隔以4~6 h为宜。学龄前儿童除了保证每日3次正餐外，还应安排2次零点。应细嚼慢咽享受食物的美味，并营造轻松、愉快的进餐氛围，可以放点轻音乐，谈论轻松的话题；进餐时应相对专注，不宜边进餐边看电视、看手机等。

（2）保证天天吃好早餐。早餐的食物应包括谷薯类、蔬菜水果、动物性食物、乳豆坚果等4类食物。

（3）安排好午餐和晚餐。午餐的食物选择应当根据不同年龄人群的营养需要，遵照平衡膳食的要求。主食可选择米或面制品，做到粗细搭配；2~3种蔬菜，1~2种动物性食物，如鱼虾等水产品、鸡肉、瘦猪肉、牛羊肉，1种豆制品，1份水果。

一日三餐的时间和食物量的合理安排

晚餐不宜过于丰盛、油腻，应确保食物品种丰富，并考虑早、午餐的进餐情况，适当调整晚餐食物的摄入量，保证全天营养平衡。同时做到清淡少油少盐。主食可以选富含膳食纤维的食物，如小米、薏米、荞麦、红薯等，既能增加饱腹感，又可以促进肠胃蠕动；搭配蔬菜、水果、适量动物性食物和豆制品，多采用蒸、煮、炖、清炒等，少用炸、煎等烹调方法。晚餐时间不要太晚，至少在睡觉前2 h进食。

（4）在外就餐应注意的问题。应选择食品安全状况良好、卫生信誉度在B级及以上的餐饮服务单位。点餐时要注意食物多样，荤素搭配；不铺张浪费，适量而止；尽量选择用蒸、炖、煮等方法烹调的菜肴，避免煎炸食品和含脂肪高的菜肴，以免摄入过多油脂；进食注意顺序，可以先吃少量主食，再吃蔬菜、肉类等；增加蔬菜摄入，肉类菜肴要适量；食量要适度。

（5）正确选择零食。零食是指非正餐时间食用的食物或饮料，不包括水。可经常食用低盐、低糖、低脂且营养素密度高的食物作为零食，还可选择新鲜蔬菜水果及坚果等；限制

食用高盐、高糖、高脂的食物作为零食，如油炸或膨化食品。吃零食的量不宜多，以不影响正餐为宜，更不应该代替正餐。两餐之间可适当吃些零食，睡前1h不宜吃零食。

（6）不暴饮暴食，不偏食挑食。

（7）不过度节食。要避免采取过度节食或不科学的方式减轻或控制体重。

（8）判断机体是否缺水，简便易行的办法是根据口渴、排尿次数、尿液量和颜色来判断机体的水合状态。出现口渴已经是身体明显缺水的信号。因此，要避免出现口渴现象，应主动喝水。当机体排尿次数和尿液量比平时减少时，提示水分摄入过少，机体可能出现缺水状态。水分摄入充足时，正常的尿液颜色为透明黄色或是浅黄色。当尿液颜色加深，呈现黄色时，机体可能摄入水分较少，存在脱水状态；呈现较深黄色和深黄色时，提示机体水分不足或缺少水分，处于脱水状态。

（9）正确饮水。每日饮水1 500~1 700 mL，不包含汤、粥等食物中水的量。人体补充水分的最好方式是饮用白开水，茶水是成年人的一个较好选择，不推荐喝含糖饮料及纯净水。在温和气候条件下，对于轻体力活动水平者，推荐儿童、少年7~13岁饮水5~6杯（一杯水200~250 mL）、14~17岁饮水6~7杯，推荐成年人饮水7~8杯。最好的饮水方式是少量多次，分配在一天中的任何时间，每次一杯，一次饮水不超过200 mL为宜。可早、晚各1杯水，在三餐前后也可以饮用1~2杯水，分多次喝完；成人饮用较淡茶水替代一部分白开水。此外，在炎热夏季，饮水量也需要相应地增加。对运动量大、劳动强度高或暴露于高温、干燥等特殊环境下的人，应及时饮水和补充一定量的电解质。

（七）准则七　会烹会选，会看标签

1. 核心推荐

（1）在生命的各个阶段都应做好健康膳食规划。
（2）认识食物，选择新鲜的、营养素密度高的食物。
（3）学会阅读食品标签，合理选择预包装食品。
（4）学习烹饪、传承传统饮食，享受食物天然美味。
（5）在外就餐，不忘适量与平衡。

2. 实践应用

（1）如何选购物美价廉的食物。了解食物主要营养特点，按类选择食物是合理膳食的第一步。了解常见食物的营养素密度，经常选择高营养密度的食物。因地制宜地选取当地食物，充分利用当季、当地食物资源。

（2）选购食品会看食品营养标签。会看配料表是鉴别食品组成的最重要途径；会看营养成分表；利用营养声称合理选购食品。

（3）如何设计一日三餐。根据膳食能量摄取目标，合理挑选食物，合理烹饪、分配餐食，通过一段时间内自我观察体重和体脂成分变化状况对能量需要量进行微调。

（4）学习烹饪，享受营养与美味。

（5）如何实践健康饮食。健康饮食的关键在于"平衡"。

（6）外卖及在外就餐的点餐技巧。外卖及在外就餐应纳入膳食计划；挑选主食，不忘全谷物；挑选菜肴，少用油炸，注意荤素搭配；不要大份量、适量不浪费；提出少油、少盐健康诉求。

（八）准则八　公筷分餐，杜绝浪费

1. 核心推荐

（1）选择新鲜卫生的食物，不食用野生动物。

（2）食物制备生熟分开，熟食二次加热要热透。

（3）讲究卫生，从分餐公筷做起。

（4）珍惜食物，按需备餐，提倡分餐不浪费。

（5）做可持续食物系统发展的践行者。

2. 实践应用

（1）选择新鲜食物，注意饮食卫生。首选当地当季食物；通过看、触、闻等手段通过食物的外观、色泽、气味等感官指标加以辨别食物的新鲜程度。预包装食品可以通过看食品标签上的生产日期了解食物的新鲜程度。水果蔬菜要洗净。食物储藏过程中生熟要分开。冷冻食品也应注意饮食卫生，冷冻食品在家储存时，应关注生产日期、保质期，保证食品在保质期内尽快食用。

（2）不吃野生动物。2020年2月24日，全国人大常委会决定，全面禁止食用包括人工繁育、人工饲养类在内的陆生野生动物。自2023年5月1日起，新修订的《野生动物保护法》已正式施行。

（3）使用公筷公勺，采用分餐，保障饮食安全。使用公筷公勺，可以有效地降低经口、经唾液传播传染性疾病的发生和交叉感染的风险；分餐制还有利于明确食物种类、控制进餐量，实现均衡营养，培养节约、卫生、合理的饮食"新食尚"。

（4）珍惜食物、杜绝浪费。坚持按需选购，合理储存；小份量、光盘行动；合理利用剩饭剩菜；外出就餐，按需点菜不铺张。

（5）人人做食物系统可持续发展的推动者。对于一般个体或家庭而言，推动食物系统可持续化发展最直接的方式之一是改变饮食结构和就餐方式，杜绝食物浪费。提倡增加水果、蔬菜、全谷物等有益健康的植物性食物消费，减少油、盐、糖、深加工食品和畜肉类食物的过度消费，向平衡/合理膳食转变。提倡厉行节约，反对浪费，保障国家粮食安全，弘扬中华民族勤俭节约传统美德，推进文明餐饮，促进"新食尚"。

《中国居民平衡膳食宝塔》视频

三、中国居民一般人群膳食宝塔

1.《中国居民平衡膳食宝塔》的结构图

2022版《中国居民平衡膳食宝塔》包含我们每天应吃的主要食物种类，共分五层，如图3-1所示。

《平衡膳食宝塔》各层位置和面积不同，这在一定程度上反映出各类食物在膳食中的地位和应占的比重。

《平衡膳食宝塔》图外侧为水和身体活动的形象，强调足量饮水和增加身体活动的重要性。在温和气候条件下生活的轻体力活动的成年人，每日至少饮水：男性1.7 L、女性1.5 L。在高温或强体力劳动的条件下，饮水应适当增加。建议成年人每天进行累计相当于步行6 000步以上的身体活动，如果身体条件允许，最好进行30 min中等强度的运动。

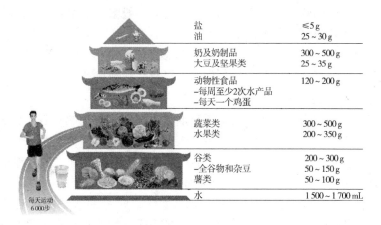

盐	≤5 g	
油	25～30 g	
奶及奶制品	300～500 g	
大豆及坚果类	25～35 g	
动物性食品	120～200 g	
—每周至少2次水产品		
—每天一个鸡蛋		
蔬菜类	300～500 g	
水果类	200～350 g	
谷类	200～300 g	
—全谷物和杂豆	50～150 g	
薯类	50～100 g	
水	1 500～1 700 mL	

每天运动6 000步

图3-1 《中国居民平衡膳食宝塔》（Chinese Food Guide Pagoda）（2022）

《平衡膳食宝塔》没有建议食糖的摄入量，因为我国居民现在平均糖的摄入量较低，对健康的影响还不大。但多吃糖有增加龋齿的危险，尤其是儿童、青少年不应吃太多的糖和含糖高的食品及饮料。

2. 《平衡膳食宝塔》建议的食物量

《平衡膳食宝塔》建议的各类食物摄入量都是指食物可食部分的生重。各类食物的质量不是指某一种具体食物的质量，而是一类食物的总量，因此在选择具体食物时，实际质量可以从食物互换表中查询。例如，建议每日300 g蔬菜，可以选择120 g油菜和320 g莴笋，也可以选择150 g芹菜和210 g四季豆。

《平衡膳食宝塔》中各类食物的建议量都有一个范围，下限为能量水平1 600 kcal的建议量，上限为能量水平2 400 kcal的建议量。

（1）第一层 谷类（全谷物和杂豆）、薯类。

谷薯类是膳食能量的主要来源（碳水化合物提供总能量的50%～65%），也是多种微量营养素和膳食纤维的良好来源。《膳食指南》中推荐2岁以上健康人群的膳食应做到食物多样、合理搭配。谷类为主是合理膳食的重要特征。在1 600～2 400 kcal能量需要量水平下的一段时间内，建议成年人每人每日摄入谷类200～300 g，其中包含全谷物和杂豆类50～150 g；另外，薯类50～100 g，从能量角度，相当于15～35 g大米。

谷类、薯类和杂豆类是碳水化合物的主要来源。谷类包括小麦、稻米、玉米、高粱等及其制品，如米饭、馒头、烙饼、面包、饼干、麦片等。全谷物保留了天然谷物的全部成分，是理想膳食模式的重要组成，也是膳食纤维和其他营养素的来源。杂豆包括大豆以外的其他干豆类，如红小豆、绿豆、芸豆等。我国传统膳食中整粒的食物常见的有小米、玉米、绿豆、红豆、荞麦等，现代加工产品有燕麦片等，因此把杂豆与全谷物归为一类。2岁以上人群都应保证全谷物的摄入量，以此获得更多营养素、膳食纤维和健康益处。薯类包括马铃薯、红薯等，可替代部分主食。

（2）第二层 蔬菜类和水果类。

蔬菜水果是膳食指南中鼓励多摄入的两类食物。在1 600～2 400 kcal能量需要量水平下，推荐成年人每日蔬菜摄入量至少达到300 g、水果200～350 g。蔬菜水果是膳食纤维、微量营养素和植物化学物的良好来源。蔬菜包括嫩茎、叶、花菜类、根菜类、鲜豆类、茄果瓜菜类、葱蒜类、菌藻类及水生蔬菜类等。深色蔬菜是指深绿色、深黄色、紫色、红色等有颜色的蔬菜，每类蔬菜提供的营养素略有不同，深色蔬菜一般富含维生素、植物化学物和膳食纤维，推荐每天占总体蔬菜摄入量的 1/2 以上。

水果多种多样，包括仁果、浆果、核果、柑橘类、瓜果及热带水果等。推荐吃新鲜水果，在鲜果供应不足时可选择一些含糖量低的干果制品和纯果汁。

（3）第三层　动物性食物。

鱼、禽、肉、蛋等动物性食物是膳食指南推荐适量食用的食物。在 1 600～2 400 kcal 能量需要量水平下，推荐每日鱼、禽、肉、蛋摄入量共计 120～200 g。

新鲜的动物性食物是优质蛋白质、脂肪和脂溶性维生素的良好来源，建议每日畜禽肉的摄入量为 40～75 g，少吃加工类肉制品。目前我国汉族居民的肉类摄入以猪肉为主，且增长趋势明显。猪肉含脂肪较高，应尽量选择瘦肉或禽肉。常见的水产品包括鱼、虾、蟹和贝类，此类食物富含优质蛋白质、脂类、维生素和矿物质，推荐每日摄入量为 40～75 g，有条件可以优先选择。蛋类包括鸡蛋、鸭蛋、鹅蛋、鹌鹑蛋、鸽子蛋及其加工制品，蛋类的营养价值较高，推荐每日 1 个鸡蛋（相当于 50 g 左右），吃鸡蛋不能丢弃蛋黄，蛋黄含有丰富的营养成分，如胆碱、卵磷脂、胆固醇、维生素 A、叶黄素、锌、B 族维生素等，对所有年龄人群都有益处。

（4）第四层　奶及奶制品、大豆及坚果。

奶类和豆类是鼓励多摄入的食物。奶类、大豆和坚果是蛋白质和钙的良好来源，营养素密度高。在 1 600～2 400 kcal 能量需要量水平下，推荐每日应摄入至少相当于鲜奶 300 g 的奶类及奶制品。在全球奶制品消费中，我国居民摄入量一直很低，多吃各种各样的奶制品，有利于提高奶类摄入量。

大豆包括黄豆、黑豆、青豆，其常见的制品如豆腐、豆浆、豆腐干及千张等，是优质蛋白质的良好来源。坚果富含必需脂肪酸和必需氨基酸。推荐大豆和坚果摄入量共为 25～35 g，其他豆制品摄入量需按蛋白质含量与大豆进行折算。坚果无论作为菜肴还是零食，都是食物多样化的良好选择，建议每周摄入 70 g 左右（相当于每日 10 g 左右）。

（5）第五层　油和盐。

油、盐作为烹饪调料必不可少，但建议尽量少用。推荐成年人平均每日烹调油不超过 25～30 g，食盐摄入量不超过 5 g。按照 DRIs 的建议，1～3 岁人群膳食脂肪供能比应占膳食总能量 35%；4 岁以上人群占 20%～30%。在 1 600～2 400 kcal 能量需要量水平下脂肪的摄入量为 36～80 g。其他食物中也含有脂肪，在满足平衡膳食模式中其他食物建议量的前提下，烹调油需要限量。按照 25～30 g 计算，烹调油提供 10% 左右的膳食能量。烹调油也要多样化，应经常更换种类，以满足人体对各种脂肪酸的需要。

限制食盐摄入量是我国长期行动目标，每日的摄入量不超过 5 g，同时要控制隐形高盐食品的摄入量。酒和添加糖不是膳食组成的基本食物，烹饪使用和单独食用时也都应尽量避免。

（6）身体活动和饮水。

水是膳食的重要组成部分，身体活动是能量平衡和保持身体健康的重要手段。推荐成年人每天进行至少相当于快步走 6 000 步以上的身体活动，

3. 《平衡膳食宝塔》的应用

（1）确定适合自己的能量水平。

《平衡膳食宝塔》中建议的每人每日各类食物适宜摄入量范围适用于一般健康成人，在

实际应用时要根据个人年龄、性别、身高、体重、活动强度、季节等情况适当调整。

目前，由于人们膳食中脂肪摄入的增加和日常身体活动的减少，许多人的能量摄入超过了自身实际需要。体重是判定正常成人能量平衡的最好指标，每个人应根据自身的体重变化来调整食物的摄入，主要应调整含能量较多的食物。

（2）根据自己的能量水平确定食物需要。

《平衡膳食宝塔》建议的每人每日各类食物适宜摄入量范围适用于一般健康成年人，按照七个能量水平分别建议了 10 类食物的摄入量，应用时要根据自身的能量需要进行选择（表 3-1）。食物摄入建议量均为食物可食部分的质量。

例如，在 8 368 kJ（2 000 kcal）能量需要水平下，平衡膳食模式的食物构成是谷类 275 g，其中全谷物和杂豆类 50~150 g，薯类 50~100 g；蔬菜 450 g；水果 300 g；水产品、禽畜肉、蛋各 50 g 共 150 g；牛奶或酸奶 300~500 g；其他还包括大豆及坚果类 25 g 和食用油 25~30 g 等。

表 3-1 《平衡膳食宝塔》推荐的食物量

食物种类	不同能量水平/kcal				
	1 600	1 800	2 000	2 200	2 400
谷类/g	200	225	275	300	
其中全谷物和杂豆/g，薯类/g	50~150，50~100				
蔬菜/g	300	400	450	450	500
其中深色蔬菜	占 1/2				
水果/g	200	200	300	300	350
肉类/g	120	140	150	200	200
其中畜禽肉类/g	40	50	50	75	75
其中蛋类/g	40	40	50	50	50
其中水产品/g	40	50	50	75	75
奶制品/g	300	300~500			
大豆及坚果类/g	25	25	25	35	35
油盐类/g	油 25~30，盐<5				

（3）根据建议的食物摄入量采购食物。

食物采购是实现平衡膳食和合理营养的基础，一个家庭必须按照《平衡膳食宝塔》对各个家庭成员建议的食物摄入量来采购各类食物。建议的食物量是"可食部"，可食部是指去掉食物中不可食用部分后剩余的可食用部分。有些食物要折算为"市品"量，才能满足全家人合理营养的需要。

案例　计算一个家庭一周采购的食物量。

一对中年夫妇，均为办公室职员，有一个 8 岁男童，请为这个家庭制定一周的食物采购计划。

可按附录Ⅰ中的"中国居民膳食能量需要量"表确定轻体力活动水平，男、女及 8 岁男童中体力活动水平的能量需要量分别为 9 414 kJ、7 531 kJ 及 7 740 kJ。从表 3-1 查出相应（近）能量水平建议的食物摄入量；另外，再根据男童的能量需要及各类食物合理搭配的原理，计算出儿童需要的各类食物。按表 3-2 计算出该家庭每周食物的摄入量。

表 3-2　该家庭建议食物摄入量

食物类别	男性 (2 250 kcal)	女性 (1 800 kcal)	儿童 (1 850 kcal)	全家日摄入量/g	全家周摄入量/kg	周食物采购量/kg
谷类	275	225	250	750	5.3	5.3
大豆类	35	25	25	85	0.6	0.6
蔬菜类	450	400	400	1 250	8.8	9.6
水果类	300	200	200	700	4.9	6.0
肉类	75	50	50	175	1.2	1.2
奶类	300	300	300	900	6.3	6.3
蛋类	50	40	50	140	1.0	1.1
水产类	75	50	50	175	1.2	1.5
食用油类	25	25	25	75	0.5	0.5
食盐	5	5	5	15	0.1	0.1

表中最后一列"周食物采购量"是按照各类食物的市品与可食部差数，由"全家周摄入量"折算出来的。从摄入量折算成采购量时，谷、豆、肉、奶类不必增加，蔬菜类应增加 10% ~ 15%，水果类应增加 15% ~ 30%，蛋类应增加 10%，鱼、虾、贝类应增加 20%。

实际生活中，米、豆、油、盐不需要每周采购，蔬菜、水果一周需要采购数次。食物采购的频率以可以保证食物新鲜卫生为标准来确定。建议根据实际情况决定是否需要采购碘强化食盐，建议采购铁强化酱油。

（4）食物同类互换，调配丰富多彩的膳食。

食物多样化，既是平衡膳食的要求，也是为了使饮食更加丰富多彩，促进人们的食欲。《平衡膳食宝塔》包含的每一类食物中都有许多品种，且同一类食物中各种食物所含营养成分基本相近，在膳食中可以互相替换。按照食物同类互换的原则调配一日三餐，可以更好地满足人们对饮食的需求。

同类互换即以粮换粮、以豆换豆、以肉换肉。例如，大米可与面粉或杂粮互换，馒头可与相应量的面条、烙饼、面包等互换；大豆可与相当量的豆制品互换；瘦猪肉可与等量的鸡、鸭、牛、羊、兔肉互换；鱼可与虾、蟹等水产品互换；牛奶可与羊奶、酸奶、奶粉或干酪等互换。

多种多样即选用品种、形态、颜色、口感多样的食物和变换烹调方法。假如每日食用40 g豆类及豆制品，根据同类互换、多种多样的原则，可以全量互换，即全换成相当量的豆浆或豆干，第一天喝豆浆、第二天选用豆干、第三天选用豆芽；也可以分量互换，如1/3换豆浆、1/3换腐竹、1/3换豆腐。表3-3列举了几类常见食物的互换。

表3-3 《平衡膳食宝塔》同类食物互换

食物种类	食物名称	市品量/g	食物名称	市品量/g	食物名称	市品量/g
谷类薯类食物①（能量相当于50 g米、面的食物）	稻米或面粉	50	米粥	375	油条	45
	面条（挂面）	50	馒头	80	面包	55
	面条（切面）	60	花卷	80	饼干	40
	米饭（籼米）	150	烙饼	70	鲜玉米（市品）	350
	米饭（粳米）	110	烧饼	60	甘薯、白薯（生）	190
蔬菜类食物②（市品相当于100 g可食部质量）	萝卜	105	冬瓜	125	大白菜	115
	四季豆	105	韭菜	110	芹菜	150
	番茄	100	菠菜	120	蒜苗	120
	柿子椒	120	油菜	120	菜花	120
	黄瓜	110	小白菜	120	莴笋	160
	茄子	110	卷心菜	115	藕	115
水果类食物②（市品相当于100 g可食部质量）	苹果	130	草莓	105	芒果	150
	梨	120	柿子	115	火龙果	145
	桃	120	柑橘	130	菠萝	150
	鲜枣	115	橙子	130	猕猴桃	120
	葡萄	115	香蕉	170	西瓜	180
肉类食物③（市品相当于50 g可食部质量）	瘦猪肉（生）	50	瘦牛肉（生）	50	鸡肉（生）	50
	猪排骨（生）	85	酱牛肉	35	鸡腿（生）	90
	猪肉松	30	牛肉干	30	鸡翅（生）	80
	广式香肠	55	羊肉（生）	50	炸鸡	70
	肉肠（火腿肠）	85	整鸡、鸭、鹅（生）	75	鸭肉（生）	50
	酱肘子	35	烧鸡、烧鸭、烧鹅	60	烤鸭	55

食物种类	食物名称	市品量/g	食物名称	市品量/g	食物名称	市品量/g
鱼虾类食物②（市品相当于50 g可食部质量）	草鱼	85	鳊鱼（武昌鱼）	85	鲅鱼	60
	鲤鱼	90	鳙鱼（胖头鱼）	80	墨鱼	70
	鲢鱼	80	鲳鱼	70	蛤蜊	130
	鲫鱼	95	大黄鱼	75	虾	80
	鲈鱼	85	带鱼	65	鳖	105
大豆类食物④（相当于40 g大豆的大豆类食物）	大豆（黄、青、黑豆）	40	内酯豆腐	280	素鸡	85
	北豆腐	120	豆腐干	80	腐竹	30
	南豆腐	240	豆腐丝	65	豆浆	800
奶类食物⑤（相当于100 g鲜牛奶的奶类食物）	鲜牛奶（羊奶）	100	发酵乳	150	—	—
	奶粉	15	干酪	10	—	—

① 成品按照与原料的能量比折算；

② 按照市品可食部百分比折算；

③ 以可食部百分比及同类畜、禽生肉的蛋白质折算，烤鸭、肉松等食物能量密度较高，与瘦肉相比，提供等量蛋白质时，能量是其2~3倍，因此在选择这些食物应注意总能量的控制；

④ 豆制品按照与黄豆的蛋白质比折算；

⑤ 奶制品按照与鲜奶的蛋白质比折算。

（5）要因地制宜充分利用当地资源。

我国地域辽阔，各地的饮食习惯及物产不尽相同，只有因地制宜充分利用当地资源才能有效地应用《平衡膳食宝塔》。例如，牧区奶业资源丰富，可适当提高奶类摄入量；渔区可适当提高鱼及其他水产品摄入量；农村山区则可利用山羊奶及花生、瓜子、核桃、榛子、食用菌等资源。在某些情况下，由于地域、物产或经济所限无法采用同类互换时，也可以暂用豆类代替奶类、肉类，或用蛋类代替鱼、肉类；不得已时也可用花生、瓜子、榛子、核桃等坚果代替大豆或肉、鱼、奶类等动物性食物。

（6）要养成良好的饮食习惯，长期坚持。

良好的饮食习惯对健康的影响十分深远。平衡膳食不仅关系到个人当前的营养和健康，而且能惠及一生甚至下一代。孕妇的膳食营养不仅影响胎儿的发育，还会影响出生后的婴儿、甚至长大成人后的健康，孕妇营养不良将导致胎儿畸形及低出生体重。我们应当努力养成良好的饮食习惯，根据《平衡膳食宝塔》建议的膳食模式安排好一日三餐，坚持不懈，贯彻一生。

模块 4 特定人群膳食指导

课程素养实践园

1. 什么是抑郁症？分析抑郁症的特点与重点人群，哪些食物成分对抑郁症具有改善作用？哪种食物成分摄入过多会对抑郁症的形成具有促进作用？请为一类抑郁症病人制定一周食谱与运动方案。

2. 何为"三减三健"？《健康中国行动（2019—2030 年)》的总体目标是什么？包括哪几项重大健康行动？请列出与各类特定人群相关的主要健康指标。

3. 儿童、青少年应该如何正确减肥？请为 14 岁的男孩（BMI 为 29 kg/m^2）制定一周的减肥食谱和运动方案。

4. 何为肌肉衰减症（肌少症)？肌肉衰减症（肌少症）发生的主要人群有哪些？少肌症的危害有哪些？如何增肌？

特定人群包括孕期妇女、哺乳期妇女、婴幼儿、儿童、青少年、老年人及素食人群。特定人群膳食指南是根据中国各人群的生理特点及其对膳食营养的需要而制定的，包括孕期妇女、哺乳期妇女、0~6 月龄婴儿、7~24 月龄内婴幼儿、学龄前儿童、学龄儿童、一般老年人、高龄老年人及素食人群共 9 个特定人群。其中 2 岁以上各特定人群的膳食指南是在一般人群膳食指南的基础上进行增补形成的。

根据特定人群膳食指南可以更好地指导孕期和哺乳期妇女的膳食，婴幼儿合理喂养和辅助食品的科学添加，学龄前儿童和青少年在身体快速增长时期的饮食，适应老年人生理和营养需要变化的膳食安排，以及更好地指导素食人群预防因不摄入或少摄入动物性食品而引起蛋白质、维生素、矿物质或 n-3 系列脂肪酸缺乏引起的疾病，从而达到提高健康水平和生命质量的目的。

任务 1 孕妇、乳母膳食指导

《中国孕妇、乳母膳食指南（2022)》适用于准备怀孕、处于妊娠状态及产后母乳喂养的妇女，分为孕期妇女膳食指南、哺乳期妇女膳食指南。备孕、孕期女性的身体健康和营养状况与成功孕育新生命、获得良好的妊娠结局及哺育下一代健康成长密切相关。育龄女性应在备孕期间做好身体健康状况、营养和心理准备，以获得孕育新生命的成功、提高生育质量。

备孕妇女的营养状况对母婴近、远期健康至关重要。为了完成妊娠过程，孕期妇女的生理及代谢状态发生了较大的适应性改变，总体营养需求有所增加，以满足孕妇母体生殖器官变化和胎儿的生长发育，并为产后泌乳储备营养。乳母营养状况直接关系到母乳喂养的成功和婴儿生长发育的状况。为了分泌乳汁、哺育婴儿和补偿分娩时营养消耗、恢复器官系统功能，哺乳期妇女对能量及营养素的需要较非哺乳期妇女有所增加。

一、备孕和孕期妇女膳食指南

(一) 核心推荐

(1) 调整孕前体重至正常范围，保证孕期体重适宜增长。
(2) 常吃含铁丰富的食物，选用碘盐，合理补充叶酸和维生素 D。
(3) 孕吐严重者，可少量多餐，保证摄入含必需量碳水化合物的食物。
(4) 孕中晚期适量增加乳、鱼、禽、蛋、瘦肉的摄入。
(5) 经常户外活动，禁烟酒，保持健康生活方式。
(6) 愉快孕育新生命，积极准备母乳喂养。

(二) 实践应用

1. 孕前和孕期的体重管理

体重正常范围（体质指数 BMI 18.5~23.9 kg/m²）的妇女最适宜孕育，超重、肥胖症或低体重的备孕妇女应通过合理膳食和适度运动，将体重逐渐调整至正常范围，并维持相对稳定。体重监测和管理要从备孕期开始，每周至少称重 1 次，使体重在整个孕期按计划适宜增长。妊娠期妇女体重增长范围和妊娠中晚期增重推荐值见表 4-1。

表 4-1　妊娠期妇女体重增长范围和妊娠中晚期增重推荐值

妊娠前 BMI/(kg·m⁻²)	总增重/kg	妊娠早期增重/kg	妊娠中晚期每周体重增长值/kg
低体重 (<18.5)	11.0~16.0	0~2.0	0.46 (0.37~0.56)
正常体重 (18.5≤BMI<24.0)	8.0~14.0	0~2.0	0.37 (0.26~0.48)
超重 (24.0≤BMI<28.0)	7.0~11.0	0~2.0	0.30 (0.22~0.37)
肥胖 (≥28.0)	5.0~9.0	0~2.0	0.22 (0.15~0.30)

2. 如何满足对叶酸和铁的需要

孕前每日补充 400 μg 叶酸，持续 3 个月，可使红细胞叶酸浓度达到有效预防子代神经管畸形发生的水平；孕期继续每日补充叶酸 400 μg，可满足机体的需要。

动物血、肝脏及红肉中铁含量丰富，吸收率高，每日摄入瘦肉 50~100 g，每周摄入 1~2 次动物血或肝脏 20~50 g，可满足机体对铁的需要。摄入含维生素 C 较多的蔬菜和水果，有助于提高膳食铁的吸收与利用率。

3. 哪些食物可提供足量的碘和维生素 D

备孕期和孕期妇女除食用碘盐外，每周摄入 1~2 次富含碘的海产食品，如裙带菜（干品，0.7 g）、紫菜（干品，2.5 g）、贝类（30 g）、海带（鲜品或水发品 100 g）。

天然食物中维生素 D 的含量较低，动物肝脏、蛋黄、奶油中相对较高。人体皮肤经紫外线照射可以合成维生素 D，备孕期和孕期妇女平均每日接受阳光照射 10~20 min，所合成的维生素 D 基本上能够满足身体的需要。冬、春季，面部和双上臂暴露于阳光下需 20~30 min，夏季暴露部位较多，阳光下 10 min 左右即可。生活在高纬度地区，冬季缺乏阳光或户外活动不足，不能通过日光合成维生素 D 的妇女，可服用维生素 D 补充剂 10 μg/d。

4. 早孕反应严重时，需保证碳水化合物的摄入量

孕吐较明显或食欲不佳者不必过分强调平衡膳食和规律进餐，可根据个人的饮食喜好和口味选用清淡适口、容易消化的食物，少食多餐，尽可能多地摄入食物特别是富含碳水化合物的谷薯类食物。为保证最基本的能量供应，每日必需摄取至少含有 130 g 碳水化合物的食物。首选富含碳水化合物、易消化的食物，如米饭、面条、烤面包、烤馒头片、苏打饼干等。各种糕点、薯类、根茎类蔬菜和一些水果中也含有较多碳水化合物，可根据孕妇的口味选用。食糖、蜂蜜等的主要成分为简单碳水化合物，易于吸收，进食量少或孕吐严重时食用可迅速补充身体需要的碳水化合物。达不到上述基本进食目标的孕妇，应寻求医务人员帮助。

为减少孕吐、增加进食量，早孕反应明显的妇女可尝试以下饮食方案：选择含水分少的谷类制品，如烤馒头、烤面包、饼干或稠粥等，尝试晨起或睡觉前吃；避免煎炸和油腻的食物，或引起反胃恶心的食物；适当补充维生素 B_1、维生素 B_2、维生素 B_6 和维生素 C 等，根据个人口味，少量多次食用新鲜水果、酸乳等。

5. 孕期需摄入多少乳、鱼、禽、蛋、瘦肉

为满足对优质蛋白质、钙、铁的需要，孕中、晚期应适当增加乳、鱼、禽、蛋、瘦肉摄入，当孕妇体重增长较多时，可多食用鱼类而少食用畜禽类，食用畜禽类时尽量剔除皮和肥肉，畜肉可优先选择脂肪含量较少的牛肉。此外，鱼类尤其是深海鱼类如三文鱼、鲱鱼、凤尾鱼等还含有较多 n-3 多不饱和脂肪酸，其中的二十二碳六烯酸（DHA）对胎儿脑和视网膜功能发育有益，最好每周食用 2~3 次。如果大豆和坚果摄入量达不到推荐量，则需要适量增加动物性食物。

6. 孕期如何进行适当的身体活动

若无医学禁忌，孕期进行身体活动是安全的。建议孕中、晚期每日进行 30 min 中等强度的身体活动。中等强度身体活动心率明显加快，运动中可以说话但不能唱歌，运动后心率达到最大心率的 50%~70%，以 95~133 次/min 为宜，主观感觉稍疲劳，休息 10 min 左右可以恢复。可选择常见的中等强度运动，如快走、游泳、孕妇瑜伽、各种家务劳动等。孕妇可根据自己的身体状况和孕前的运动习惯，结合主观感觉选择熟悉的活动类型，量力而行。

7. 做好母乳喂养的心理准备

母乳喂养可给孩子提供全面的营养和充分的情感交流，让婴儿获得最佳的生长发育和安全感；母乳喂养有助于产妇子宫收缩和产后体重的恢复（逐渐分解掉孕期体内储备的脂肪），还能降低乳腺癌的发病率。

二、哺乳期妇女膳食指南

哺乳期妇女（乳母）既要分泌乳汁、哺育后代，还需要逐步补偿妊娠、分娩时的营养素损耗并促进各器官、系统功能的恢复，因此比一般育龄妇女需要更多的营养。与非哺乳妇女一样，乳母的膳食也应该是由多样的食物组成的平衡膳食，除保证哺乳期的营养需要外，乳母的膳食还会影响乳汁的滋味和气味，对婴儿未来接受食物和建立多样化膳食结构产生重要影响。

产褥期是指孕妇从胎儿、胎盘自身体娩出，直到除乳腺外各个器官恢复或接近正常未孕状态所需的一段时期，一般需 6~8 周。在中国民间，产褥期也称为"月子"或"坐月子"。

乳母的心理及精神状态是影响乳汁分泌的重要因素，哺乳期间保持愉悦心情可以提高母

乳喂养的成功率。坚持哺乳、适量的身体活动，有利于身体复原和体重恢复正常。

（一）核心推荐

（1）产褥期食物多样不过量，坚持整个哺乳期营养均衡。

（2）适量增加富含优质蛋白质及维生素 A 的动物性食物和海产品，选用碘盐，合理补充维生素 D。

（3）家庭支持，愉悦心情，充足睡眠，坚持母乳喂养。

（4）增加身体活动，促进产后恢复健康体重。

（5）多喝汤和水，限制浓茶和咖啡，忌烟酒。

（二）实践应用

1. 如何合理安排乳母的膳食

产妇在分娩后可能会感到疲劳无力或食欲较差，可选择较清淡、稀软、易消化的食物，如面片、挂面、馄饨、粥、蒸或煮的鸡蛋及煮烂的菜肴，之后就可过渡到正常膳食。剖宫产的产妇，于术后约 24 h 胃肠功能恢复，应给予术后流食 1 d，但忌用牛乳、豆浆、大量蔗糖等胀气食品。情况好转后给予半流食 12 d，再转为普通膳食。采用全身麻醉或手术情况较为复杂的剖宫产术后妇女的饮食应遵医嘱。

乳母整个哺乳期（包括月子）均应坚持食物多样，以满足自身营养需求，保证乳汁营养和母乳喂养的持续性。

2. 如何保证充足的优质蛋白质和维生素 A 的摄入

乳母膳食中的蛋白质需要有所提高，在一般成年女性基础上每日增加 25 g 鱼、禽、肉、蛋、乳及大豆类食物，补充优质蛋白质。最好一天选用 3 种以上，数量适当，合理搭配，以获得所需要的优质蛋白质和其他营养素。此外，乳母的维生素 A 推荐量比一般成年女性增加 600 μgRAE，动物肝脏富含活性维生素 A（视黄醇），利用率较高，每周增选 1~2 次猪肝（总量 85 g）或鸡肝（总量 40 g），可以达到推荐摄入量。

3. 如何摄入充足的钙和碘

乳母膳食钙推荐摄入量比一般女性每日增加 200 mg，总量达到 1 000 mg。乳类富含钙且易于吸收，是钙的最好食物来源。若乳母每日饮乳总量达到 500 mL，则可获得约 540 mg 钙，加上选用深绿色蔬菜、豆制品、虾皮、小鱼等含钙较丰富的食物，则可达到推荐摄入量。同时乳母还应补充维生素 D 或晒太阳，增加钙的吸收和利用。

乳母膳食碘推荐摄入量比非孕非哺乳女性增加 120 μg/d，总量达到 240 μg/d。按照碘盐摄入量 5 g/d 计算，每日通过食盐摄入碘的量约 100 μg。因此，乳母要达到 240 μg/d 碘的推荐量以满足身体需要，除选用碘盐烹调食物外，还需增加碘含量比较丰富的海产品摄入，建议每周摄入 1~2 次富含碘的海产品。

4. 如何建立母乳喂养的信念

从孕期开始，了解并掌握母乳喂养的相关知识和技能；使乳母及家庭成员充分认识到母乳喂养对婴幼儿与乳母自身近、远期健康的益处，以及对家庭经济的益处；帮助乳母分析母乳喂养过程中可能存在的障碍以及解决办法，如乳头内陷、乳腺炎、下乳延迟、新生儿低血糖、黄疸加重、母乳分泌不足等情况的处理。

5. 如何促进乳汁分泌

合理营养是乳汁分泌的物质基础；调整产后心理和情绪；生活规律，充足睡眠，适宜身体活动，乳母要保证每日 7~9 h 睡眠，生活规律，和婴儿保持一定程度的同步，尤其在产褥期；婴儿满 3 个月后要逐渐建立睡眠规律，尤其养成夜间长睡眠习惯；产后逐渐恢复每周至少 150 min 中等强度身体活动。

产后 1 h 内应尽早让新生儿吸吮乳头及乳晕，吸吮越频繁（24 h 内至少 10 次），乳母泌乳越早越好；产后母婴同室、新生儿尽早（小于 1 h）与母亲进行肌肤接触等，也是促进泌乳的重要因素。

6. 产后如何进行体重管理

产后 1 年内是体重恢复的关键时期，产后 6 个月左右恢复到孕前体重的女性，其后续 10 年超重的风险会较低。产后体重每周下降 0.5 kg 是安全而有效的，减重过快可能影响产后恢复及母乳分泌。合理膳食和适宜身体活动联合干预被认为是产后体重管理最安全有效的措施。产后应循序渐进地增加适度身体活动，即使剖宫产的产妇术后 24 h 也应下床活动。产褥期以低强度活动为主，包括日常生活活动、步行、盆底运动和伸展运动等，减少静坐和看视屏的时间。

产后 6~8 周应咨询专业人员（尤其剖宫产者），根据身体恢复和体重状况，逐渐增加身体活动量和强度，开始进行有氧运动，如散步、慢跑等。一般从每日 15 min 逐渐增加至每日 30 min，每周 4~5 次，形成规律；并逐渐增加骨骼和肌肉的抗阻运动。WHO 建议产后女性逐渐恢复至每周至少 150 min 中等强度有氧运动，并认为对于产后体重恢复以及降低产后抑郁风险是非常有利的；如果在孕前有进行剧烈有氧运动的习惯（能耐受），产后可以继续保持这样的运动习惯。此外，产后女性应减少静坐时间，任何形式、任何强度的身体活动都可以获得更多的健康效益。

7. 如何合理饮用汤、水和茶

乳母每日应比孕前增加 1 100 mL 水的摄入，可以多吃流质食物，如鸡汤、鲜鱼汤、猪蹄汤、排骨汤、菜汤、豆腐汤等，每餐都应保证有带汤的食物。但汤的营养密度不高，餐前不宜喝太多汤，可在餐前喝半碗至一碗汤，待到八九成饱后再喝一碗汤；喝汤的同时要吃肉；不宜喝多油浓汤。婴儿 3 个月内，乳母应避免饮用含咖啡因的饮品。

三、《中国备孕期、孕期、哺乳期妇女平衡膳食宝塔》

中国营养学会妇幼分会提出的《中国备孕期、孕期、哺乳期妇女平衡膳食宝塔》中，各类食物建议量见表 4-2。

表 4-2 《中国备孕期、孕期、哺乳期妇女平衡膳食宝塔》各类食物建议量

食物类型		备孕或孕早期妇女	孕中期妇女	孕晚期妇女	哺乳期妇女
底层	谷薯类	250~300 g	275~325 g	300~350 g	300~350 g
	全谷物和杂豆	50~75 g	75~100 g	75~150 g	75~150 g
	薯类	50~75 g	75~100 g	75~150 g	75~150 g
	水	1.5~1.7 L	1.7~1.9 L	1.7~1.9 L	2.1~2.3 L

食物类型		备孕或孕早期妇女	孕中期妇女	孕晚期妇女	哺乳期妇女
第二层	蔬菜类	300~500 g（每周一次含碘海产品）	300~500 g（每周一次含碘海产品）	400~500 g（绿叶蔬菜占2/3）	400~500 g（绿叶蔬菜、红红黄色蔬菜占2/3以上）
	水果类	200~360 g	200~400 g	200~400 g	200~400 g
第三层	肉禽鱼蛋类 瘦畜禽肉	130~180 g 40~65 g（每周1次动物血或畜禽肝脏）	150~200 g 50~75 g（每周1~2次动物血或肝脏）	200~250 g 75~100 g（每周1~2次动物血或肝脏）	200~250 g 75~100 g（每周吃1~2次动物血肝脏，总量达85 g猪肝或40 g鸡肝）
	鱼虾类 蛋类	40~65 g 50 g		75~100 g 50 g	75~100 g 50 g
第四层	奶类 大豆 坚果	300 g 15 g 10 g	300~500 g 20 g 10 g	300~500 g 20 g 10 g	300~500 g 25 g 10 g
顶层	油 加碘食盐	25~30 g <6 g	25~30 g <6 g	25~30 g <6 g	25~30 g <6 g
身体活动		6 000步	适当身体活动	适当身体活动	适当身体活动

小实践　**孕妇和乳母膳食指导**

请根据《中国孕妇、乳母膳食指南（2022)》，分别列出孕妇和乳母的饮食禁忌，并写出孕妇和乳母容易缺乏的营养素。

任务2　婴幼儿喂养指导

婴幼儿时期的营养与健康状况关系到成人慢性病的发生发展。因此，对婴幼儿进行科学喂养和学龄前儿童合理膳食的指导，将有助于顺利过渡到进食成人食物阶段。

一、《中国婴幼儿喂养指南（2022)》《0~6月龄婴儿母乳喂养指南》

《0~6月龄婴儿母乳喂养指南》适用于出生后180 d内的婴儿。0~6月龄是人一生中生长发育的第一个高峰期，对能量和营养素的需要相对高于其他任何时期，但婴儿的胃肠道和肝肾功能发育尚未成熟，功能不健全，对食物的消化吸收能力及代谢废物的排泄能力仍较低。母乳既可提供优质、全面、充足和结构适宜的营养素，满足婴儿生长发育的需要，又能完美地适应其尚未成熟的消化能力，促进其器官发育和功能成熟，且不增加其肾脏的负担。6月龄内婴儿需要完成从宫内依赖母体营养到宫外依赖食物营养的过渡，来自母体的乳汁是完成这一过渡最好的食物，用任何其他食物喂养都不能与母乳喂养相媲美。母乳中丰富的营养和活性物质是一个复杂系统，为婴儿提供全方位呵护和支持，助其在离开母体保护后，仍能顺利地适应自然环境，健康成长。

《0~6月龄婴儿母乳喂养指南》包括如下六条准则。

（一）准则一 母乳是婴儿最理想的食物，坚持6月龄内纯母乳喂养

1. 核心推荐

（1）母乳喂养是婴儿出生后最佳喂养方式。

（2）婴儿出生后不要进食任何母乳以外的食物。

（3）应坚持纯母乳喂养满6月龄。

（4）坚持让婴儿直接吸吮母乳，只要母婴不分开，就不用奶瓶喂哺人工挤出的母乳。

（5）由于特殊情况需要在婴儿满6月龄前添加母乳之外其他食物的，应咨询医务人员后谨慎做出决定。

（6）配偶和家庭成员应支持鼓励母乳喂养。

2. 实践应用

（1）特殊情况下如何坚持母乳喂养。在母婴不分离的情况下，应尽量保证直接喂哺。虽然母乳充足，但有些情况下乳母无法确保在婴儿饥饿时直接喂哺婴儿，如危重早产儿、乳母上班期间等，此时可采用间接哺喂方式。需要间接哺乳时，建议乳母用吸乳泵定时将母乳吸出并储存于冰箱或冰盒内，一定时间内再用奶瓶喂给婴儿。

（2）纯母乳喂养的婴儿不需要喂水。除非养育不当，如温暖环境下过度衣着和包裹，会造成婴儿大量出汗。正确的处理方法是调整婴儿衣着、避免婴儿过热。

（二）准则二 生后1 h内开乳，重视尽早吸吮

1. 核心推荐

（1）分娩后母婴即刻开始不间断地肌肤接触，观察新生儿觅食表现，帮助开始母乳喂养，特别是让婴儿吸吮乳头和乳晕，刺激母乳分泌。

（2）婴儿生后体重下降只要不超过出生体重的7%就应坚持纯母乳喂养。

（3）婴儿吸吮前不需过分擦拭或消毒乳房。

（4）通过精神鼓励、专业指导、温馨环境、愉悦心情等辅助开乳。

2. 实践应用

（1）尽早开始母婴肌肤接触。如果顺利分娩，母子健康状况良好，婴儿娩出后应尽快吸吮母亲乳头和乳晕，刺激乳汁分泌并获得初乳。当新生儿娩出，在断脐和擦干羊水后，即可将其放在母亲身边，与母亲肌肤接触，并开始让婴儿分别吸吮双侧乳头和乳晕各3~5 min，可吸吮出初乳数毫升。

（2）袋鼠式护理帮助尽早开乳。袋鼠式护理又称皮肤接触护理，是指将婴儿裸露皮肤趴在母亲胸前，使两者皮肤互相接触的一种护理方式。由于婴儿趴在妈妈胸前的姿势像袋鼠妈妈养育小袋鼠，故称之为袋鼠式护理。袋鼠式护理利于促进新生儿寻找母亲乳头进行吸吮，提高新生儿觅食主动性，帮助尽早开乳；还能稳定新生儿的生命体征，缓解新生儿的疼痛，促进发育。

（3）母乳哺喂方法。正确的吸吮应该让婴儿含住乳头和乳晕。哺喂婴儿时，推荐坐着喂乳。两侧乳房轮流喂，吸尽一侧再吸吮另一侧。若一侧乳房乳量已能满足婴儿需要，应将

另一侧乳房内的乳汁用吸乳器吸出。完成喂乳后，不要马上把婴儿平放，应将婴儿竖直抱起，头靠在妈妈肩上，轻拍背部，排出婴儿吃乳时吞入胃里的空气，以防止溢乳。

（4）如何判断母乳喂养是否充足。母乳喂养时，可以通过以下几种情况来确定乳汁分泌充足。婴儿每日能够得到8~12次较为满足的母乳喂养；哺喂时，婴儿有节律地吸吮，并可听见明显的吞咽声；婴儿一个月的体重增长在500~1000g，属于正常的生长发育。出生后最初2d，婴儿每日至少排尿1~2次；如果有粉红色尿酸盐结晶的尿，应在生后第三天消失；从出生后第三天开始，每24h排尿应达到6~8次。

24h排尿不足6次、每次哺乳后常哭闹不能安静入睡，或睡眠时间小于1h（新生儿除外），一周内婴儿的体重增长不足100g，则说明母乳分泌量不足。

不能为了称乳量而将乳汁挤出或吸出，用以判断母乳喂养量，这是非常不科学的。

（三）准则三　回应式喂养，建立良好的生活规律

1. 核心推荐

（1）及时识别婴儿饥饿及饱腹信号并尽快做出喂养回应，哭闹是婴儿表达饥饿信号的最晚表现。

（2）按需喂养，不要强求喂乳次数和时间，但生后最初阶段会在每日10次以上。

（3）婴儿异常哭闹时，应考虑非饥饿原因。

2. 实践应用

（1）回应式喂养和按需喂养。所谓回应式喂养，也称顺应喂养，就是要及时地对婴儿发出的进食需求，迅速做出喂养回应。按需喂养是指通过识别婴幼儿发出饥饿与进食的信号，在不限制哺乳次数和时长的前提下，立即、合理回应婴儿的进食需要。婴儿饥饿是按需喂养的基础，饥饿引起哭闹时应及时哺喂，不要强求喂乳次数和时间，特别是3月龄内的婴儿。

（2）判断哺喂时间。婴儿饥饿时可能会出现以下表现：张嘴，吸手指、嘴唇或舌头；从睡眠中醒来，转动头部，有好似寻找乳房的倾向；身体活动增多，呈现烦躁、哭闹等不安状态。

（3）判断婴儿是否因为饥饿而哭闹。婴儿饥饿的早期表现包括警觉、身体活动增加、脸部表情增加；婴儿饥饿的后续表现才是哭闹。婴儿转向或寻觅妈妈的乳房，张大嘴巴，舌头向下伸出；做出吸吮动作或者吸吮手指。

除了饥饿的表现外，婴儿胃肠道不适或其他身体不舒服，甚至婴儿情绪不佳也会表现出不同状态的哭闹，而非饥饿原因引起的哭闹，显然无法通过哺喂得到完全安抚。

（4）从按需喂养模式到规律喂养模式。新生儿胃容量小，胃排空较快，易感到饥饿，因此需多次哺乳满足其进食需要。伴随成长发育，一般喂乳间隔从1~2h逐渐延长至3h左右。3个月后，婴儿胃容量增大，进食习惯趋于规律，同时夜间睡眠时间延长，夜间喂乳次数也可逐渐减少。

（四）准则四　补充维生素D，母乳喂养无须补钙

1. 核心推荐

（1）纯母乳喂养的婴儿出生后每日补充维生素D 10 μg。

（2）纯母乳喂养的婴儿不需要补钙。

（3）出生后应注意补充维生素K。

2. 实践应用

（1）补充维生素 D。婴儿出生后数日，当喂养状况比较稳定后，采用维生素 D 补充剂每日补充维生素 D 10 μg。可在母乳喂养前将滴剂定量滴入婴儿口中，然后再进行母乳喂养；对于每日口服补充维生素 D 有困难的婴儿，可每周或者每月口服一次相当剂量的维生素 D。配方乳喂养的婴儿，需要关注配方乳提供的维生素 D 含量，按照每日 700 mL 乳量估计，如能提供 10 μg 维生素 D，则可以不再额外补充，否则也需要适量补充。

每日 10 μg 的维生素 D 可满足婴儿在完全不接触日光照射情况下维生素 D 的需要，因此这一补充量对北方地区、冬季或梅雨季节的婴儿都是基本充足的。相比较而言，6 月龄内婴儿通过晒太阳获得维生素 D，难度高，不确定性大；而给婴儿补充维生素 D，难度小，可靠性高。

（2）给新生儿和婴儿补充维生素 K。母乳中维生素 K 的含量较低。新生儿（特别是剖宫产的新生儿）肠道菌群不能及时建立，无法合成足够的维生素 K；大量使用抗生素的婴儿，肠道菌群可能被破坏，会面临维生素 K 缺乏风险。目前 WHO 等均建议所有新生儿出生后补充维生素 K，以预防维生素 K 缺乏性出血。按照相关的保健规范，目前新生儿出生后产科护理程序一般会给予肌内注射维生素 K，使用剂量是 1 mg，出生体重小于 1 500 g 的早产儿 0.5 mg。配方乳粉喂养的婴儿，需要关注配方乳提供的维生素 K 含量。

（五）准则五　一旦有任何动摇母乳喂养的想法和举动，都必须咨询医生或其他专业人员，并由他们帮助做出决定

1. 核心推荐

（1）绝大多数母亲都能纯母乳喂养自己的孩子。

（2）母乳喂养遇到困难时，需要医生和专业人员的支持。母亲不要放弃纯母乳喂养，除非医生针对母婴任何一方原因明确提出不宜母乳喂养的建议。

（3）相对于纯母乳喂养，给 6 月龄内婴儿任何其他食物喂养，对婴儿健康都会造成不利影响。

（4）任何婴儿配方乳都不能与母乳相媲美，只能作为母乳喂养失败后的无奈选择，或母乳不足时对母乳的补充。

（5）不要直接用普通液态乳、成人和普通儿童乳粉、蛋白粉、豆乳粉等喂养 6 月龄内婴儿。

2. 实践应用

（1）需要医生等专业人员帮助来决定是否可以母乳喂养的情况。下列情况下，可以采用配方乳粉喂养。

① 婴儿患病，包括先天性、遗传性代谢疾病；

② 母亲患病，如传染病、精神病；

③ 母亲因各种原因摄入药物和化学物质；

④ 经专业人员指导和各种努力后，乳汁分泌仍不足。

（2）新生儿黄疸与母乳喂养。

新生儿黄疸是胆红素（大部分为未结合胆红素）在体内积聚而引起，其原因很多，有生理性和病理性之分。新生儿出现黄疸是比较常见的，无论是生理性黄疸还是病理性黄疸都可以母乳喂养。母乳喂养不足也是新生儿发生黄疸的重要原因。其中，有小部分新生儿会发生

母乳性黄疸，其原因尚不完全明确，可能与母乳中的酶可催化结合胆红素变成未结合胆红素，加之新生儿肠蠕动慢有关。即使是母乳性黄疸，目前也不主张停止母乳喂养，可少量多次喂养。当胆红素水平超过 150 mg/L 时可暂停母乳喂养观察，如明显下降，确定为母乳性黄疸，仍可母乳喂养。

（六）准则六　定期监测婴儿体格指标，保持健康生长

1. 核心推荐

（1）身长和体重是反映婴儿喂养和营养状况的直观指标。

（2）6 月龄内婴儿每月测量一次身长、体重和头围，病后恢复期可适当增加测量次数。

（3）选用《7 岁以下儿童生长标准》（WS/T 423—2022）判断生长状况。

（4）出生体重正常婴儿的最佳生长模式是基本维持其出生时在群体中的分布水平。

（5）婴儿生长有自身规律，不宜追求参考值上限。

2. 实践应用

（1）测量婴儿、幼儿的体格发育。体重、身长和头围是判定婴幼儿体格生长和营养状况的重要指标，也是婴幼儿定期健康体检的重要项目之一。婴儿体格指标的测量方法按照《人群健康监测人体测量方法》（WS/T 424—2013）执行。

（2）评价婴儿生长发育状况。依据《7 岁以下儿童生长标准》（WS/T 423—2022）的判定指标和方法进行评价。

二、《7~24 月龄婴幼儿喂养指南》

《7~24 月龄婴幼儿喂养指南》适用于满 6 月龄（出生 180 d）至不满 2 周岁（24 月龄内）的婴幼儿。

对于 7~24 月龄婴幼儿，母乳仍然是重要的营养来源，但单一的母乳喂养已经不能完全满足其对能量及营养素的需求，必须引入其他营养丰富的食物。

7~24 月龄婴幼儿消化系统、免疫系统的发育，感知觉及认知行为能力的发展，均需要通过接触、感受和尝试来体验各种食物，逐步适应并耐受多样的食物，从被动接受喂养转变到自主进食。这一过程从婴儿 7 月龄开始，到 24 月龄时完成。父母及喂养者的喂养行为对 7~24 月龄婴幼儿的营养和饮食行为也有显著的影响。回应婴幼儿摄食需求，有助于健康饮食行为的形成，并具有长期而深远的影响。

7~24 月龄婴幼儿处于生命早期 1 000 d 健康机遇窗口期的第三阶段，适宜的营养和喂养不仅关系到婴幼儿近期的生长发育，也关系到长期的健康。针对我国 7~24 月龄婴幼儿营养和喂养的需求及现有的主要营养问题，基于目前已有的证据，同时参考 WHO、UNICEF（联合国儿童基金会）和其他国际组织的相关建议，提出《7~24 月龄婴幼儿喂养指南》，制定如下 6 条膳食指导准则。

（一）准则一　继续母乳喂养，满 6 月龄起必须添加辅食，从富含铁的泥糊状食物开始

1. 核心推荐

（1）婴儿满 6 月龄后继续母乳喂养到 2 岁或以上。

（2）从满 6 月龄起逐步引入各种食物，辅食添加过早或过晚都会影响健康。

（3）首先添加肉泥、肝泥、强化铁的婴儿谷粉等富铁的泥糊状食物。

（4）有特殊需要时必须在医生的指导下调整辅食添加时间。

2. 实践应用

（1）7~24 月龄婴幼儿的母乳喂养次数。7~24 月龄间母乳仍然是婴幼儿能量、蛋白质、钙等重要营养素及各种免疫保护因子的重要来源。继续母乳喂养可减少感染性疾病的发生，持续增进母子间的亲密接触，促进婴幼儿认知发育。7~24 月龄婴幼儿母乳每日的摄入量在 500~600 mL，每日母乳喂养的次数为 4 次。对于母乳不足或不能母乳喂养的婴幼儿，满 6 月龄后需要继续以配方乳作为母乳的补充。

（2）为什么从 6 月龄起必须添加辅食？纯母乳喂养不能为满 6 月龄后婴儿提供足够的能量和营养素；且经过最初半岁的生长发育，婴儿胃肠道及消化器官、消化酶发育也已相对成熟；婴儿的口腔运动功能，味觉、嗅觉、触觉等感知觉，以及心理、认知和行为能力也已准备好接受新的食物。满 6 月龄时开始添加辅食，不仅能满足婴儿的营养需求，也能满足其心理需求，并促进其感知觉、心理及认知和行为能力的发展。过早添加辅食，尤其是在满 4 月龄前，会明显增加儿童期和成人期肥胖风险。过晚添加辅食，即满 6 月龄后，会增加婴幼儿能量及蛋白质、铁、锌、碘、维生素 A 等缺乏的风险。

（3）6 月龄起如何为婴儿添加辅食？

7~24 月龄婴幼儿每天辅食、母乳喂养需求及方法　　　　7~24 月龄一日膳食喂养时间安排

《婴幼儿辅食添加营养指南》（WS/T 678—2020）规定了健康足月出生的满 6~24 月龄的婴幼儿进行辅食添加的基本原则和分年龄段辅食添加指导及辅食制作要求。WHO 推荐，适合婴幼儿的辅食应该满足以下条件：富含能量，以及蛋白质、铁、锌、钙、维生素 A 等营养素；未添加盐、糖以及其他刺激性调味品；质地适合不同月龄的婴幼儿；婴幼儿喜欢；当地生产且价格合理，家庭可负担，如本地生产的肉、鱼、禽、蛋类、新鲜蔬菜和水果等；作为婴幼儿辅食的食物应该保证安全、优质、新鲜，但不必追求高价、稀有。

我国 7~24 月龄婴幼儿贫血高发，铁缺乏和缺铁性贫血可损害婴幼儿认知发育和免疫功能。母乳中的铁含量很低（约 0.45 mg/L），而且即使给哺乳母亲补充铁剂，也几乎不能增加母乳中的铁含量。7~12 月龄婴儿铁的摄入量为 10 mg/d，其中，97% 的铁需要来自辅食。婴幼儿辅食应该添加含铁丰富的食物，如瘦猪肉、牛肉、动物肝脏、动物血等。

婴幼儿的维生素 A 不应该太多依靠蔬菜、水果，而应该主要依赖动物肝脏、蛋黄等。平均每日 5 g 猪肝和 1 个鸡蛋蛋黄所含的维生素 A，基本上就可以满足 1 岁以后儿童的维生素 A 需要。

（二）准则二　及时引入多样化食物，重视动物性食物的添加

1. 核心推荐

（1）每次只引入一种新的食物，逐步达到食物多样化。

（2）不盲目回避易过敏食物，1岁内适时引入各种食物。

（3）从泥糊状食物开始，逐渐过渡到固体食物。

（4）逐渐增加辅食频次和进食量。

2. 实践应用

（1）如何添加第一口辅食？从富含铁的泥糊状食物开始，第一口辅食可以选择如肉泥、蛋黄、强化铁的婴儿米粉等。建议用母乳和/或婴儿熟悉的婴儿配方乳将食物调至稍稀的泥糊状，稠度是用小勺舀起且不会很快滴落。婴儿刚开始接受小勺喂养时需要学习，由于进食技能不足，只会舔吮，甚至将食物推出、吐出，需要慢慢练习。可以用平头的小勺舀起少量泥糊状食物，放在婴儿一侧嘴角让其舔吮。切忌将小勺直接塞进婴儿嘴里，令其有窒息感。第一次加辅食，只需在中午添加一次，尝试几口就可以。可以先喂母乳至婴儿半饱时尝试，随后继续母乳喂养；也可以先尝试辅食再母乳喂养。第二天继续在同一时间添加，增加喂养量。随后几天逐渐增加喂养量至婴儿吃饱为止，成为单独一餐，不必再喂养母乳。随后可以在晚餐时再增加一次辅食喂养，至每日两餐辅食。合理安排婴幼儿的作息时间，包括睡眠、进食和活动时间等，尽量将辅食喂养安排在与家人进食时间相近或相同时，以便以后能与家人共同进餐。与此同时，增加辅食种类。新添加的辅食建议在中午前喂养，如发生不良反应可及时处理。鸡蛋及蛋类的添加可以从蛋黄开始。将整鸡蛋煮熟、煮透，水开后继续煮10 min，使蛋黄呈粉状；去除蛋壳、蛋白，取蛋黄。第一次添加1/8个鸡蛋黄，加适量母乳、婴儿熟悉的婴儿配方乳或水，调成糊状，或可将蛋黄加入婴儿已经熟悉的米糊、肉泥中。第二天可增加到1/4个鸡蛋黄，第三天1/2个鸡蛋黄，第四天整个鸡蛋黄。随后，可从生鸡蛋中取出蛋黄，打散加少量水，蒸熟成蛋黄羹，并逐渐加入鸡蛋白至整个鸡蛋。还可以做成肉末蒸蛋、虾泥蒸蛋等。鸭蛋、鸽蛋等蛋类的营养价值与鸡蛋类似。

（2）如何实现食物多样化？辅食添加的原则为每次只添加1种新的食物，由少到多、由稀到稠、由细到粗，循序渐进。逐渐增加食物种类，从一种到多种；逐渐从泥糊状食物，如肉泥、蛋黄泥、米糊，过渡到颗粒状、半固体或固体食物，如烂面、厚粥、米饭、肉末、碎菜、水果粒等。每添加1种新的食物后适应2~3 d，密切观察是否出现呕吐、腹泻、皮疹等不良反应。在婴幼儿适应一种食物后再添加其他新的食物。如有不良反应需及时停止添加。如果不良反应严重，如严重呕吐、腹泻，或全身皮疹等应及时就诊。如不良反应轻微，可等不良反应消失后再次尝试添加，如再次出现不良反应也应及时就诊。

（3）不盲目回避易过敏食物。1岁内适时引入各种食物。在给7~9月龄婴儿添加新的食物时应特别注意观察是否有食物过敏的现象。如在尝试某种新食物的1~2 d内出现呕吐、腹泻、湿疹等不良反应，必须及时停止喂养，待症状消失后再从小量开始尝试，如仍然出现同样的不良反应，应咨询医生，确认是否食物过敏。

对于婴儿偶尔出现的呕吐、腹泻、湿疹等不良反应，不能确定与新添加的食物相关时，不能简单地认为婴儿不适应此种食物而不再添加。婴儿患病期间应暂停引入新的食物，已经适应的食物可以继续喂养。

牛乳、鸡蛋、花生、鱼、小麦、坚果、大豆、贝壳被称为八大类易过敏食物。约90%的食物过敏由这八大类食物引起，2%~3%的婴儿对鸡蛋过敏。目前对于食物过敏发生机制的"双重过敏原暴露假说"认为，在胎儿期及婴儿出生早期已经通过皮肤等的过敏原暴露，致使婴儿过敏，如果能在早期引入食物蛋白，则可诱导口服耐受。因此，相比推迟易过敏食物的添加，早期添加以上八大类易过敏食物反而可通过诱导口服耐受减少食物过敏。过敏食物中对花生和鸡蛋的研究最多，支持在婴儿 4~11 月龄期间引入花生，在 4~6 月龄期间引入鸡蛋。同时，在婴儿出生的第一年，引入食物种类越多，过敏发生风险越低。

（4）从泥糊状食物开始，逐渐过渡到固体食物。制作肉泥与肝泥时，选用瘦猪肉、牛肉、肝脏等，洗净后剁碎，或用食品加工机粉碎成肉糜，加适量的水蒸熟或煮烂成泥状。加热前先用研钵或调羹将食物碾压一下，可以使肉泥更嫩滑。刚开始添加辅食时，可在蒸熟或煮烂的肉泥中加适量母乳、婴儿熟悉的婴儿配方乳或水，再用食品加工机粉碎，制作期间务必注意各种器具的清洁、消毒。制作鱼泥时将熟鱼肉用匙压成泥状即可。

（三）准则三　尽量少加糖盐，油脂适当，保持食物原味

1. 核心推荐

（1）婴幼儿辅食应单独制作。
（2）保持食物原味，尽量少加糖、盐及各种调味品。
（3）辅食应含有适量油脂。
（4）1 岁以后逐渐尝试淡口味的家庭膳食。

2. 实践应用

（1）适合的婴儿辅食烹饪方法为蒸、煮等，不用煎、炸的烹调方式。

（2）天然食物中所含的钠能否满足婴儿的需求。7~12 月龄可以从天然食物中，主要是动物性食物中获得钠，天然的乳味和酸甜味可能是婴幼儿最熟悉和喜爱的口味，避免高糖、高盐的加工食品。13~24 月龄幼儿开始少量尝试家庭食物，钠的摄入量将明显增加。适合 13~24 月龄幼儿的家庭食物应该是少盐、少糖、少刺激的淡口味食物，并且最好是家庭自制的食物，注意碘的摄入。

（3）辅食应含有适量油脂。婴幼儿处于快速生长期，对能量的相对需要量高于成人，而油脂的能量密度最高。

6 月龄内母乳喂养婴儿约 50% 的能量来源于母乳脂肪；7~12 月龄婴儿脂肪的适宜摄入量（AI）为全天总能量的 40%，13~24 月龄幼儿为 35%。婴幼儿也需要较多的 DHA、ARA 等条件必需脂肪酸，以保证大脑及视功能的生长发育。辅食需要适量的油脂，尤其是当辅食以谷物类等植物性食物为主时，应额外添加油脂。7~12 月龄不超过 10 g/d，13~24 月龄为 5~15 g/d。

为了保证婴幼儿获得足够的必需脂肪酸，建议选择富含亚油酸、α-亚麻酸等必需脂肪酸的油脂，尤其是富含 α-亚麻酸的油脂。富含 α-亚麻酸的油脂有亚麻籽油、胡麻油、核桃油、大豆油和菜籽油等。

（四）准则四　提倡回应式喂养，鼓励但不强迫进食

1. 核心推荐

（1）进餐时父母或喂养者与婴幼儿应有充分的交流，识别其饥饱信号，并及时回应。
（2）耐心喂养，鼓励进食，但绝不强迫喂养。
（3）鼓励并协助婴幼儿自主进食，培养进餐兴趣。
（4）进餐时不看电视，不玩玩具，每次进餐时间不超过 20 min。
（5）父母或喂养者应保持自身良好的进餐习惯，成为婴幼儿的榜样。

2. 实践应用

（1）进行回应式喂养。进餐时父母或喂养者与婴幼儿应充分地交流，识别其饥饱信号，并及时回应。当婴幼儿看到食物表现兴奋、小勺靠近时张嘴、舔吮等，表示饥饿；而当婴幼儿紧闭小嘴、扭头、吐出食物时，则表示已吃饱。

父母或喂养者应允许婴幼儿在准备好的食物中挑选自己喜爱的食物。对于婴幼儿，不喜欢的食物，父母或喂养者可以反复提供并鼓励其尝试，但不能强迫。父母或喂养者应对食物和进食保持中立态度，不能以食物和进食作为惩罚和奖励。

（2）培养婴幼儿自主进食。7~9月龄婴儿喜欢抓握，喂养时可以让其抓握、玩弄小勺等餐具；10~12月龄婴儿能捡起较小的物体，手眼协调熟练，可以尝试让其自己抓着香蕉、煮熟的土豆块或胡萝卜等自喂；13月龄幼儿愿意尝试抓握小勺自喂，但大多洒落；18月龄幼儿可以用小勺自喂，但仍有较多洒落；24月龄幼儿能够用小勺自主进食，并较少洒落。在婴幼儿学习自主进食的过程中，父母应给予充分的鼓励，并保持耐心。进餐时看电视、玩玩具等会分散婴幼儿对进食和食物的关注与兴趣，必须加以禁止。

（3）合理安排婴幼儿的餐次和进食时间。婴幼儿的进餐时间应逐渐与家人一日三餐的进餐时间一致，并在两餐之间，即早餐和午餐、午餐和晚餐之间，以及睡前额外增加一次喂养。婴儿满6月龄后应尽量减少夜间喂养。

（五）准则五 注重饮食卫生和进食安全

1. 核心推荐

（1）选择安全、优质、新鲜的食材。
（2）制作过程始终保持清洁卫生，生熟分开。
（3）不吃剩饭，妥善保存和处理剩余食物，防止进食意外。
（4）饭前洗手，进食时应有成人看护，并注意进食环境安全。

2. 实践应用

（1）如何保持家庭自制婴幼儿辅食的安全卫生？辅食制作过程中必须注意清洁、卫生，必须保证制作人员的手部卫生和环境卫生，注意生熟分开，以免交叉污染。按照需要制作辅食，做好的辅食应及时食用。

（2）如何保证婴幼儿进食安全？坚果、果冻、鱼刺等卡在喉咙是最常见的进食意外。当婴幼儿开始尝试家庭食物时，由大块食物哽噎而导致的意外会有所增加。整粒花生、腰果等坚果，婴幼儿无法咬碎且容易呛入气管，禁止食用。果冻等胶状食物不慎吸入气管后不易取出，也不适合2岁内婴幼儿。汤匙、筷子等餐具插进咽喉、眼眶；舌头、咽喉被烫伤，甚至弄翻火锅、汤、粥而造成大面积烫伤；误食农药、化学品等意外，在婴幼儿中时有发生。婴幼儿进食时不要随意走动，家长应密切看护。

（六）准则六 定期监测体格指标，追求健康生长

1. 核心推荐

（1）体重、身长、头围等是反映婴幼儿营养状况的直观指标。
（2）每3个月测量一次身长、体重、头围等体格生长指标。
（3）平稳生长是婴幼儿最佳的生长模式。

（4）鼓励婴幼儿爬行、自由活动。

2. 实践应用

（1）绘制和评估婴幼儿的生长曲线。从婴儿出生起就将其每次健康体检时所测得的身长、体重、头围等体格生长数据，按月龄标点在相应的儿童生长标准上，如按年龄身长、按年龄体重、按年龄头围生长标准，并将各个数据点连接成线，就是每个婴幼儿个体化的生长曲线。相比单次测量的体格生长指标，定期连续测量体格生长指标并绘制成生长曲线，可以较直观地反映婴幼儿的生长状况，也可以及时地反映营养和喂养情况。

（2）婴幼儿身体活动需求。身体活动可以促进婴幼儿生长发育。7~12 月龄婴儿每日俯卧位自由活动或爬行的时间应不少于 30 min，12~24 月龄幼儿每日的活动时间应不少于 3 h。鼓励婴幼儿学习自己吃饭，学会生活自理，并增加日常活动。

尽量减少婴幼儿久坐不动的时间。婴儿坐着，或者背着、抱着的时间每次不应超过 1 h。24 月龄内婴幼儿除必要的与家人视频对话时间以外，应禁止看屏幕。

小实践　婴幼儿喂养指导

请为 6~12 月龄婴儿设计其辅食添加的方案。

任务 3　儿童膳食指导

儿童膳食指南分为 2~5 岁学龄前儿童和 6~17 岁学龄儿童两个阶段。

一、《中国学龄前儿童膳食指南（2022）》

《中国学龄前儿童膳食指南（2022）》适用于满 2 周岁至满 6 周岁前（2~5 岁）的学龄前儿童，是基于 2~5 岁儿童的生理特点、营养需要及饮食习惯培养规律，结合其膳食营养和饮食行为现状，在一般人群膳食指南基础上增加的五条核心推荐。

（一）核心推荐

（1）食物多样，规律就餐，自主进食，培养健康饮食行为。
（2）每日饮乳，足量饮水，合理选择零食。
（3）合理烹调，少调料少油炸。
（4）参与食物选择与制作，增进对食物的认知和喜爱。
（5）经常户外活动，定期体格测量，保证健康成长。

（二）实践应用

1. 学龄前儿童的合理膳食及餐次安排

学龄前儿童的膳食应由多样化食物构成，建议平均每日食物种类数达到 12 种以上，每周达到 25 种以上，烹调油和调味品不计算在内。每日安排早、中、晚三次正餐和两次加餐，即"三餐两点"。

学龄前儿童
的合理膳食
与餐次安排

2. 培养专注进食和自主进食

学龄前儿童应学会匙、筷子、杯、碗等餐具的使用，3~4 岁时应能熟练地用勺子吃饭，4~5 岁时应能熟练地用筷子吃饭。这有利于增加儿童进食兴趣和培养自信心及独立能力，促进儿童手部精细动作及运动协调功能发育。要注意儿童饮食行为和就餐礼仪的培养。

3. 避免挑食、偏食及过量进食

通过经常变换食物，通过味觉等感官刺激使儿童熟悉、接受、习惯某些特殊的食物味道，减少儿童对某些熟悉食物产生偏爱，以免形成挑食、偏食。了解儿童每日各类食物的需要量，通过增加儿童身体活动量来增进食欲，同时避免儿童过度进食，让儿童养成专注进餐、自主进食和适量进食的健康饮食行为。

4. 培养饮乳习惯，首选白水，控制含糖饮料

建议学龄前儿童每日饮用 300~500 mL 乳或相当量的乳制品，添加糖会增加患肥胖症、龋齿等疾病的风险，推荐 2~3 岁儿童不摄入添加糖，4~5 岁儿童添加糖摄入量应控制在小于 50 g/d。含糖饮料是添加糖的主要来源，多数饮料含糖量高达 8%~11%，建议学龄前儿童不喝含糖饮料，首选白水，更不能用含糖饮料替代白水。

5. 合理选择零食

零食作为学龄前儿童正餐之外的营养补充，可以合理选用。建议零食尽可能与加餐结合，安排在两次正餐之间，零食量不宜多，以不影响正餐食欲为宜。进食零食前洗手，吃完漱口，睡前 30 min 内不吃零食。零食优选乳制品、水果、蔬菜和坚果，避免食用整粒豆类、坚果，防止食物呛入气管发生意外，建议坚果和豆类食物磨成粉或打成糊食用。高盐、高糖、高脂（特别可能含有反式脂肪酸）的加工食品均不适宜作为儿童的零食。

6. 从小培养淡口味

儿童淡口味，减少对高盐、高糖、高脂食物的摄入，有助于形成一生健康的饮食行为。WHO 建议，儿童应减少钠摄入量，以预防和控制血压。为学龄前儿童制备膳食时，不仅要注意尽量少放食盐，而且也要少用含盐量较高的调味品。

建议学龄前儿童的每日食盐摄入量应控制在 2~3 岁儿童小于 2 g，4~5 岁儿童小于 3 g。

可选择天然、新鲜香料（如葱、蒜、洋葱、香草等）和新鲜蔬果汁（如番茄汁、柠檬、南瓜汁、菠菜汁等）进行调味。

7. 培养认知食物与喜爱食物

应尽可能为儿童创造更多认识和感受食物的机会，建议家长和儿童一起选购食物，尽量让儿童多参与食物的选择和制作，可增加其对食物的接受度，提高儿童就餐的积极性，促进食欲，增加亲子关系。

8. 鼓励进行身体活动

建议学龄前儿童每日身体活动总时间应达到 180 min，每日户外活动至少 120 min，其中中等及以上强度的身体活动时间累计不少于 60 min。鼓励儿童经常参加户外活动，增加儿童对运动的兴趣和喜爱，养成运动习惯，对预防肥胖症发生和保护视力均具有积极的作用。

9. 限制久坐行为和视屏活动

建议学龄前儿童每日应尽量减少久坐行为，每次久坐持续时间不超过 1 h，每日累计看视屏时间最好不超过 1 h，且越少越好。家长应以身作则，减少久坐和看视屏的时间。

10. 定期体格测量

建议学龄前儿童每半年测量 1 次身高和体重，以便能及时了解学龄前儿童生长发育水平的动态变化，判断其营养状况。依据《7 岁以下儿童生长标准》（WS/T 423—2022），判断其发育和营养状况，并根据儿童体格指标变化及时调整其膳食和运动安排。

《中国学龄前儿童
平衡膳食宝塔》

（三）《中国学龄前儿童平衡膳食宝塔》

《中国学龄前儿童平衡膳食宝塔》建议的一日食物量见表 4-3。

表 4-3 《学龄前儿童平衡膳食宝塔》建议的一日食物量

年龄/岁	食物											
	谷类/g	薯类/g	蔬菜/g	水果/g	畜禽肉鱼/g	蛋类/g	奶类/g	大豆（适当加工）/g	坚果（适当加工）/g	烹调油/g	食盐/g	饮水量/mL
2~3	75~125	适量	100~200	100~200	50~75	50	350~500	5~15	—	10~20	<2	600~700
4~5	100~150	适量	150~300	150~250	50~75	50	350~500	15~20	适量	20~25	<3	700~800

二、《中国学龄儿童膳食指南（2022）》

学龄儿童是指从 6 岁到不满 18 岁的未成年人。学龄儿童正处于生长发育阶段，对能量和营养素的需要量相对高于成年人。全面、充足的营养是其正常生长发育，乃至一生健康的物质保障。学龄期是建立健康信念和形成健康饮食行为的关键时期。《中国学龄儿童膳食指南》是在一般人群膳食指南八项准则的基础上，增加五条核心推荐。

（一）核心推荐

（1）主动参与食物选择和制作，提高营养素养。

（2）吃好早餐，合理选择零食，培养健康饮食行为。

（3）天天喝奶，足量饮水，不喝含糖饮料，禁止饮酒。

（4）多户外活动，减少看视屏的时间，每日 60 min 以上的中高强度身体活动。

（5）定期监测体格发育，保持体重适宜增长。

（二）实践应用

1. 提高营养素养

（1）积极学习营养健康知识。学龄儿童应知晓正规的营养健康信息来源。应把学校营养教育课程或活动，以及专业人员营养咨询作为信息的首要来源，还有政府部门、专业机构、大学、社会团体和行业协会、国际组织等发布的信息。

（2）主动参与食物选择和制作。学龄儿童应积极主动参与家庭的食物选购，要学会阅读食品标签和营养标志，较大儿童应了解安全用火、用气和用电等事项，和家人一起准备食物，了解食品安全五要素。

（3）创造家庭的健康食物环境。家庭要提供多样食物以满足平衡膳食的要求，制定家庭健康饮食规则并加以实践。父母要以身作则，通过言传身教，鼓励和支持孩子养成健康饮食行为，不强迫或放纵孩子进食，不用食物作为奖励或惩罚的手段；营造轻松愉悦的就餐氛围，不在就餐时指责批评孩子，并引导孩子遵循文明的进餐行为、传承优秀的饮食礼仪。

（4）学校构建健康的食物环境。学校应制定并实施营养健康相关制度，应提供营养健康教育及服务（如提供学生餐、健康体检、健康咨询、营养不足和超重肥胖的管理等）。学校食堂或供餐单位应根据《学生餐营养指南》（WS/T 554—2017），结合当地食物供应、饮食习惯及季节特点，制定符合学龄儿童营养需求的带量食谱，采用合理的烹调方法，提供搭配合理、适合学生口味的学生餐。做到有序、按时和文明就餐，不挑食偏食，不浪费食物。

2. 养成健康的饮食行为

（1）吃好一日三餐，做到三餐规律、定时定量，尤其要重视早餐的营养质量。

（2）合理选择零食。学龄儿童可以在正餐为主的基础上，合理选择零食，但零食不能代替正餐，也不应影响正餐。吃零食和正餐最好间隔 1 h 以上，睡前半小时最好不要吃零食。零食提供的能量不要超过每日总能量的 10%。

（3）在外就餐要做到合理搭配。在外就餐时，应选择食品安全状况良好、卫生信誉度在 B 级及以上的餐饮服务单位。点餐时，应注意食物多样、合理搭配。应按照就餐人数合理确定点餐品种和数量，避免食物浪费。

3. 选择健康饮品

（1）天天喝奶。学龄儿童每日应摄入 300 mL 及以上的液体乳或相当量的乳制品。

（2）足量饮水。每日应足量饮用清洁卫生的自来水。做到定时、少量多次饮水，不等口渴后再喝水，建议每个课间喝 100~200 mL 水。不喝含糖饮料。禁止饮酒和含乙醇饮料，学校应开展饮酒有害健康的宣教活动。

4. 积极开展身体活动

增加身体活动能促进学龄儿童身体和心理健康，有助于促进学龄儿童智力发展、提高学习效率、预防近视。学龄儿童应开展规律、多样的身体活动，做到每日进行累计至少 60 min 以有氧运动为主的中高强度身体活动，其中，每周应有 3 d 的高强度运动，如篮球、足球或中长跑，每周应有 3 d（隔天进行，每次 30 min）增强肌肉力量和/或骨骼健康的运动。减少看视屏等久坐行为的时间，每次持续坐姿时间不超过 1 h，看视屏的时间每日不超过 2 h；共建安全、便利的身体活动环境。

5. 保障充足的睡眠

6~12 岁儿童，每日安排 9~12 h 的睡眠，不要少于 9 h。13~17 岁青少年每天睡眠时长应为 8~10 h。

6. 保持适宜的体重增长

定期监测身高和体重，正确认识和评估体型，不过度节食，预防和改善营养不足，预防和控制肥胖。根据《学龄儿童青少年营养不良筛查》（WS/T 456—2014）判断儿童的营养不良。根据《学龄儿童青少年超重与肥胖筛查》（WS/T 586—2018）来判断儿童超重肥胖。采用腰围

（Waist Circumference，WC）作为中心型肥胖的辅助性筛查，根据《7岁~18岁儿童青少年高腰围筛查界值》（WS/T 611—2018）来判断儿童中心型肥胖。

（三）《中国学龄儿童平衡膳食宝塔（2022）》建议的食物量及《中国儿童平衡膳食算盘》

1. 《中国学龄儿童平衡膳食宝塔（2022）》建议的食物量

学龄儿童不同年龄段的能量需求水平及《中国学龄儿童平衡膳食宝塔（2022）》建议的食物量见表4-4。

表4-4　学龄儿童不同年龄段的能量需求水平及《中国学龄儿童平衡膳食宝塔（2022）》建议的食物量

食物	年龄（能量需求水平）		
	6~10岁 （1 400~1 600 kcal）	11~13岁 （1 800~2 000 kcal）	14~17岁 （2 000~2 400 kcal）
谷类	150~200 g	225~250 g	250~300 g
其中全谷物和杂豆	30~70 g	30~70 g	50~100 g
薯类	25~50 g	25~50 g	50~100 g
蔬菜类	300 g	400~450 g	450~500 g
水果类	150~200 g	200~300 g	300~350 g
畜禽类	40 g	50 g	50~75 g
水产类	40 g	50 g	50~75 g
蛋类	25~40 g	40~50 g	50 g
奶及奶制品	300 g	300 g	300 g
大豆	105 g/周	105 g/周	105~175 g/周
坚果	50 g/周	50~70 g/周	50~70 g/周
油	20~25 g	25~30 g	25~30 g
盐	<4 g	<5 g	<5 g
水	800~1 000 mL	1 100~1 300 mL	1 200~1 400 mL

2. 《中国儿童平衡膳食算盘》

《中国儿童平衡膳食算盘》（简称《算盘》）根据平衡膳食的原则，转化各类食物份量的图形化表示，《算盘》主要针对儿童。与《平衡膳食宝塔》相比，在食物分类上，把蔬菜、水果分为两类，《算盘》分成六行，用不同色彩的彩珠标示食物的多少，如图4-1所示。

《算盘》给儿童一个大致膳食模式的认识，在宣传和知识传播的过程中，可以寓教于乐，与儿童很好地沟通和记忆一日三餐食物基本构成的多少。图中跑步的儿童身挎水壶，表示鼓励喝白开水，天天运动，积极活跃地生活和学习。

《算盘》中的食物份量按8~11岁儿童能量需要量平均值大致估算。儿童每日需要摄入的谷薯类5~6份，蔬菜类4~5份，水果类3~4份，畜禽肉蛋、水产品2~3份，大豆、坚果、水产品2~3份，油盐类适量。8~11岁儿童的膳食组成见表4-5。

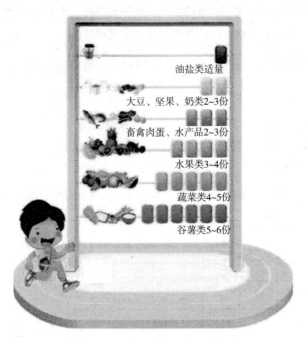

图4-1 《中国儿童平衡膳食算盘》

表4-5 8~11岁儿童的膳食组成

食物类别	儿童需要份数/d	食物种类/d	食物种类/周	每份量	儿童需要量/d
油盐类	适量	食用油2种以上	食用油3种以上	植物油10 g	油20~30 g
					盐4~5 g
大豆	2~3	2种以上	5种以上	大豆类20~25 g	20~25 g
坚果				坚果类10 g	10 g
奶类				奶类200~250 g	300 g以上
畜禽肉蛋 水产品类	2~3	—	—	瘦肉40~50 g	40~50 g
				肥瘦肉20~25 g	20~25 g
				鱼虾贝类45~50 g	45~50 g
				蛋类40~50 g	40~50 g
水果类	3~4	2种以上	4种以上	50 g	150~350 g
蔬菜类	4~5	3种以上	10种以上	100 g	300~500 g
谷薯类	5~6	3种以上	5种以上	谷类50 g 薯类25~50 g	谷类150~250 g，全谷类和杂豆类30~50 g，占谷类的1/5 薯类25~50 g
添加糖	—	—	—		低于50 g，最好控制在25 g以内
水	4~5	—	—	250 mL	1 000~1 250 mL

请分别为幼儿园小班和大班的小朋友设计一周的零食方案。

任务4　老年人膳食指导

老年人膳食指南适用于年龄在 65 岁及以上的老人，分为 65~79 岁的一般老年人和 80 岁及以上的高龄老年人两部分。两个指南是在一般人群膳食指南的基础上，针对老年人特点的补充建议。

一、一般老年人膳食指南

随着年龄增加，尤其是超过 65 岁，衰老的特征比较明显地表现出来。生理上的变化主要体现在代谢能力下降；呼吸功能衰退；心脑功能衰退；视觉、听觉及味觉等感官反应迟钝；肌肉衰减等。这些变化会影响老年人摄取、消化食物和吸收营养物质的能力，使他们容易出现蛋白质、微量营养素摄入不足，产生消瘦、贫血等问题，降低了身体的抵抗能力，增加罹患疾病的风险。在一般成年人平衡膳食的基础上，应为老年人提供更加丰富多样的食物，特别是易于消化吸收、利用，且富含优质蛋白质的动物性食物和大豆类制品。

（一）核心推荐

（1）食物品种丰富，动物性食物充足，常吃大豆制品。
（2）鼓励共同进餐，保持良好食欲，享受食物美味。
（3）积极户外活动，延缓肌肉衰减，保持适宜体重。
（4）定期健康体检，测评营养状况，预防营养缺乏。

（二）实践应用

1. 合理营养是延缓老年人肌肉衰减的主要途径

人体在 40 岁左右开始出现肌肉量的减少，在 70 岁以前，每 10 年会丢失 8%，后几年每 10 年丢失可达 15%。肌肉衰减可导致骨质疏松的风险增加，是老年人死亡的独立危险因素。良好的营养状况对延缓老年人肌肉衰减具有关键作用。建议老年人每日蛋白质的摄入量为每千克体重 1.0~1.2 g，日常进行抗阻训练的老人每日蛋白质的摄入量大于或等于每千克体重 1.2~1.5 g。来自鱼、虾、禽肉、猪肉、羊肉等动物性食物和大豆类食物的优质蛋白质比例不低于50%，建议每日饮乳。此外，每餐都应有优质蛋白质，不宜一餐集中进食大量的蛋白质。

2. 主动参加身体活动，积极进行户外运动

老年人可以多选择散步、快走、太极拳等动作缓慢的运动方式。在安排老年人运动负荷时要量力而行，切忌因强度过大造成运动损伤，甚至跌倒或急性事件的发生。

3. 减少久坐等静态时间

减少日常生活中坐着和躺着的时间，在家尽量减少看电视、手机和其他屏幕的时间，每

小时起身活动至少几分钟，起身倒杯水、伸伸臂、踢踢腿、弯弯腰，减少久坐等静态时间。

4. 保持适宜体重

老年人的体重不宜过低，BMI 在 20.0~26.9 kg/m² 更为适宜。

5. 参加规范体检，做好健康管理

老年人应根据自己的健康状况，每年定期到有资质的医疗机构参加 1~2 次健康体检。

6. 及时测评营养状况，纠正不健康的饮食行为

应鼓励老年人关注自己的饮食，经常自我测评营养状况；定期称量体重。

二、高龄老年人膳食指南

高龄、衰弱老年人往往存在进食受限，味觉、嗅觉、消化吸收能力降低，营养摄入不足。因此需要能量和营养密度高、品种多样的食物，多吃鱼、畜禽肉、蛋类、乳制品及大豆类等营养价值和生物利用率高的食物，同时配以适量的蔬菜和水果。精细烹制，口感丰富美味，食物质地细软，适应老年人的咀嚼、吞咽能力。根据具体情况，采取多种措施鼓励进食，减少不必要的食物限制。

（一）核心推荐

（1）食物多样，鼓励多种方式进食。
（2）选择质地细软、能量和营养素密度高的食物。
（3）多吃鱼、禽、肉、蛋、乳和豆，适量蔬菜配水果。
（4）关注体重丢失，定期营养筛查评估，预防营养不良。
（5）适时合理补充营养，提高生活质量。
（6）坚持健身与益智活动，促进身心健康。

（二）实践应用

1. 多种方式进食，保证充足食物摄入

鼓励老年人与家人一起进食，力所能及地参与食物制作，融入家庭活动，有助于增进食欲和进食量。对于空巢或者独居老人，强调营造良好的社会交往氛围，集体进餐；改善心理状态，保持乐观情绪。老年人一般喜欢吃热的食物，餐食要保持温度，尽量选用保温性能良好的餐具。通过吃好早餐、少量多餐和规律进餐保证充足的食物摄入。

2. 选择适当加工方法，使食物细软易消化

适宜制作比较细软的米面制品（如软米饭、烂面条、馒头、包子、各种糕点等）和各种畜禽肉及其肉末制品（如肉末、肉丝、肉丸、鸡丝、蛋饺等）；肉质细嫩的鱼虾和豆制品；杂粮或粗粮（糙米、荞麦、燕麦、薏米等）可加水浸泡 1~2 h 后再蒸煮，尽量不吃油炸、烧烤、质硬的食品（如烤鱼片、蚕豆、炸臭豆腐、熏鱼等）。此外，高龄老年人的口腔分辨能力减弱，带刺或带骨的食物宜少选择。

3. 经常监测体重，进行营养评估和膳食指导

老年人的体重不宜过低，BMI 在 20.0~26.9 kg/m² 更为适宜。

4. 衰弱及其测评

衰弱指老年人生理储备下降导致机体易损性增加、抗应激能力减退的非特异性状态。衰

弱涉及多系统病理、生理变化，包括神经肌肉、代谢及免疫系统等。衰弱最常用的测评标准为 Fried 衰弱评估方法。

5. 合理使用营养品

高龄衰弱老人进食量不足目标量 80% 时，可以在医生和临床营养师指导下，合理使用特医食品。

6. 吞咽困难老年人选用及制作易食食品

选择黏度适当的流体食品，固态食品不易松散、密度均匀顺滑，能减少进食引起呛咳误吸的风险。

7. 坚持身体活动和益智活动

少坐多动，建议每周活动不少于 150 min；坚持脑力活动，如阅读、下棋、弹琴、玩游戏等，延缓认知功能衰退；强调平衡训练、有氧运动有机结合，高龄老年人可先进行平衡训练和抗阻活动。

三、65 岁以上老人平衡膳食建议的食物量

65 岁以上老人平衡膳食建议的各类食物的摄入量分别是全谷物和杂豆类 50~150 g/d，薯类 50~100 g/d，蔬菜类 300~400 g/d，水果类 200~300 g/d，畜肉类 50 g/d，鱼虾、禽肉类 50~150 g/周，奶类 300~400 g/d（相当于乳粉 30~36 g/d），大豆 105 g/周，坚果 50~70 g/d（老年人如果食用坚果，需要磨碎后添加到食物中）。

小实践　社区老人膳食指导

发展老年助餐服务是我国实施积极应对人口老龄化国家战略的重要内容和重要民生工程，是支持居家社区养老、增进老年人福祉的重要举措。请你利用周末的时间，开展一次社区老人膳食满意度调查，并针对调查结果撰写出膳食调整建议。

任务 5　素食人群膳食指导

一、素食人群膳食指南

素食人群是指以不食畜肉、家禽、海鲜、蛋、乳等动物性食品为饮食方式的人群。按照所戒食物种类不同，可分为全素、蛋素、乳素、蛋乳素人群等。目前我国素食人群已超过 5 000 万，其中，女性比例较高。素食人群应尽量选择蛋乳素，食物应该做到多样化。

（一）核心推荐

（1）谷类为主，食物多样；适量增加全谷物。
（2）增加大豆及其制品的摄入，选用发酵豆制品。
（3）常吃坚果、海藻和菌菇。
（4）蔬菜、水果应充足。

（5）合理选择烹调油。

（6）定期监测营养状况。

（二）实践应用

1. 做到食物多样化

（1）每日摄入食物的种类至少有 12 种，每周至少有 25 种。

（2）粗粮谷类、豆乳类、蔬菜水果类和坚果类，搭配合理。

2. 提高谷类食物的摄入量

（1）餐餐有谷，每餐不少于 100 g；全谷物杂豆天天有，且达到一半以上。

（2）薯类不可忘，可以与主食互换。

（3）建议全素人群（成人）每日摄入谷类 250~350 g，其中全谷类为 120~200 g；蛋乳素人群（成人）每日摄入谷类为 225~350 g，其中，全谷类为 100~150 g。

3. 合理利用大豆类食物

（1）黄豆、豆腐、豆芽等各种豆制品互换食用，可以安排在一日三餐，预防素食人群蛋白质摄入不足。年轻女性每日需要摄入 40 g 大豆或相当量的豆制品。

（2）推荐每日摄入 5~10 g 发酵豆制品，常见的发酵豆制品包括酸豆浆、腐乳、豆豉、酱油、豆瓣酱等。发酵豆制品中富含维生素 B_{12}，可以预防素食人群因不摄入动物性食品引起的维生素 B_{12} 缺乏。

4. 常吃坚果、海藻和菌菇

（1）坚果类富含蛋白质、不饱和脂肪酸、维生素和矿物质等，常吃坚果有助于心脏的健康。

（2）海藻含有二十碳和二十二碳 $n-3$ 多不饱和脂肪酸及多种矿物质，菌菇富含矿物质和真菌多糖类。

（3）建议素食人群应常吃坚果、海藻和菌菇。全素人群（成人）每日摄入坚果 20~30 g，藻类或菌菇 5~10 g；蛋乳素人群（成人）每日摄入坚果 15~30 g。

5. 合理选择烹调油

应食用各种植物油，满足必需脂肪酸的需要。亚麻酸在亚麻籽油和紫苏油中含量最为丰富，是素食人群膳食 $n-3$ 多不饱和脂肪酸的主要来源。因此应多选择亚麻籽油和紫苏油。

6. 定期监测营养状况，及时发现和预防营养缺乏病

素食人群容易缺乏的营养素主要有蛋白质、$n-3$ 多不饱和脂肪酸、维生素 B_{12}、维生素 D、钙、铁、锌、硒等。为了避免营养素缺乏，必须定期进行营养状况监测，适当的时候可以选择营养补充剂补充部分营养素摄入的不足。

二、素食人群推荐的膳食组成

素食者更应精心设计膳食，可有效避免营养素缺乏。全素膳食比蛋乳素膳食更容易引起维生素 B_{12} 和 $n-3$ 多不饱和脂肪酸缺乏。全素和蛋乳素成人的每日膳食推荐组成见表 4-6。

表 4-6 全素和蛋乳素成人的每日膳食推荐组成

食物种类	全素人群	蛋乳素人群
	摄入量/g	摄入量/g
谷类	250~400	225~350
其中全谷物和杂豆	120~200	100~150
薯类	50~125	50~125
蔬菜	300~500	300~500
其中菌藻类（干重）	5~10	5~10
水果	200~350	200~350
大豆及其制品	50~80	25~60
其中发酵豆制品	5~10	—
坚果	20~30	15~25
烹饪用油	20~30	20~30
蛋类	—	40~50
奶及奶制品	—	300
盐	5	5

训练项目4 食谱设计与评价

（一）知识准备

1. 计算法编制一日食谱的案例分析

以6岁男童为例，介绍计算法编制一日食谱的方法。

（1）工具准备。食谱的编制需要准备《中国食物成分表》、计算器或计算机、《中国居民膳食营养素参考摄入量（2023版）》、笔记本。

（2）确定全日能量需要。查阅《中国居民膳食营养素参考摄入量（2023版）》，6岁男童能量的参考摄入量为 1 400 kcal（5 860 kJ）。

（3）确定宏量营养素需要。膳食中蛋白质需要：查阅《中国居民膳食营养素参考摄入量（2023版）》，6岁男童蛋白质的参考摄入量为 35 g，蛋白质供能比＝蛋白质（g）×蛋白质的产能系数 4（kcal/g）÷全日能量参考摄入量（kcal）＝ 35（g）×4（kcal/g）÷1 400（kcal）＝10%。

膳食中脂肪需要（g）＝全日能量参考摄入量（kcal）×脂肪占总能量比重÷脂肪的产能系数＝1 400（kcal）×30%÷9（kcal/g）≈46.7 g（脂肪占总能量比按照30%计算，注：当计算脂肪实际摄入量时，除非有要求，否则膳食中脂肪的能量百分比范围一般选择低值）。

膳食中碳水化合物的供能比＝100%−蛋白质供能比（%）−脂肪供能比（%）

$$= 100\% - 10\% - 30\% = 60\%$$

膳食中碳水化合物参考摄入量(g)

=全日能量参考摄入量(kcal)×碳水化合物占总能量比重(%)

÷碳水化合物的产能系数 4(kcal/g)

= 1 400(kcal)×60%÷4(kcal/g)= 210 g

(4) 根据餐次比计算每餐宏量营养素目标。学龄前儿童的餐次比以早餐、早点占总能量的30%，午餐加午点占总能量的40%，晚餐占总能量的30%计算。

① 早餐、早点。能量=全日能量参考摄入量(kcal)×30% = 1 400(kcal)×30% = 420 kcal；蛋白质参考摄入量(g)= 全日蛋白质参考摄入量(g)×30% = 35(g)×30% = 10.5 g；脂肪参考摄入量(g)= 全日脂肪参考摄入量(g)×30% = 46.7(g)×30%≈14.0；碳水化合物参考摄入量(g)= 全日碳水化合物参考摄入量(g)×30% = 210(g)×30% = 63.0 g。

② 午餐、午点。能量=全日能量参考摄入量(kcal)×40% = 1 400(kcal)×40% = 560 kcal；蛋白质参考摄入量(g)= 全日蛋白质参考摄入量(g)×40% = 35(g)×40% = 14.0 g；脂肪参考摄入量(g)= 全日脂肪参考摄入量(g)×40% = 46.7(g)×40%≈18.7；碳水化合物参考摄入量(g)= 全日碳水化合物参考摄入量(g)×40% = 210(g)×40% = 84.0 g。

③ 晚餐。能量=全日能量参考摄入量(kcal)×30% = 1 400(kcal)×30% = 420 kcal；蛋白质参考摄入量(g)= 全日蛋白质参考摄入量(g)×30% = 35(g)×30% = 10.5 g；脂肪参考摄入量(g)= 全日脂肪参考摄入量(g)×30% = 46.7(g)×30%≈14.0；碳水化合物参考摄入量(g)= 全日碳水化合物参考摄入量(g)×30% = 210(g)×30% = 63.0 g。

(5) 主食品种、数量的确定。已知能量和三种宏量营养素的膳食目标，根据《中国食物成分表》中食物含量的多少，确定主食的品种和数量。

主食的品种主要根据用餐者的饮食习惯来确定，北方习惯以面食为主，南方则以大米为主食居多。由于粮谷类是碳水化合物的主要来源，因此主食的数量主要根据各类主食原料中碳水化合物的含量来确定。

假如主食只吃一种，根据《中国食物成分表》查出所选食物含碳水化合物的百分含量。

主食数量(g)= 膳食中碳水化合物目标值(g)÷某种食物碳水化合物的百分含量(%)

如果某一餐选择两种以上的主食，就把碳水化合物目标值分配给不同的主食，然后根据上式计算各种主食的数量。若早餐以小米粥和馒头为主食，并且分别提供20%和80%的碳水化合物。查阅《中国食物成分表》，每100 g小米含碳水化合物73.5 g，每100 g面粉含碳水化合物74.6 g，那么

小米质量(g)= 小米的碳水化合物目标值(g)÷小米中碳水化合物的百分含量(%)

= 63.0(g)×20%÷73.5%≈17.1 g

面粉质量(g)= 面粉的碳水化合物目标值(g)÷面粉中碳水化合物的百分含量(%)

= 63.0(g)×80%÷74.6%≈67.6 g

(6) 副食品种、数量的确定。蛋白质广泛存在于动植物性食物中，除了谷类食物提供蛋白质，各类动物性食物和豆制品也是优质蛋白质的主要来源。因此，副食的品种和数量的确定要依据副食所提供蛋白质的数量。

计算步骤如下。

① 计算主食中提供的蛋白质数量。

主食中蛋白质的数量 (g) = $\sum$ [某种主食质量(g) × 该主食中蛋白质的百分含量(%)]

② 计算副食中提供蛋白质的数量。

副食中蛋白质的数量(g)＝蛋白质参考摄入量(g)−主食中蛋白质数量(g)

③ 计算副食的数量。

如果副食由多种食物组成，分别为副食1、副食2、副食3、…、副食n，设定各种副食的蛋白质数量占副食蛋白质总量的比例为 $A_1\%$、$A_2\%$、$A_3\%$、…、$A_n\%$（注：$A_1+A_2+A_3+\cdots+A_n=100$）。查阅《中国食物成分表》，各种副食的蛋白质百分含量为 $B_1\%$、$B_2\%$、$B_3\%$、…、$B_n\%$。则各种副食的数量为

副食1的数量(g)＝副食中蛋白质的数量(g)$\times A_1\%\div B_1\%$

副食2的数量(g)＝副食中蛋白质的数量(g)$\times A_2\%\div B_2\%$

副食n的数量(g)＝副食中蛋白质的数量(g)$\times A_n\%\div B_n\%$

实例计算：以该6岁男童的午餐、午点为例。已知午餐、午点的蛋白质为14.0g、脂肪为18.9g、碳水化合物为84.0g。

① 主食。假设以米饭（大米）为主食，查《中国食物成分表》可知，每100g粳米含碳水化合物77.7g，则粳米的数量(g)＝碳水化合物目标值(g)÷粳米的碳水化合物的百分含量(%)＝84.0(g)÷77.7%≈108.1g。

② 副食。a. 计算主食中蛋白质的数量。查《中国食物成分表》可知，100g粳米含蛋白质8.0g。那么，主食蛋白质的数量(g)＝108.1(g)×8.0%≈8.6g。b. 副食蛋白质的数量(g)＝14.0(g)−8.6(g)＝5.4g。

假设副食为青菜豆腐和鲜蘑菇炒肉。那么，副食中蛋白质的2/3由动物性食物供给，1/3由豆制品供给。

由《中国食物成分表》可知，每100g瘦猪肉含蛋白质20.3g，每100g豆腐含蛋白质8.1g，那么瘦猪肉数量(g)＝5.4(g)×(2/3)÷20.3%≈17.7g；豆腐数量(g)＝5.4(g)×(1/3)÷8.1%≈22.2g。

注意：青菜、鲜蘑菇中也含有一定数量的蛋白质，但是在计算副食数量时，为了简化计算过程，往往忽略蔬菜和水果中的蛋白质。但是在食谱评价时，需要考虑蔬菜和水果中的蛋白质。

（7）蔬菜量的确定。确定了动物性食物和豆制品的数量，就可以保证蛋白质的摄入。最后微量营养素和纤维素的量就选择蔬菜补齐。蔬菜的品种和数量可根据不同季节市场的蔬菜供应情况，以及考虑与动物性食物和豆制品配菜的需要来确定，蔬菜的数量也可以根据《中国居民平衡膳食宝塔》来预估。

（8）油和盐。首先要考虑以上食物已经含有多少油和盐，如查《中国食物成分表》得知，100g瘦猪肉含脂肪6.2g，100g豆腐含脂肪3.7g，100g粳米含脂肪0.6g。午餐植物油的数量计算如下：

午餐的植物油(g)＝午餐的脂肪参考摄入量(g)−粳米(g)×粳米的脂肪的百分含量(%)−

瘦猪肉(g)×瘦猪肉的脂肪的百分含量(%)−豆腐(g)×

豆腐的脂肪的百分含量(%)

＝18.9(g)−77.7(g)×0.6%−17.7(g)×6.2%−22.2(g)×3.7%

≈16.5g

盐的计算方法类似。

（9）编制一日食谱。根据计算的每餐的饭菜用量，编制一日食谱，早餐（含早点）、午餐（含午点）、晚餐的能量分配在30%、40%、30%左右即可，见表4-7。

表 4-7　6 岁男童一日食谱举例

餐次	饭菜名称	食物名称/可食部用量	食物名称/市品用量
早餐	小米粥	小米 17 g	小米 17 g
	馒头	馒头 90 g	富强粉 67g
	芹菜炒蛋	芹菜 50 g	芹菜 55 g
		鸡蛋 30 g	鸡蛋 1 个
		植物油 4 g	植物油 4 g
早点	牛奶	牛奶 200 g	牛奶 200 g
	饼干	饼干 15 g	饼干 15 g
午餐	米饭	粳米 80 g	粳米 80 g
	青菜豆腐	青菜 80 g	青菜 90 g
		豆腐 22 g	豆腐 22 g
		植物油 4 g	植物油 6 g
	鲜蘑菇炒肉片	瘦猪肉 18 g	瘦猪肉 18 g
		鲜蘑菇 80 g	鲜蘑菇 85 g
		植物油 5 g	植物油 5 g
午点	苹果	苹果 100 g	苹果 115 g
	面包	面包 50 g	面包 50 g
晚餐	面条	面条 100 g	面条 100 g
	清蒸罗非鱼	罗非鱼 50 g	罗非鱼 90 g
	凉拌黄瓜	黄瓜 100 g	黄瓜 100 g
	炒绿豆芽	绿豆芽 50 g	绿豆芽 50 g
		瘦猪肉丝 15 g	瘦猪肉 15 g
		植物油 5 g	植物油 5 g
全天食用盐：≤5 g			

2. 食谱的评价

以 12 岁男生一日食谱为例（见表 4-8），介绍食谱评价的步骤和过程。

表 4-8　12 岁男生一日食谱举例

餐次	饭菜名称	食物名称/可食部用量
早餐	面包	面粉 150 g
	火腿	火腿 25 g
	牛奶	牛奶 250 g
	苹果	苹果 100 g

餐次	饭菜名称	食物名称/可食部用量
午餐	青椒肉片	青椒 100 g
		瘦猪肉 45 g
		植物油 6 g
	熏干芹菜	熏干 30 g
		芹菜 100 g
		植物油 5 g
	馒头	面粉 150 g
晚餐	米饭	大米 125 g
	番茄炒鸡蛋	番茄 125 g
		鸡蛋 60 g
		植物油 5 g
	韭菜豆腐汤	韭菜 25 g
		南豆腐 30 g
		植物油 3 g
全天食用盐：≤5 g		

对食谱进行评价可以使食谱更科学、合理。评价食谱能否满足营养需求，并发现某些营养素的缺乏或过量，以便及时进行调整和纠正。食谱评价包括食物结构、营养素含量、能量来源、蛋白质来源、脂肪来源、三餐能量分布、烹饪方法等方面。

食谱的评价需要准备《中国食物成分表》、计算器、《中国居民膳食营养素参考摄入量（2023 版）》。

（1）分析食物结构。

首先按类别将食谱中的食物归类排序，并列出每种食物的数量，看食物种类是否齐全，不同颜色的食物搭配是否合理。表 4-9 中所列食物按九类食物分类，与《平衡膳食宝塔》比较，分析是否适宜。

表 4-9　食物摄入量与《平衡膳食宝塔》参考摄入量的比较（g）

食物类别	实际摄入量	膳食宝塔参考摄入量[①]
油、盐	油 19，盐（尚未计算）	油 30，盐≤5
奶及奶制品	250[②]	300
大豆及坚果类	13.5[③]	25
畜禽肉类	70	75
水产类	0	75

食物类别	实际摄入量	膳食宝塔参考摄入量①
蛋类	60	50
蔬菜类	350	450
水果类	100	400
谷类薯类及杂豆	425	225~250
其中全谷物和杂豆	30	30~70
薯类	0	25~50

①《平衡膳食宝塔》建议不同能量的各类食物的参考摄入量是不同的。12岁男生一日的能量参考摄入量为2 400 kcal（10 046 kJ）（体型偏胖）。

② 奶类食物摄入量按照每100 g各种奶类中蛋白质的含量与每100 g鲜奶中蛋白质的含量（3 g）的比作为系数，折算成鲜奶的量。折算公式：鲜奶量＝奶制品摄入量×蛋白质含量÷3。

③ 豆类及其制品摄入量按照每100 g黄豆中蛋白含量（35.1 g）的比作为系数，折算成黄豆的量。折算公式：黄豆量＝豆制品摄入量×蛋白质含量÷35.1%。南豆腐的蛋白质百分含量为6.2%，30 g南豆腐折算黄豆为5.3 g。熏干的蛋白质百分含量为15.8%，30 g熏干折算黄豆量为13.5 g。

根据表4-9对食谱的食物结构进行分析。一般以食物的实际摄入量与《平衡膳食宝塔》参考摄入量的比值为90%~110%为宜。该12岁男生一日食谱中油脂、乳类、豆类、蔬菜和水果数量偏少，畜禽肉数量适中，蛋类、谷类、薯类及杂豆数量略多，缺少水产类和薯类。

（2）计算食谱的营养素含量。

从《中国食物成分表》中查出每100 g食物所含营养素的量，算出每种食物所含营养素的量，计算公式：

$$食谱中某营养素含量 = \sum [食物量(g) × 可食部分比例 ×$$
$$100 \, g食物中某营养素含量 ÷ 100]$$

以计算150 g面粉中所含营养素为例。从《中国食物成分表》中查出小麦粉100 g可食部为100%，含能量344 kcal（1 439 kJ），蛋白质11.2 g，脂肪1.5 g，碳水化合物73.6 g，钙31 mg，铁3.5 mg，维生素 $B_1$0.28 mg，维生素 $B_2$0.08 mg，故150 g面粉可提供：

$$能量 = 150×344÷100 = 516（kcal）$$
$$蛋白质 = 150×11.2÷100 = 16.8（g）$$
$$脂肪 = 150×1.5÷100 = 2.25（g）$$
$$碳水化合物 = 150×73.6÷100 = 110.4（g）$$
$$钙 = 150×31÷100 = 46.5（mg）$$
$$铁 = 150×3.5÷100 = 5.25（mg）$$
$$维生素 B_1 = 150×0.28÷100 = 0.42（mg）$$
$$维生素 B_2 = 150×0.08÷100 = 0.12（mg）$$

其他食物的计算方法和过程与此类似。计算出所有食物提供的营养素含量，分别累计相加，就得到该食谱提供的能量和营养素的总量。

注：计算过程可以采用 Excel 或其他营养编制软件处理。

（3）评价营养素含量。

将食物中营养素含量的计算结果与《中国居民膳食营养素参考摄入量（2023版）》中同年龄、同性别人群的推荐摄入量（或适宜摄入量）和可耐受最高摄入量进行比较，从而评价营养素摄入水平，见表4-10。

表4-10　膳食营养素摄入量的评价

指标	能量/kcal	蛋白质/g	脂肪/g	维生素B_1/mg	维生素C/mg	钙/mg	铁/mg
摄入量	2 113	77.5	57.4	0.9	80	602.9	20
推荐摄入量	2 400	70	53~80即（20%~30%E）	1.4	100	1 000	16
（摄入量÷推荐摄入量）/ %	88.0	110.7	适宜	64.3	80.0	60.29	125
可耐受最高摄入量	—	—	—	—	1 600	2 000	40

根据营养素的实际摄入量与营养素推荐摄入量（或适宜摄入量）的比较，评价营养素的摄入情况。其中，摄入量与推荐摄入量（或适宜摄入量）的比值大于110%的营养素，需要比较摄入量与可耐受最高摄入量值的大小。如果摄入量大于可耐受最高摄入量值，可以判断该营养素摄入过量。该食谱提供的铁的摄入量符合要求，蛋白质摄入量偏高，能量、维生素B_1、维生素C、钙的摄入量不足，蛋白质和脂肪的摄入量适宜。

（4）分析能量的来源。

根据蛋白质、脂肪、碳水化合物的能力折算系数，分别计算出蛋白质、脂肪及碳水化合物三种营养素提供的能量占总能量的比例。

蛋白质的供能比 = 77.5(g)×4(kcal/g)÷2 113(kcal)×100% ≈ 14.7%

脂肪的供能比 = 57.4(g)×9(kcal/g)÷2 113(kcal)×100% ≈ 24.4%

碳水化合物的供能比 = 100%−14.7%−24.4% ≈ 60.9%

青少年蛋白质、脂肪、碳水化合物适宜的供能比分别为10%~20%、20%~30%、50%~65%。该食谱的蛋白质、碳水化合物的摄入量比例比较合适，脂肪摄入量适宜。

（5）分析蛋白质来源。

将来自动物性食物及豆类食物的蛋白质累计相加即为优质蛋白质的量，本例为35 g，食谱中总蛋白质为77.5 g。则优质蛋白质占总蛋白质比例 = 35÷77.5×100% ≈ 45.2%。

优质蛋白质比例超过1/3，可以认为优质蛋白质的供应量比较适宜。

（6）分析脂肪来源。

计算动物来源的脂肪占脂肪总摄入量的比例，本例为44.9%。

动物脂肪占脂肪总摄入量的比例少于50%，可以认为脂肪来源合理。

（7）计算三餐能量分布。

将早、中、晚三餐的所有食物提供的能量分别按餐次累计相加，得到每餐摄入的能量，然后除以全天摄入的总能量，得到每餐提供能量占全天总能量的比例：

早餐供能比 = 712÷2 113×100% ≈ 33.7%

$$午餐供能比 = 760 \div 2\ 113 \times 100\% \approx 36.0\%$$

$$晚餐供能比 = 100\% - 33.7\% - 36.0\% = 30.3\%$$

三餐能量的合理比例为30%、40%、30%，说明该食谱的三餐能量分配比较适宜。

（8）评价烹饪方法。

烹饪方法可以调整油、盐、糖的用量，也可以对味道和风味进行调整。无油炸、烧烤等烹调方法，但使用了熏干，烟熏食品对健康不利。

综合评价，该食谱食物种类较齐全，考虑了优质蛋白质的供应，脂肪的来源合理，三餐能量分配合理。但是，该食谱也存在着一些问题，如维生素 B_1、钙等营养素摄入量不足，需要调整。

3. 食谱的调整

根据上述12岁男生一日食谱的评价，对食谱进行调整，下面介绍食谱调整的步骤和过程。

（1）餐次能量比例的调整。

饮食要有合理的膳食能量分布，保证一日的能量和营养素均衡，将一日的食物总量根据用餐次数、时间，按照一定数量和质量进行分配。一般两餐时间间隔为 $4 \sim 5\ h$，不超过 $6\ h$，这与胃排空时间相近。我国多数地区居民习惯于一日吃三餐，三餐食物量的分配及间隔时间应该与作息时间和劳动状况相匹配，一般早餐30%，晚餐、午餐各占 $30\% \sim 40\%$ 为宜，对于三餐两点的人群，可将早点合计到早餐中，将午点合计到午餐中来计算。

上述12岁男生的三餐能量的比例为33.7%、36.0%、30.3%，该食谱的三餐能量分配比较适宜。

（2）蛋白质的调整。

中国营养学会建议，不同人群的蛋白质推荐摄入量或摄入比例不同，如青少年蛋白质适宜的供能比为 $10\% \sim 20\%$。对于处在生长发育期的儿童和青少年，还要求优质蛋白质占膳食蛋白质总量的30%以上。

上述12岁男生的蛋白质供能比例为14.7%，且优质蛋白质占总蛋白质比例为45.2%，说明该食谱的蛋白质摄入量比例比较合适，优质蛋白质比例适宜。

（3）脂肪的调整。

中国营养学会建议，不同人群的脂肪摄入比例不同，如12岁男生的脂肪适宜的供能比应为 $20\% \sim 30\%$。脂肪调整需要考虑食用油的品种、脂肪酸的构成，其中动物源的脂肪应该在50%以下。

上述12岁男生的脂肪供能比为24.4%，其中动物脂肪占脂肪总摄入量的比例为44.9%。可以认为脂肪来源合理，且脂肪的供能比例适宜。

（4）其他营养素的调整。

各种营养素适宜的摄入比例为推荐摄入量（或适宜摄入量）的 $90\% \sim 110\%$。营养素摄入量少于推荐摄入量（或适宜摄入量）的90%，需要补充该营养素或富含该营养素的食物。营养素摄入量大于推荐摄入量（或适宜摄入量）的110%，还需要比较营养素摄入量与可耐受最高摄入量值的关系，若营养素摄入量大于可耐受最高摄入量值，则判定该营养素摄入过量，需要减少该营养素的摄入。

上述12岁男生的食谱中，能量、维生素 B_1、维生素 C、钙摄入不足，需要补充能量及富含维生素 B_1、维生素 C 和钙的食物，以满足其生长发育的需要。

（5）烹饪方法的调整。

烹饪方法可以调整油、盐、糖的用量，也可以根据风味进行调整。应该尽量避免和减少油炸、烟熏、烧烤等烹调方法。同时还需要注意营养素的损失。

上述 12 岁男生摄入的食物中，熏干为烟熏制品，不宜食用。其他食材的选择及烹饪方法较适宜。

4. 食物交换份法编制一周的食谱案例分析

食物交换份法简单易行，它是将常用食物按其所含营养素量的近似值归类，计算出每类食物每份所含的营养素值和食物质量，然后将每类食物的内容列出表格供交换使用。再根据不同能量需要，按蛋白质、脂肪和碳水化合物的合理分配比例，计算出各类食物的交换份数和实际质量，并按每份食物等值交换代量表选择食物。

谷薯组食物交换份视频　　肉蛋组食物交换份视频　　蔬果组食物交换份视频　　油脂组食物交换份视频

（1）食物交换份法的基本原则。

人们按食物所提供的主要营养素的不同，将常用食品分为四个组（即谷薯组、蔬果组、肉蛋组、油脂组）共八类（见表 4-11）。食品交换份法的原则是等能量的食品可以进行交换，一般是同类食品进行交换，即每类食品交换份的食品所含的能量相似（一般定为90 kcal，即 377 kJ），每个交换份的同类食品中蛋白质、脂肪、碳水化合物等营养素含量相似。因此，在制定食谱时同类的各种食品可以相互交换（见表 4-11~表 4-15）。

表 4-11　各类食物交换份的营养价值

组别	类别	每份质量/g	能量/kcal	蛋白质/g	脂肪/g	碳水化合物/g	主要营养素
谷薯组	谷薯类	25	90	2.0	—	20.0	碳水化合物、膳食纤维
蔬果组	蔬菜类	500	90	5.0	—	17.0	维生素、膳食纤维、矿物质
	水果类	200	90	1.0	—	21.0	
肉蛋组	大豆类	25	90	9.0	4.0	4.0	蛋白质、脂肪
	奶制品	160	90	5.0	5.0	6.0	
	肉蛋类	50	90	9.0	6.0	—	
油脂组	坚果类	15	90	4.0	7.0	2.0	脂肪、蛋白质
	油脂类	10	90	—	10.0	—	脂肪

一般在四组食品内部可互换，但若跨组进行交换将影响平衡膳食原则。水果一般不和蔬菜交换，因水果含糖量高，且水果中其他矿物质含量多低于蔬菜，故不能用水果代替蔬菜。坚果类脂肪含量高，如食用少量坚果可减少烹调油使用量。

（2）各类食物的每单位食物交换代量表。

表 4-12 谷薯组食物交换代量表

食物类别	食品名称	质量/g	食品名称	质量/g
谷薯类食物（每份供能 90 kcal）、蛋白质 2 g、碳水化合物 20 g，脂肪可忽略不计	大米、小米、糯米、薏米	25	绿豆、红豆、芸豆、干豌豆	25
	高粱米、玉米碴	25	干粉条、干莲子	25
	面粉、米粉、玉米粉	25	油条、油饼、苏打饼干	25
	混合面	25	烧饼、烙饼、馒头	35
谷薯类食物（每份供能 90 kcal）、蛋白质 2 g、碳水化合物 20 g，脂肪可忽略不计	燕麦片、莜麦面	25	咸面包、窝窝头、生面条、魔芋条	35
	荞麦面、苦荞面	25	茨菇	35
	各种挂面、龙须面	25	马铃薯、山药、藕、芋艿	75
	通心粉	25	米饭	130
	荸荠	150	凉粉	300

表 4-13 蔬果组食物交换代量表

食物类别	食品名称	质量/g	食品名称	质量/g
蔬菜类食物（每份供能 90 kcal）、蛋白质 5 g、碳水化合物 17 g	大白菜、圆白菜、菠菜、油菜	500	白萝卜、青椒、茭白	400
	韭菜、茴香、茼蒿、鸡毛菜	500	冬笋、南瓜、花菜	350
	芹菜、苤蓝、莴苣笋、油菜薹	500	鲜豇豆、扁豆、四季豆	250
	西葫芦、番茄、冬瓜、苦瓜	500	胡萝卜、洋葱、蒜苗	200
	黄瓜、茄子、丝瓜、莴笋	500	山药、荸荠、凉薯	150
	芥蓝菜、瓢儿菜、塌棵菜	500	芋头	100
	空心菜、苋菜、雪里蕻、龙须菜	500	毛豆、鲜豌豆	70
	绿豆芽、鲜蘑菇、水浸海带	500	百合	50
水果类食物（每份供能 90 kcal）、蛋白质 1 g、碳水化合物 21 g，脂肪可忽略不计	西瓜	750	李子、杏	200
	草莓、阳桃	300	葡萄、樱桃	200
	鸭梨、杏、柠檬	250	橘子、橙子	200
	柚子、枇杷	225	梨、桃、苹果	200
	猕猴桃、菠萝	200	柿子、香蕉、鲜荔枝	150

表 4-14　肉蛋组食物交换代量表

食物类别	食品名称	质量/g	食品名称	质量/g
肉类（每份供能 90 kcal）、蛋白质 9 g、脂肪 6 g	熟火腿、香肠、肉松	20	鸭蛋、松花蛋（1 枚，带壳）	60
	肥瘦猪肉	25	鹌鹑蛋（6 枚，带壳）	60
	熟叉烧肉（无糖）、午餐肉	35	鸡蛋清	150
	熟酱牛肉、酱鸭、肉肠	35	带鱼、鲤鱼、甲鱼、比目鱼、草鱼	80
	瘦猪、牛、羊肉	50	大黄鱼、鳝鱼、黑鲢、鲫鱼	80
	带骨排骨	70	河蚌、蚬子、豆腐、豆腐脑	200
	鸭肉、鸡肉、鹅肉	50	对虾、清虾、鲜贝、蛤蜊肉	100
	兔肉	100	蟹肉、水浸鱿鱼、老豆腐	100
	鸡蛋（1 枚，带壳）	60	水浸海参	350
豆/乳类食物（每份供能 90 kcal）、蛋白质 9 g、脂肪 4 g、碳水化合物 4 g	全脂乳粉	20	酸牛乳	150
	脱脂乳粉	25	淡脱脂牛乳	150
	豆浆粉	25	牛乳	245
	干黄豆	25	豆浆	400
	嫩豆腐（南豆腐）	150	北豆腐	100
	豆腐丝	50	油豆腐	30
	豆腐干	50	腐竹	20
	内酯豆腐	150	—	—

表 4-15　油脂组食物交换代量表

食物类别	食品名称	质量/g	食品名称	质量/g
油脂类（每份供能 90 kcal）、脂肪 10 g	花生油、香油（1 汤勺）	10	猪油	10
	玉米油、菜籽油（1 汤勺）	10	牛油	10
	豆油（1 汤勺）	10	羊油	10
	红花油（1 汤勺）	10	黄油	10
	核桃仁	15	葵花子（带壳）	25
	杏仁、芝麻酱、松子仁	15	西瓜子（带壳）	40
	花生米	15	—	—

（3）确定用餐对象的全日能量需要量。

根据个人年龄、性别、身高、体重、劳动强度及季节等情况适当进行调整。特殊人群的能量需求（kcal）为：超重、肥胖者膳食能量每日应减少约1/3，或比日常摄入能量低300～500 kcal，即女性1 000～1 200 kcal，男性1 200～1 600 kcal；高血压、糖尿病等慢性病患者膳食能量可按每千克体重25～30 kcal计算；脑卒中患者能量的摄入量可按每千克体重20～35 kcal计算。

（4）根据用餐对象能量水平计算其每日所需食物交换份数。

不同能量级别人群食物交换份的需要量见表4-16。

表4-16　不同能量级别人群食物交换份的需要量

不同能量水平 能量需要量	女性 I 1 800 kcal		女性 II 2 100 kcal		女性 III 2 400 kcal		男性 I 2 250 kcal		男性 II 2 600 kcal		男性 III 3 000 kcal	
	质量/ g	单位/ 份	质量/ g	单位/ 份	质量/ g	单位/ 份	质量/ g	单位/ 份	质量/ g	单位/ 份	质量/ g	单位/ 份
总交换份数	—	20	—	23.5	—	27	—	25	—	29	—	33
谷薯类	250	10	300	12	338	13.5	325	13	350	14	425	18
大豆类	30	1	30	1	30	1	30	1	45	1.5	45	1.5
蔬菜类	300	1	350	1	450	1.5	350	1	450	1.5	450	1.5
水果类	200	1	300	1.5	400	2	400	2	400	2	400	2
肉禽类	50	1	50	1	75	1.5	50	1	100	2	100	2
蛋类	25	0.5	50	1	50	1	50	1	50	1	50	1
水产类	50	1	75	1.5	75	1.5	75	1.5	100	2	100	2
乳类	300	2	300	2	300	2	300	2	300	2	300	2
烹调油	25	2.5	25	2.5	30	3	25	2.5	30	3	30	3

例如，对于从事舞蹈工作的女性演员（重体力劳动者），其能量需要量为2 400 kcal（10 046 kJ），其需要摄入的总食物交换份数为2 400÷90≈27（份），即需要摄入13.5（338÷25）份谷薯类食物交换份、1份豆类食物交换份、1.5份蔬菜类交换份、2份水果类食物交换份、4份肉禽蛋鱼虾等动物性食物交换份、2份乳类交换份、3份油脂类交换份，这相当于约谷类338 g、豆类及豆制品30 g、蔬菜450 g、水果400 g、肉禽类75 g、蛋类50 g、鱼虾类75 g、乳类及乳制品300 g、油脂30 g。值得注意的是，食物交换代量表的交换单位不同，折合的食物交换份数也不同。

这些食物分配到一日三餐中可以做如下安排。

早餐：馒头（面粉60 g）、小米红薯粥（大米25 g、红薯60 g、小米10 g）、牛乳300 g、鸡蛋1个。

加餐：葡萄200 g。

午餐：饺子（牛肉50 g、白菜100 g）、红豆黑米饭（黑米20 g、白米50 g、红豆10 g）、芹菜千张（芹菜150 g、千张14 g）、烧鲫鱼75 g。

加餐：苹果 200 g。

晚餐：米饭（大米 100 g）、北豆腐 60 g、肉丝炒莴笋（肉丝 25 g、莴笋 100 g）（全日烹调用油 30 g）。

该日食谱见表 4-17。

表 4-17　某高强度身体活动水平的成年女性一日食谱举例

餐次	食物名称	可食部用量/g
早餐	馒头	面粉 60
	小米红薯粥	大米 25
		红薯 60
		小米 10
	牛乳	牛乳 300 mL
	鸡蛋	鸡蛋 50
加餐	葡萄	葡萄 200
午餐	饺子	牛肉 50
		白菜 200
	红豆黑米饭	黑米 50
		白米 50
		红豆 10
	芹菜千张	芹菜 150
		千张 14
	鲫鱼	鲫鱼 75
加餐	苹果	苹果 200
晚餐	米饭	大米 100
	北豆腐	北豆腐 60
	肉丝炒莴笋	瘦猪肉肉丝 25
		莴笋 100
全天	植物油	豆油 30

食物交换份法是一种比较粗略的方法，实际应用中，可将计算法与食物交换份法结合使用，首先用计算法确定食物的需要量，然后用食物交换份法确定食物种类及数量。

（5）编制一周食谱。

通过食物的同类互换，可以一日食谱为模本，设计出一周食谱。利用食物交换份法将一日食谱编制为一周食谱，见表 4-18。

表 4-18 低强度身体活动水平的成年男性一周食谱

餐次	一	二	三	四	五	六	七
早餐	馒头（面粉150 g）；大米粥（大米25 g，小米25 g）；牛乳250 g；鸡蛋50 g；葡萄200 g	二米粥（大米50 g，小米25 g）；面包75 g；酸乳200 g；鸭蛋50 g；李子200 g	鸡蛋挂面（挂面100 g，鸡蛋50 g）；馒头（面粉75 g）；牛乳（乳粉30 g）；香蕉200 g	玉米面100 g；高粱米75 g；鸡蛋50 g；牛乳（乳粉30 g）；苹果200 g	鸡蛋炒饭（米饭175 g，鸡蛋50 g）；酸乳200 g；桃200 g	凉粉750 g；牛乳250 g；鸭蛋50 g；橙子200 g	土豆250 g；馒头（面粉125 g）；牛乳（乳粉30 g）；水煮蛋50 g；橘子200 g
午餐	饺子（牛肉50 g，白菜200 g，小米粥（小米25 g）；芹菜干张（芹菜150 g，干张14 g）；苹果75 g；鲫鱼200 g	米饭（大米100 g）；菠菜肉丝（菠菜200 g，肉丝50 g）；紫菜海米汤（紫菜15 g，海米75 g）；香蕉200 g	米饭（大米100 g）；蒜苗烧牛肉（蒜苗80 g，牛肉75 g）；海虾冬瓜汤（海虾50 g，冬瓜75 g）；葡萄200 g	米饭（大米125 g）；豆芽炒肉丝（绿豆芽25 g，肉丝150 g，瘦肉50 g）；胡萝卜烧羊肉（胡萝卜80 g，羊肉50 g）；豆浆125 g；橙子200 g	花卷100 g；柿子椒炒肉（柿子椒150 g，瘦肉50 g）；醋熘白菜（白菜150 g）；番茄蛋汤（番茄50 g，鸡蛋15 g）；橘子200 g	馒头（面粉120 g）；红烧带鱼（带鱼75 g）；醋熘土豆丝（土豆100 g）；菠菜蛋汤（菠菜75 g）；橘子200 g	挂面（100 g）；素三丁（竹笋75 g，胡萝卜50 g，黄瓜75 g）；韭菜鸡蛋汤（韭菜50 g，鸡蛋15 g）；清蒸鲤鱼（75 g），香蕉200 g
晚餐	米饭（大米150 g）；北豆腐60 g；肉丝炒莴笋（瘦猪肉25 g，莴笋100 g）	青菜肉丝挂面（挂面75 g，青菜100 g）；韭菜干张（韭菜150 g，干张33 g）	花卷（面粉50 g）；虾皮紫菜汤（紫菜5 g，虾皮25 g）；烧小白菜（小白菜175 g，粉丝20 g，腐竹10 g）	馒头（面粉50 g）；凉拌海带（海带70 g）；鲫鱼豆腐汤（鲫鱼75 g，南豆腐100 g）	米饭（大米125 g）；红烧茄子（茄子150 g，瘦肉25 g）；麻婆豆腐（南豆腐170 g）	绿豆粥（绿豆15 g，大米25 g）；炒豌豆（豌豆100 g，肉片50 g）；白菜豆腐（白菜175 g，北豆腐80 g）	小米粥（小米25 g）；肉片烩蘑菇（肉片50 g，蘑菇200 g）；清炒雪里蕻（雪里蕻100 g）
全日	豆油30 g	菜籽油30 g	花生油30 g	豆油30 g	花生油30 g	菜籽油30 g	豆油30 g

（6）评价一周食谱。

把一周所食的食物和食物所含的营养素相加，按照食谱的评价方法对食物的种类、营养素摄入量的多少、能量来源及三餐能量分布、蛋白质来源、脂肪来源、烹饪方法等进行分析评价，发现问题及时调整。

（二）实训准备

（1）《中国食物成分表》、《中国居民膳食营养素参考摄入量（2023 版)》、笔记本、记录本、计算器。

（2）调查当地市场应季提供的食物品种。

（3）列出已选择的食物，并查询《中国食物成分表》，确定每种食物的营养成分。

（三）实训步骤

1. 食谱设计

（1）使用计算法为 7 岁男生（低强度身体活动水平）编制一份早餐食谱。

该学生希望早餐主食为面食，同时有鸡蛋、牛乳、蔬菜等。为了保证他的营养需要，营养师拟以小麦粉、鸡蛋、牛乳、青菜等为其进行膳食设计。其中，鸡蛋提供的蛋白质占动物性食物提供蛋白质的比例为 40%，学生早餐能量约为全日能量的 25%，蛋白质提供的能量占全日能量的 15%，脂肪为 25%。请根据表 4-19 和表 4-20 确定该学生早餐标准粉、鸡蛋、牛乳的数量（以克计，取整数）（请写出具体计算过程，计算过程中保留一位小数）。

表 4-19 能量的推荐摄入量（kcal）

年龄/岁	男	女
6~	1 400	1 300
7~	1 500	1 350
8~	1 600	1 450

表 4-20 部分食物成分（以 100 g 可食部计）

食物名称	食部/%	能量/kcal	蛋白质/g	脂肪/g	碳水化合物/g
小麦粉	100	344	11.2	1.5	73.8
鸡蛋	88	144	13.3	8.8	2.8
牛奶	100	54	3.0	3.2	3.4

（2）使用食物交换份法进行个人的食谱编制。

① 表 4-21 是该用餐对象某日的食谱，根据表中所提供的信息，分析食谱中谷类食物、蔬菜水果类食物、动物性食物、豆类食物、油类食物各有多少份。

② 试用食物交换份法为该用餐对象设计一周的食谱。根据食物交换份法的基本原则和食物不重复的原则，将所有的食物全部进行更新，以制定全新的一日食谱，要求早餐主食为大米、午餐主食为大米、晚餐主食为挂面。

表 4-21 一日食谱

餐次	饭菜名称	食物名称/可食部用量/g
早餐	牛乳	牛乳 250 mL
	面包	面包 150
午餐	饺子	面粉 100
		瘦猪肉 50
		白菜 250
		豆腐 350
晚餐	小米粥	小米 50
	米饭	大米 150
	鸡蛋	鸡蛋 2 个
	芹菜炒豆腐干	芹菜 250
		豆腐干 12.5
加餐	苹果	苹果 125
全日用油	豆油	豆油 25
全天食用盐：≤6g		

2. 食谱评价

（1）老年人三日食谱综合评价。

表 4-22 是某营养师为老年人制定的三日食谱，请对其合理性进行评价。

表 4-22　老年人三日食谱

餐次	周一	周二	周三
早餐	山药粥、发糕、卤蛋	红枣粥、椒盐卷、咸鸡蛋、咸菜	甘薯、玉米粥、馒头、香肠、酱豆腐
中餐	米饭、砂锅豆腐、素炒圆白菜、桃子	米饭、香菇炖鸡、炒胡萝卜丝	水饺、拌菜心
加餐	牛乳、面包	牛乳、面包	牛乳、饼干
晚餐	鸡蛋挂面汤、葱油花卷、胡萝卜炒肉丝、烧白菜	玉米粥、馒头、海米木耳烧菜心	米饭、番茄炒鸡蛋、素炒三丝

请根据老年人的生理特点、营养需要与膳食安排，分析该食谱需要修改的地方，并说明原因。

（2）10 岁女童三日食谱综合评价。

一个 10 岁女童，身高 140 cm，体重 38 kg。膳食问卷调查发现其三日内摄入的食物如下：大米 0.3 kg、猪肉（肥瘦）0.1 kg、面粉 0.1 kg、鸡蛋 0.15 kg、油菜 0.3 kg、芹菜 0.3 kg、菜籽油 0.1 kg、牛乳 300 g、豆腐 0.6 kg、苹果 0.6 kg。每 100 g 食物中所含营养素见表 4-23。

表 4-23　每 100 g 食物中所含营养素

食物名称	可食部/%	能量/kcal	蛋白质/g	脂肪/g	碳水化合物/g	维生素 A/μgRE	硫胺素/mg	维生素 C/mg	钙/mg	铁/mg
稻米	100	346	7.4	0.8	77.6	0.11	0.22	0	13	2.3
（小麦）粉	100	344	11.2	1.5	73.6	0	0.28	0	31	3.5
油菜	87	20	1.6	0.4	3.3	90	0.03	31.3	94	1
菜籽油	100	899	0.0	99.9	0.0	0	0.0	0	9	3.7
豆腐	100	81	8.1	3.7	4.2	0	0.04	0	164	1.9
猪肉（肥瘦）	100	395	13.2	7.7	2.4	18	0.22	0	6	1.6
鸡蛋	88	127	11.7	8.8	2.5	206	0.1	0	49	1.8
芹菜	66	9	0.5	0.1	2.6	7	0.01	7.9	32	0.5
牛乳	100	54	3.0	3.2	3.4	24	0.03	1	104	0.3
苹果	76	40	0.2	0.2	10.3	2	0.05	3.0	3	0.5

① 请评价该女童的膳食组成能否满足其能量和各种营养素的需要（从能量、蛋白质、维生素 A、维生素 B_1、维生素 C、钙、铁等方面考虑）。

请填写该女童膳食的能量和各种营养素的实际摄取量（见表 4-24，数值单位同前）。

表 4-24　女童膳食的能量和各种营养素的实际摄取量

营养素	能量	蛋白质	维生素 A	维生素 B_1	维生素 C	钙	铁
参考摄入量							
实际摄入量							

② 请评价该女童膳食能量来源是否合理（填表 4-25）。

表 4-25　膳食能量来源

膳食能量来源	蛋白质	脂肪	碳水化合物
合理的能量来源分配比例/%			
女童膳食的能量来源比例/%			

③ 请评价女童膳食蛋白质来源是否合理（填表 4-26）。

表 4-26　膳食蛋白质来源

膳食蛋白质来源	谷类	豆类	动物类	其他
占蛋白质总摄入量的比例/%				

④ 该膳食组成是否合理，请进行综合评价，并提出改进措施。

3. 计算法编制大学生一日食谱并进行评价

（1）判断体型，确定就餐者的能量需要量。了解就餐者的年龄、性别、职业、生理状况和体力活动情况，正常体重者可从《中国居民膳食营养素参考摄入量（DRIS）》中直接查到相应的能量需要量值。

（2）计算全日蛋白质、脂肪、碳水化合物供给量。适宜的膳食能量构成：蛋白质为10%~15%，脂肪为20%~30%，碳水化合物为50%~65%。碳水化合物供给量（g）=全日能量需要量（kcal）×碳水化合物占总能量比（%）÷4（kcal/g）；脂肪供给量（g）=全日能量需要量（kcal）×脂肪占总能量比（%）÷9（kcal/g）；蛋白质供给量（g）=全日能量需要量（kcal）×蛋白质占总能量比（%）÷4（kcal/g）。

（3）根据餐次比计算每餐供能营养素目标。成人的餐次分配比：早餐为25%~30%，午餐为30%~40%，晚餐为30%~40%。早、中、晚餐（点）供能营养素摄入量目标：各餐次的能量（kcal）=能量需要量（kcal）×各餐次比（%）；各餐产能营养素供给量（g）=产能营养素总供给量（g）×各餐次比（%）。

（4）确定主食品种和质量。已知产能营养素需要量，根据《中国食物成分表》，就可以确定主食的品种和质量。主食一般选用米、面，各餐主食数量主要根据主食原料中的碳水化合物含量确定。

主食质量=膳食中碳水化合物目标量÷某食物碳水化合物的含量

（5）确定副食品种和数量。

① 主食蛋白质的量=$\sum$某食物质量×某食物蛋白质含量。

② 副食中蛋白质供给量（g）=蛋白质摄入目标量（g）-主食蛋白质提供量（g）。

③ 设定副食中蛋白质分别由动物性食物和豆制品供给，如3/4和1/4，据此分别求出各自蛋白质的供给量。

④ 查表并计算各类动物性食物和豆制品的量。

某副食质量=副食中蛋白质供给量×某食物供给比例÷某食物蛋白质含量

（6）配备蔬菜。设计蔬菜的品种和数量，要考虑主要微量营养素、膳食纤维的含量。蔬菜的品种和数量可根据地域、季节等市场供应，以及与动物性食物和豆制品配菜的需要来确定。

（7）油和盐。首先要考虑所选食物中已含有多少脂肪和盐（钠），再计算烹调油和调味品的量。烹调油的供给量=全日脂肪供给量-食物脂肪已提供量。

（8）食谱编制。

（9）食品能量和营养素计算。

（10）食谱评价与调整。

模块 5　常见慢性病患者膳食指导

◎ 课程素养实践园

1. 什么是终止高血压膳食（DASH 膳食）模式？
2. 了解家人的血压、血糖、尿酸等健康指数，并根据他们的 BMI 值，为家人制定一周的食物采购量和食谱。

任务 1　我国居民营养与健康现状认知

建设健康中国是我国发展的总体目标之一，我国公共营养和健康仍然面临着巨大的挑战。《中国居民膳食指南科学研究报告（2021）》总结了我国公共营养的共性关键问题和健康挑战。

一、我国居民营养状况和体格明显改善

1. 消费结构变化，膳食质量普遍提高

我国食物种类丰富，市场供应充足，居民膳食能量和蛋白质摄入充足，膳食质量显著提高。我国大多数人群膳食结构仍保持植物性食物为主，谷类食物仍是能量的主要食物来源，蔬菜供应品种更加丰富，季节性差异明显缩小，居民蔬菜摄入量仍稳定在人均每日 270 g 左右，与其他国家相比一直处于较好的水平。居民动物性食物摄入量增加，优质蛋白摄入量增加，全国城乡居民来源于动物性食物蛋白质的比例从 1992 年的 18.9% 增加到 2015 年的 35.2%。特别是农村居民的膳食结构得到较大的改善，碳水化合物的供能比从 1992 年的 70.1% 下降到 2015 年的 55.3%，动物性食物提供的蛋白质从 1992 年的 12.4% 提高到 2015 年的 31.4%，城乡差距逐渐缩小。1992—2015 年中国城市和农村居民宏量营养素供能比的变化趋势分别见图 5-1、图 5-2，我国居民畜禽鱼蛋摄入量变化趋势见图 5-3。

2. 不同年龄段居民身高增加显著

身高是反映长期膳食营养质量的指标，也是整体国民体质提升的重要表现。近 30 年来，我国儿童、青少年生长发育水平持续改善，6~17 岁男生和女生各年龄组身高均有所增加，平均每 10 年身高增加 3 cm。农村儿童身高增长幅度为男生 4 cm、女生 3 cm，大于城市儿童男生 3 cm、女生 2 cm 的身高增长幅度。2015 年我国 18~44 岁男性和女性的平均身高分别为 169.7 cm 和 158.0 cm，比 2002 年分别增加了 2.2 cm 和 1.6 cm，从 20 世纪 70 年代开始，我国居民膳食质量和人群体质明显提高。

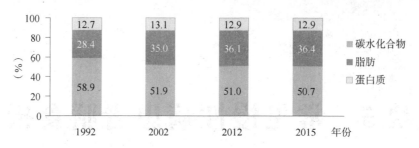

图 5-1　1992—2015 年城镇居民宏量营养素供能比的变化趋势

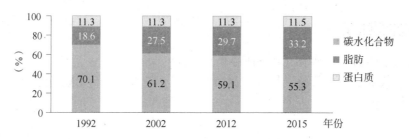

图 5-2　1992—2015 年农村居民宏量营养素供能比的变化趋势

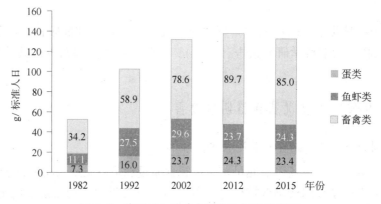

图 5-3　中国居民畜禽鱼蛋摄入量变化趋势

3. 居民营养不足状况得到根本改善

我国 5 岁以下儿童生长迟缓率、低体重率分别为 4.8% 和 1.9%，已实现 2020 年的规划预设目标。无论是儿童还是成年人，营养不足发生率明显降低，特别是能量供应不足已经得到根本改善。儿童、青少年、孕妇的贫血率、维生素 A 缺乏率均有显著下降，营养状况得到明显改善。

二、居民生活方式改变，身体活动水平显著下降

近 20 年来，随着经济的快速发展及城市化进程的推进，居民生活方式发生较大变化，我国居民总体身体活动量逐年下降。成年居民职业性、家务性、交通性和休闲性身体活动总量逐年减少，职业性身体活动量降低是造成身体活动总量下降的主要原因。2018 年成年男性身体活动量每周为 135.0MET-h/w，职业相关身体活动量大幅下降，主动的身体活动并没有补充，使成年男性身体活动总量平均每周下降 9.3 MET-h/w，即日均能量消

耗减少 79.7 kcal/d。尽管成年女性休闲性和交通性身体活动略有增加，但也远小于职业性和家务性身体活动的减少量，导致女性身体活动总量平均每周下降 8.2 MET-h/w，即日均能量消耗减少 64.7 kcal/d。成人缺乏规律自主运动，静坐时间增加，及平均每日闲暇看视屏的时间为 3 h 左右。在能量摄入不变的情况下，身体活动量降低是造成人群超重及患肥胖症率持续增高的主要危险因素。

三、超重、肥胖症及膳食相关慢性病问题日趋严重

随着社会经济的快速发展和居民生活方式的巨大改变，中国居民超重及肥胖症患病率快速增长，已成为严重的公共卫生问题。2000—2018 年中国居民不同性别成人超重率和患肥胖症率、中国成年人高血压患病率和 18 岁以上成人糖尿病患病率分别见图 5-4、图 5-5 和图 5-6。

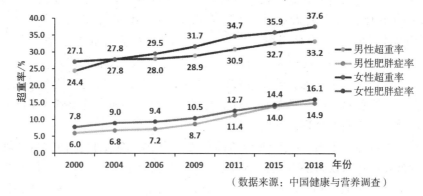

（数据来源：中国健康与营养调查）

图 5-4　2000—2018 年中国居民不同性别成人超重率和患肥胖症率

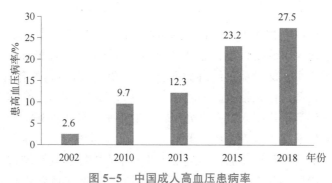

图 5-5　中国成人高血压患病率

（数据来源：《中国居民膳食指南科学研究报告 2021》）

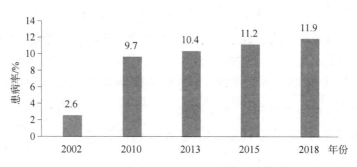

图 5-6　中国 18 岁以上成人糖尿病患病率

（数据来源：《中国居民膳食指南科学研究报告（2021）》）

超重及肥胖症是增加罹患心血管疾病、糖尿病、高血压、癌症等疾病的重要危险因素。调查结果显示，18 岁及以上成人高血压患病率为 27.5%，糖尿病患病率为 11.9%，高胆固醇血症患病率为 8.2%。这些慢性病与长期膳食不平衡和油盐摄入过多密切相关。

四、膳食不平衡是慢性病发生的主要危险因素

全球疾病负担研究显示，不合理的膳食是中国人疾病发生和死亡的主要因素，2017 年中国居民 310 万人的死亡可以归因于膳食不合理。

我国近年来慢性病的发病率及膳食因素的影响

1. 高油高盐摄入仍普遍存在，含糖饮料消费逐年上升

2015 年调查显示，家庭烹调用盐摄入量平均每人每日为 9.3 g，呈现逐年下降的趋势，全民健康生活方式行动、全民营养周的宣传教育等活动成效显现。与 1992 年相比，人均烹调用盐量下降了 4.6 g/d，每 10 年平均下降 2 g/d，烹调用盐平均摄入虽有所下降，但仍高于中国营养学会推荐水平。烹调用油的摄入量仍然较高，特别是农村居民烹饪油食用量增长幅度较大。

在外就餐成为普遍饮食行为，外卖点餐行为在年轻人中较为普遍。调查发现，前十位常购买的菜肴多为油炸食物、动物类菜肴，对于长期以外卖点餐和在外就餐为主的人群，存在油盐过度消费及膳食结构不合理的问题。

含糖饮料销售量逐年上升，城市人群游离糖摄入有 42.1% 来自含糖饮料和乳饮料。儿童、青少年含糖乳饮料和饮料消费率在 30% 和 25% 以上，明显高于成人。目前我国居民糖摄入平均水平不高，供能比超过 10% 的人群比例为 1.9%，但儿童和青少年含糖饮料消费率高于成人，3~5 岁儿童糖供能比高达 4.8%，应引起足够注意。

2. 全谷物、深色蔬菜、水果、奶类、鱼虾类和大豆类摄入不足

我国居民膳食结构以谷物为主，但谷物以精制米面为主，全谷物及杂粮摄入不足，只有 20% 左右的成人能达到日均 50 g 以上；品种多为小米和玉米，还需增加更多品种达到丰富水平；蔬菜以浅色蔬菜为主，深色蔬菜约占蔬菜总量的 30%，未达到推荐的 50% 以上的水平。人均水果摄入量仍然较低，摄入量较高的城市人群仅为 55.7 g/d，与合理膳食要求相比，有较大差距。我国居民奶类平均摄入量一直处于较低的水平，各人群奶类及其制品消费率均较低，儿童和青少年消费率高于成人，各人群消费量均低于推荐摄入量水平。鱼虾类平均摄入量为 24.3 g/d，多年来没有明显增加，不足 1/3 的成年人能够达到平均每日摄入鱼虾类 40 g 以上。大豆类食品是中国传统的健康食品，但目前消费率低，消费量不足，约有 40% 左右的成人不常吃大豆类制品。

3. 饮酒行为较为普遍，一半以上的男性饮酒者过量饮酒

2015 年监测结果显示，我国成年男性居民饮酒率为 64.5%，女性为 23.1%。饮酒者日均乙醇摄入量男性为 30 g，女性为 12.3 g。按照饮酒者日均乙醇摄入量 15 g 定义为过量饮酒，2015—2017 年数据显示，我国男性和女性饮酒者过量饮酒量分别为 56.8% 和 27.8%。

五、城乡发展不平衡，农村地区膳食结构亟待改善

近年来，随着我国经济的不断发展以及城镇化进程的推进，农村居民膳食质量有了明显提高，主要是动物性食物摄入量明显增加，优质蛋白比例增加，城乡差距逐渐缩小，但是，

我国城乡地区经济发展不平衡，膳食营养状况差异还比较明显。农村居民肉类消费以畜肉为主，鱼虾类和禽肉类食物的消费比例低；奶类、水果、鱼虾类、深色蔬菜等食物的摄入量仍明显低于城市居民，由此造成整体维生素A、钙、n-3 脂肪酸等营养素摄入量不足的问题较为突出，农村地区食物多样化程度仍有待于进一步提高。

近年来我国
居民膳食结构
变化趋势图

农村居民营养不良、贫血、维生素A缺乏的发生率均高于城市居民，农村老年人低体重率（6.1%）明显高于城市老年人（3.2%），老年人的膳食照顾等仍需要加强。与此同时，农村居民膳食相关慢性病的发病率也出现快速增长趋势。2015年农村成年人超重率为32.8%，患肥胖症率13.1%，与2002年相比，农村成人超重和患肥胖症率增幅均超过城市居民。《中国心血管健康与疾病报告2023》指出，目前心血管死亡占城乡居民总死亡缘由的首位，农村为45.01%，城市为42.61%。因此，应特别关注农村地区居民的营养与健康问题，在解决营养不良的同时，强调预防和控制慢性病的快速增长。

六、孕妇、婴幼儿和老年人的营养问题仍需特别关注

孕妇、婴幼儿、老年人的营养问题应得到特别关注。调查显示，6~23月龄婴幼儿辅食喂养仍存在种类单一、频次不足的问题，总体可接受辅食添加率较低，农村婴幼儿仅为15.7%；孕妇贫血率虽有明显改善，但仍高达13.6%，孕期增重过多也是孕期妇女需要关注的主要问题。

婴幼儿辅食添加
与孕妇贫血问题

老龄化已经是不可回避的社会问题，在我国一些省市，65岁以上的老年人口占比已超过20%。预计到2025年，中国老年人口的数量将突破3亿。近年来，老年人的膳食和营养状况得到了明显改善，但老年人群存在的营养与健康问题也不容乐观。一方面，有一部分老年人存在能量或蛋白质摄入不足的情况：维生素 B_1、维生素 B_2、叶酸、钙摄入不足的比例均高于80%，80岁以上高龄老年人低体重率为8.3%，贫血率达到10%，农村老年人营养不足问题更为突出。另一方面，由于膳食不平衡造成罹患老年人肥胖症及营养相关慢性疾病问题依然严峻：老年人肥胖症为13.0%，高血压患病率近60%，糖尿病患病率近15%，亟须重视老年人的健康状况，实施老年营养支持策略，增强体质和抵御疾病的能力，避免一些疾病的发生，提高老年人的生存质量。

七、食物浪费问题严重，营养素养有待提高

珍惜食物、杜绝浪费，培养饮食健康文化和饮食文明，是保障国家粮食安全的重要举措，也是勤俭节约精神的体现。当前我国食物损耗和浪费问题普遍存在，主要体现在两个方面：一是在生产、储存、运输、加工等环节存在的损耗现象；二是消费环节浪费，主要存在于商业餐饮、公共食堂和家庭饮食三个领域。餐桌浪费严重，中国在2013—2015年间，每年仅餐桌上的食物浪费量就高达1.7~1.8 t。不健康的食物消费观和方式、精细化管理程度不够、缺乏节俭意识是造成餐饮浪费的主要原因。

2019年全国居民健康素养监测结果显示，我国居民健康素养总体水平继续稳步提升，2019年达到19.2%，比2018年提升2.1%。健康素养水平在城乡、地区、人群间的分布不均衡依然存在，农村居民、中西部地区居民、老年人群等的健康素养水平仍相对较低。营养知识和素养的提高是健康促进的重要路径。当前，我国居民存在营养知识缺乏、不健康的生活方式较为普遍等问题，对于科学选择食物、合理搭配食物的能力不足，居民的营养素养有待提高。

任务 2 肥胖症患者膳食指导

肥胖是人体脂肪积聚过多达到危害健康程度的一种慢性代谢性疾病，是因能量摄入超过能量消耗或机体代谢改变而导致体重过度增长的一种状态。遗传因素、饮食生活习惯不良、内分泌代谢紊乱等均可以引起肥胖症。据估算，目前世界上超重和肥胖症患者至少有 12 亿人，美国每年至少有 30 万人死于肥胖症有关的疾病。儿童肥胖症率在包括中国在内的一些发展中国家不断上升，正成为新的公共卫生问题。随着人民物质生活条件的改善，我国的肥胖症患者正不断增加，尤以大城市的发病率较高。根据《中国居民营养与慢性病状况报告（2021 年)》显示，6 岁以下和 6~17 岁儿童、青少年超重率和患肥胖症率分别达到 10.4% 和 19.0%，18 岁及以上居民超重率和患肥胖症率分别为 34.3% 和 16.4%，成年居民超重或患肥胖症已经超过一半（50.7%)。从 2000—2018 年成人超重率和患肥胖症率的变化趋势来看，患肥胖症率上升速度快于超重率的增长；农村人群超重率和患肥胖症率的增幅高于城市人群。肥胖症已成为人类健康的大敌，营养不良是导致肥胖症的主要原因。超重及肥胖症是心血管疾病、糖尿病、高血压和癌症等疾病的重要危险因素。广州生物库队列对 2003—2008 年招募的 19 405 名 50 岁以上的中国人平均随访 11.5 年的结果显示，调整潜在的混杂因素后，在 BMI 大于或等于 22.5 kg/m^2 的人群中，BMI 每增加 5 kg/m^2，CVD 死亡率增加 37%。合理控制饮食和运动是健康减肥的主要措施。

一、超重和肥胖的定义

超重和肥胖是指由于体内脂肪的体积和（或）脂肪细胞数量的增加导致的体重增加，或体脂占体重的百分比异常增高，并在某些局部过多沉积脂肪，通常用 BMI 进行判定。BMI 大于或等于 24 为超重，BMI 大于或等于 28 为肥胖。

需特别指出的是，虽然肥胖常表现为体重超过标准体重，但超重不一定全都是肥胖。机体肌肉组织和骨骼如果特别发达、重量增加也可使体重超过标准体重，但这种情况并不多见。肥胖症必须是机体的脂肪组织增加，导致脂肪组织所占机体重量比例的增加。因此人们还结合皮褶厚度、腰围、腰臀比等指标来判断一个人是否属于超重或肥胖。

腹部脂肪堆积是中国人肥胖的特点，中国人体重指数超过 25 的比例明显低于欧美人，但腹型肥胖的比例比欧美人高。研究发现，体重指数正常或接近正常的人，若腰围男性大于 101 cm，女性大于 89 cm，或腰围与臀围的比值男性大于 0.9，女性大于 0.85，其危害与体重指数高者一样大。这就提醒人们在判断胖与不胖及其危害大小的时候，不仅要重视体重指数的高低，还要测量腰围的尺度。

二、超重与肥胖症的分类

（一）根据肥胖症病因及发病机制分类

根据肥胖症病因及发病机制，可分为单纯性肥胖、继发性肥胖和药物引起的肥胖三种类型。

1. 单纯性肥胖

单纯性肥胖是各类肥胖症中最常见的一种。这种肥胖症患者全身脂肪分布比较均匀，没有内分泌紊乱现象，也无代谢障碍性疾病，其家族往往有肥胖病史。

2. 继发性肥胖

继发性肥胖是由于内分泌紊乱或代谢障碍引起的一类疾病；肥胖只是这类疾病的重要症状之一，同时还会有各种各样的临床表现。

（1）库欣氏综合征。肾上腺肿瘤或脑垂体肿瘤使肾上腺皮质功能亢进，产生大量的肾上腺皮质激素，造成体内脂肪合成上升，并重新分布，形成向心性肥胖。

（2）下丘脑性肥胖。人的下丘脑的"饱觉中枢"受损坏，丧失饱腹感，导致人进食过快，能量摄入过多而肥胖。

（3）脑垂体性肥胖。脑垂体肿瘤或妇女产后的大出血引起的"席汉综合征"，患者肥胖且皮肤干燥、粗糙、少汗，出现黏液性水肿即非凹陷性水肿。

（4）高胰岛素血症。高胰岛素血症则是因肥胖引起胰岛素阻抗而形成的代偿性胰岛素增加，为冠心病、高血压、高血脂、2型糖尿病、肥胖、脑卒中等共同的发病基础。

（5）甲状腺功能减退症。患者多呈面貌呆滞状肥胖（黏液性水肿）。

3. 药物引起的肥胖

有些药物在治疗某种疾病的同时，存在使患者身体肥胖的副作用。例如，用肾上腺皮质激素药物治疗风湿病，患者往往会发生向心性肥胖。

（二）根据脂肪分布的部位进行分类

如果根据脂肪分布情况分类，肥胖症可以分为腹部型肥胖（中心性肥胖、向心性肥胖或苹果型肥胖）和臀部肥胖（梨型肥胖）两种。腹部型肥胖患并发症的危险性远高于臀部型肥胖。

1. 腹部型肥胖

腹部型肥胖指患者体内脂肪沉积是以心脏、腹部为中心发展的一种肥胖类型。该病多见于皮质醇增多症患者。患者患病后食欲亢进，同时出现异常肥胖，出现锁骨上脂肪垫和水牛背，腹部脂肪明显堆积，但四肢却不肥胖，有时反而消瘦，与肥胖的躯体形成鲜明对照。

2. 臀部型肥胖

臀部型肥胖者的脂肪主要沉积在臀部及腿部，又称为非向心性肥胖、女性型肥胖或者梨型肥胖。

三、肥胖症患者的合理膳食

肥胖症对心脑血管系统、呼吸系统、内分泌系统、免疫系统等都会产生影响，肥胖症影响儿童正常的生长发育，对其心理行为、智力行为也有不良影响。肥胖症患者细胞免疫功能低下，患糖尿病、心脑血管系统疾病和肿瘤的概率增加，所以肥胖症患者摄入合理膳食对健康有重要的作用。

1. 合理控制总能量，少食高能量食物

肥胖症患者的日常饮食总能量应比正常供给量标准减少10%~30%，三大宏量营养素的供能比分别为脂肪20%~30%，蛋白质15%~20%，碳水化合物50%~60%。减肥过程中必须控制过量摄取脂肪，要限制动物脂肪、肥肉和油炸食品等高能量食品的摄入（提出的能量大于 400 kcal/100 g)。在进食时，可先喝一小碗汤，然后进食一些脂肪含量少、体积大的食品，如炒小白菜、菠菜豆腐汤等，再吃主食，这样就能减少总能量的摄入。

2. 控制碳水化合物的摄入量

肥胖症患者应适量摄入多糖类的淀粉，如米、面、薯类等，因为富含糖类的食品比富含脂肪的食品能更迅速地给人以饱胀的感觉，同时满足大脑每日需要至少 120 g 碳水化合物提供的能量；并应控制水果糖、巧克力、甜点心等甜食类食品。建议肥胖症患者每日摄入全谷物和杂豆 50~150 g，如营养素密度较高的黑米、玉米等，每日摄入薯类 50~100 g。因为这类食物比富含脂肪的食品能更迅速地给人以饱腹的感觉，且可以提供更多的 B 族维生素、矿物质、膳食纤维等营养成分。

3. 多吃蔬菜

肥胖症患者多吃蔬菜可以补充维生素和矿物质，如维生素 A、维生素 B_6、维生素 B_2、烟酸和铁、锌、钙等，这对脂肪的分解代谢起着重要作用。

此外，蔬菜中含有膳食纤维和一些活性物质，能促进脂肪、糖类的代谢，起到减肥的作用。尤其是当肥胖症患者进食量减少时，人体的新陈代谢速度降低，易使人疲劳、情绪低落和紧张不安，如果多吃些蔬菜，可以消除饥饿感，而且摄入的能量也较少。

4. 饮水要充足

现代科学研究发现，人体如果水分摄入不足，肾脏的正常生理机能就不能维持，加重了肝脏的负担，会影响肝脏对脂肪转化功能的发挥，使脂肪代谢减慢，造成脂肪堆积、体重增加。在减肥过程中，因脂肪代谢活动加强，产生的各种废物增多，需要更多的水分来排除废物。在正常情况下，每人每日需要饮水 1 500 mL 左右，而肥胖症患者每超过理想体重 13.5 kg，则需增加饮水 500 mL。充分喝水可使代谢运转正常，体重更易得到控制，所以，减肥时应适当增加饮水量。

5. 适度节食，安全减重

节食是减肥的措施之一，要调整好心态，防止因节食而使心理和情绪受到影响，对吃饭失去兴趣，尤其在饥饿时，想吃又不敢吃的矛盾心理，会使人心情烦躁、焦虑不安。这样不仅难以坚持，影响节食效果，而且还会因节食不当产生健忘症。

控制好情绪，调整好心态，以愉快的心情来对待节食，这是节食是否能成功的关键。节食量不可过大，不可急于求成。节食是一种缓慢渐进而较长期的饮食行为，关键在于坚持。一般以每周减轻体重 0.5~1 kg 为好。如果吃得过少，反而会引起饥饿，既对身体不利，又难持久。

6. 纠正不良饮食行为，科学进餐

动植物性均衡的膳食结构对控制肥胖症起着十分重要的作用，同时要注意每日摄入 12 种以上的食物，多摄入蔬菜、水果和粗粒谷物，可以帮助控制食物的总量，帮助排便正常。

定时定量规律进餐，可避免过度饥饿引起的饱食中枢反应迟缓而导致进食过量。重视早餐，不漏餐，晚餐勿过晚进食，建议在 17:00—19:00 进食晚餐，晚餐后不宜再进食任何食物，但可以饮水。

7. 制定合理的进餐制度

进餐的方式对肥胖症的发生也有影响。调查发现，在同一地区，在一天总食量相似的情况下，每天只进食一餐比每天进食两餐的人群患肥胖症的比例高，而每日进食两餐又比每日进食三餐发生肥胖的比例高。

减肥者应合理安排一日三餐，每餐定时定量，吃好早餐，午餐适当增加，晚餐少吃，不

得在睡前进食，要控制零食；要纠正挑食、偏食、暴饮暴食的不良习惯；要粗细、干稀、荤素搭配，适量吃点鱼、肉、蛋，不拒绝面食和谷类食品，要多吃杂粮、粗粮；食物多样化，不局限于某一种食品，防止食物单调。

另外，在减重期间应严格限制饮酒，合理安排运动，同时可以结合中药调理机体。

训练项目5　减肥人群的运动与营养方案设计

（一）知识准备

1. 减肥人群营养方案设计依据

（1）可依据《食品安全国家标准　运动营养食品通则》（GB 24154—2015）进行营养方案设计。

（2）减肥人群全天总能量摄入方案编制依据。依据限制能量的平衡膳食原则，其三大营养素供能比为：碳水化合物40%~55%，脂肪20%~30%，蛋白质15%~20%。各类人群全天总能量推荐摄入量见表5-1。

表5-1　各类人群全天总能量推荐摄入量（kcal/kg）

类型	极低体力	轻体力	中体力	重体力
增肥增重	35	40	45	45~55
健康改进	25~30	35	40	45
超重	20~25	30	35	40
肥胖	15~20	20~25	30	35

备注：1. 推荐能量摄入=供能系数（kcal/kg）×阶段目标体重（kg）

2. 减肥人群能量摄入量男性（1 200~1 500 kcal）/d、女性（1 000~1 200 kcal）/d；建议每10 kg为一个体重减控阶段，体重安全的减控速度建议为0.5~1.0 kg/周。

2. 综合运动能力测评与评价方法

（1）综合运动能力测评方法。根据《全民健身指南》，进行有氧运动能力、肌肉力量、柔韧、平衡与反应能力等单项运动能力的测试与评价，计算BMI指数。

根据不同单项运动能力指标在综合运动能力评价中的权重与系数，计算综合运动能力得分，计算方法为

$$综合运动能力得分=有氧运动能力得分×8+BMI得分×4+柔韧性得分×2+$$
$$平衡能力得分×1+反应能力得分×1$$

（2）综合运动能力评价等级。综合运动能力评价采用4级评定：85分及以上为优秀，75分及以上为良好，60分及以上为合格，小于60分为较差。

3. 运动方案制订的基本原则、要素和依据

（1）运动方案制订的基本原则包括：安全性、个性化、目标明确、全面发展、循序渐进、量力而行和持之以恒等。

（2）运动处方FITT-VP要素，即运动频率（Frequency，F）、运动强度（Intensity，I）、运动时间（Time，T）、运动方式（Type，T）、运动量（Volume，V）和进度或进阶（Progression，P）。

（3）运动方案制订的依据。

①活动方式选择的依据。运动方式包括有氧运动（中等强度、大强度）、球类运动、力量练习、中国传统运动、牵拉练习，详见表5-2。

表5-2　常见体育活动方式、健身效果及特点

体育活动类别	体育活动方式	健身效果	备注
中等强度有氧运动	健身走、慢跑（6～8 km/h）、骑自行车（12～16 km/h）、登山、爬楼梯、游泳等	改善心血管功能、提高呼吸功能、控制与降低体重、增强抗疾病能力、改善血脂、调节血压、改善糖代谢	首选人群：中老年人；心率为100～140次/min；呼吸比较急促；主观体力感觉稍累
大强度有氧运动	快跑（8 km/h以上），骑自行车（16 km/h以上体育活动方式与健身效果以上）	提高心肌收缩力量和心脏功能，进一步改善免疫功能	首选人群：减控体重人群；心率为大于140次/min；呼吸急促；主观体力感觉累
球类运动	篮球、足球、橄榄球、曲棍球、冰球、排球、乒乓球、羽毛球、网球、门球、柔力球等	提高心肺功能、提高肌肉力量、提高反应能力、调节心理状态	首选人群：青少年
力量练习	非器械练习：俯卧撑、原地纵跳、仰卧起坐等 器械练习：各类综合力量练习器械、杠铃、哑铃等	提高心肺功能、增强免疫机能、提高呼吸功能、提高平衡能力、提高柔韧性、调节心理状态	力量练习负荷强度可划分为小强度、中等强度和大强度三个级别
中国传统运动	太极拳（剑）、木兰拳（剑）、武术套路、五禽戏、八段锦、易筋经、六字诀等	提高心肺功能、增强免疫机能、提高呼吸功能、提高平衡能力、提高柔韧性、调节心理状态	首选人群：中老年人群；呼吸平稳；主观体力感觉轻松
牵拉练习	动力性牵拉：正踢腿、甩腰等 静力性牵拉：正压腿、压肩等	提高关节活动幅度和平衡能力，预防运动损伤	

②活动内容、活动时间及频度选择的依据。

a. 一次体育健身活动的内容与安排。

一次体育健身活动应包括准备活动、基本活动和放松活动，具体内容和活动时间，详见表5-3。

表5-3　一次体育健身活动的内容及时间

活动构成	活动内容	活动时间/min
准备活动	慢跑，牵拉练习	5～10
基本活动	有氧运动、力量练习、球类活动、中国传统健身	30～60
放松活动	行走、牵拉练习	5～10

b. 一周体育健身活动的内容、频度及时间安排的依据。

对于经常参加体育锻炼的人，每日有效体育健身活动时间为30～90 min。在参加体育健

身活动的初期，运动时间可稍短；经过一段时间体育健身活动，身体对运动产生适应后，可以延长运动时间。每日体育健身活动可集中一次进行，也可分开多次进行，每次体育健身活动时间应持续 10 min 以上。

有体育健身活动习惯的人每周应运动 3~7 d，每日应进行 30~60 min 的中等强度运动，或 20~25 min 的大强度运动。为了取得理想的体育健身活动效果，每周应进行 150 min 以上的中等强度运动，或 75 min 以上的大强度运动；如果有良好的运动习惯，且运动能力测试综合评价为良好以上的人，每周进行 300 min 中等强度运动，或 150 min 大强度运动，健身效果更佳。

4. 运动损伤预防方案制订的依据

根据《健身运动安全指南》（GB/T 34285—2017）和选择的活动方式，制订运动损伤预防方案。

（二）实训准备

（1）个人基本信息（包含健康状况、减肥目标及进度）调查表、日常身体活动水平和运动情况调查表、综合运动能力评价测评表。

（2）研读《全民健身指南》、《健身运动安全指南》（GB/T 34285—2017）、《食品安全国家标准　运动营养食品通则》（GB 24154—2015）等。

（3）收集不同人群、不同需求的运动处方。

（三）实训步骤

（1）基本信息收集。

收集个人基本情况、运动习惯、健康状况、减肥目标及进度等信息。

（2）能量及各种营养素摄入目标的确定。

（3）运动能力测试与评价。

（4）选择运动方式。

根据患肥胖症人群的运动能力、运动减肥目标和健康状况等确定运动减肥的目标。

（5）确定各种体育运动的时间及运动强度。

（6）制定一次体育健身活动的内容与安排。

内容包括准备活动、基本活动和放松活动的具体内容和活动时间。

（7）制订一周的健身活动方案。

内容包括一周中每日的运动方式、运动强度、持续时间与运动频率。

（8）制订运动营养食品的选择方案及运动损伤预防方案。

根据选择的运动项目，制订运动营养食品的选择方案及运动损伤预防方案。

任务 3　心脑血管疾病患者膳食指导

在 WHO 公布的全球十大致死病因中，心血管疾病常年处于首位。《中国心血管健康与疾病报告 2023》显示，2023 年中大于或等于 18 岁居民高血压患病率为 25.2%，大于或等于 18 岁人群血脂特别知晓率、治疗率和掌握率分别为 35.0%、19.5% 和 8.9%，总体男性高于女性，城市高于农村。

一、心脑血管疾病的定义

心脑血管疾病是心血管疾病和脑血管疾病的统称，泛指高脂血症、血液黏稠、动脉粥样硬化、高血压等所致的心脏、大脑组织发生缺血性或出血性疾病的统称。

二、心脑血管疾病的分类

心血管疾病包括心脏病、高血压、高脂血症等；脑血管疾病是指脑部动脉或支配脑的颈部动脉发生病变，从而引起颅内血液循环障碍、脑组织受损的一组疾病。脑血管疾病按其性质可以分为缺血性脑血管病和出血性脑血管病。心脑血管疾病病情复杂、严重，病种多，病程长，致残率和死亡率高，是全世界导致死亡的主要疾病之一。其形成是一个慢性过程，在周围环境多因素作用下，尤其是长期膳食失衡导致体内的碳水化合物、脂肪、胆固醇等代谢异常，致使心脑血管系统发生了一系列的病理变化。心脑血管疾病与营养有密切的关系，通常经过膳食调整，合理营养，可预防其发生与发展。

1. 动脉粥样硬化

动脉粥样硬化是一种与血脂异常及血管壁成分改变有关的动脉疾病。动脉粥样硬化的发病原因是多因素的，除了年龄、性别、遗传以外，与营养因素密切相关。营养因素通过影响血浆脂类和动脉壁成分，直接作用于动脉粥样硬化发生和发展的不同环节上，也可通过影响高血压病、糖尿病及其他内分泌代谢失常而间接导致动脉粥样硬化及其并发症的发生，动脉粥样硬化与这些疾病常常互为因果关系。当动脉粥样硬化病变累及冠状动脉和脑动脉，可引起心绞痛、心肌梗死、脑出血、脑血栓形成或破裂出血。

2. 冠心病

冠状动脉粥样硬化性心脏病（Coronary Atherosclerotic Heart Disease，CHD）简称冠心病，是指由于冠状动脉缺血（痉挛、狭窄、冠状动脉粥样硬化）而引起心肌供血不足所造成的缺血性心脏病（广义）。严格地说，是所有冠状动脉病的统称，但冠状动脉粥样硬化症占绝大多数（95%以上），狭义的冠心病是指冠状动脉粥样硬化性心脏病。

冠心病患者通常血脂较高，其病因主要是脂质代谢紊乱而导致的动脉粥样硬化。当冠状动脉内膜脂质沉着，粥样斑块形成，可使冠状动脉管腔变小、狭窄，心脏供血不足，造成心肌缺血、坏死，引起心绞痛、心肌梗死；或由于冠状动脉硬化，使心肌的供血长期受到阻碍，引起心肌萎缩、变性、纤维组织增生，出现心肌硬化或纤维化。

3. 高血压

高血压是指由遗传因素、生活方式或膳食不平衡等致病因子作用，导致的一种以血压升高为主要特征，伴有血管、心脑、肾等器官生理性或病理性改变的全身性疾病。按病因种类，高血压可分为原发性高血压和继发性高血压，高血压患者中约90%为原发性高血压，约10%为继发性高血压。继发性高血压是指继发于某一种疾病或某一种原因之后发生的血压升高。原发性高血压真正的病因目前尚未完全明确，但与遗传、年龄、营养和环境有关。在营养因素中，高能量、高盐等都可能导致高血压。

4. 脑卒中

脑卒中又称中风，是脑血管阻塞或破裂引起的脑血流循环障碍和脑组织功能或结构损害的疾病，可分为两大类，即缺血性脑卒中和出血性脑卒中，包括脑出血、脑血栓形成、脑栓塞、脑血管痉挛等。颈内动脉和椎动脉闭塞及狭窄可引起缺血性脑卒中，年龄多在40岁以上，男性较女性多，严重者可引起死亡。出血性卒中的死亡率较高，占脑卒中总数的60%~70%。

三、心脑血管疾病患者的合理膳食

1. 营养与动脉粥样硬化、冠心病

（1）膳食营养因素与动脉粥样硬化、冠心病。

① 能量。流行病学研究发现，无其他疾病的时候，能量摄入与体重成正比，而高体重是冠心病发生的危险因素。所以应该控制能量净剩量，减少体重。

② 脂肪。脂肪总摄入量（尤其是饱和脂肪酸）与动脉粥样硬化发病率和死亡率呈显著正相关，膳食脂肪可促进胆固醇的吸收，使血胆固醇升高，饱和脂肪酸对血胆固醇的升高影响明显，而多不饱和脂肪酸及单不饱和脂肪酸有降低血胆固醇的作用。富含 $n-3$ 系列不饱和脂肪酸（主要为EPA、DHA）的鱼油可抑制血浆肾素活性，有降低血胆固醇、血甘油三酯的含量，抗血小板凝集，降低血压等作用。饱和脂肪酸如月桂酸、肉豆蔻酸和棕榈酸具有较强的升高血胆固醇的作用；单不饱和脂肪酸如橄榄油和茶油能降低血胆固醇的浓度；多不饱和脂肪酸 $n-3$ 和 $n-6$ 系列不饱和脂肪酸均有降低血胆固醇的作用。

③ 胆固醇。血液胆固醇水平与冠心病的发生呈正相关关系，它的来源分外源性和内源性，如果一味限制外源性胆固醇的摄入，体内胆固醇会自动增加合成。如果外源性胆固醇摄入过多，体内胆固醇含量也会高。

④ 碳水化合物。碳水化合物摄入过多，肝脏会利用游离脂肪酸和碳水化合物合成极低密度脂蛋白，使血液中甘油三酯的含量增高。碳水化合物的这种能力因种类而异，建议多摄入多糖类碳水化合物，少食用果糖。膳食纤维有降低血胆固醇的作用，尤其是果胶的作用更明显。

⑤ 蛋白质和氨基酸。适当的蛋白质摄入不影响血脂，高蛋白膳食可促进动脉粥样硬化的形成。植物蛋白中，脂肪酸和胆固醇含量都低，尤其是大豆蛋白还有降低血胆固醇和预防动脉粥样硬化的作用。牛磺酸具有保护心脑血管的作用。

⑥ 维生素。维生素C可参与胆固醇代谢形成胆酸的羟基化反应，从而增加胆固醇的排出，使血液胆固醇水平降低；维生素C还可促进胶原蛋白的合成而使血管的韧性增加，弹性增强，减缓动脉粥样硬化对机体的损伤；同时维生素C也是一种重要的抗氧化剂，可捕捉自由基，防止不饱和脂肪酸的脂质过氧化反应，减少氧化型低密度脂蛋白的形成。维生素E同样具有抗氧化的作用，并可提高对氧的利用率，使机体对缺氧的耐受力提高，增强心肌代谢及应激能力。烟酸有防止动脉粥样硬化的作用，在药用剂量下有降低血清胆固醇和甘油三酯、促进末梢血管扩张等作用。维生素 B_6 缺乏时可引起脂质代谢紊乱和动脉粥样硬化。

⑦ 矿物质。镁、钙与血管的收缩和舒张有关，钙有利尿作用，有降压效果，镁能使外周血管扩张。食盐过量可使血压升高，促使心血管病发生。过量铁可引起心肌损伤、心律失常和心衰等，铁螯合剂可促进心肌细胞功能形成，从而促进脂质的氧化。铜锌比值低时，冠心病发病率低，铜缺乏可影响弹性蛋白和胶原蛋白的关联而引起心血管损伤，也可使血胆固醇含量升高；过多的锌则降低血液中高密度脂蛋白的含量；碘可减少胆固醇在动脉壁的沉着；硒对心肌有保护作用；碘有利于脂质代谢。膳食中种类齐全、比例适当的常量和微量元素有利于减少心脑血管疾病的发生。

（2）动脉粥样硬化、冠心病的饮食预防。

① 控制能量。摄入能量大于消耗能量，净剩能量就会以脂肪的形式储存，导致血甘油三酯升高，引起高甘油三酯血症，增加产生动脉粥样硬化等疾病的危险性，故膳食总能量不宜过高，以维持正常体重为适宜。

② 控制脂肪及胆固醇。脂肪供能应控制在总能量的 30% 以下，且以植物脂肪为主，如玉米油、花生油、豆油、麻油、茶油等，这些脂肪含不饱和脂肪酸较多，能促进血浆胆固醇转化为胆酸，防止动脉粥样硬化的形成。应避免经常食用过多的动物性脂肪和含饱和脂肪酸的植物油，如肥肉、猪油、奶油、椰子油、可可油等。高血胆固醇是形成动脉粥样硬化的一个重要因素，应避免经常食用高胆固醇食物，如鳊鱼、牡蛎、蟹黄、蛋黄、猪脑、动物内脏等。

③ 调整膳食中蛋白质的构成。适当降低动物蛋白的摄入，提高植物蛋白的摄入，对冠心病患者是有益的。植物蛋白应占总蛋白摄入量的 50% 以上，大豆及其制品是较理想的蛋白质来源。

④ 供给充足的维生素和矿物质。冠心病患者保证有充分的维生素供给量是十分必要的，如维生素 C、烟酸、维生素 E 等。同时，增加钙、钾、镁、锌、碘、铜、铁等矿物质的摄入，有降低血胆固醇和改善心肌功能的作用。这些营养素在谷类、豆类、果蔬、虾、蟹、海藻类植物（海带、淡菜、紫菜）、坚果（核桃、花生）、瘦肉、乳、蛋等食品中都有。

⑤ 保证膳食纤维素的供给，减少精制糖的摄入。膳食纤维可促进粪便的排泄，这样既可减少膳食中脂肪和胆固醇的吸收，又可促进胆酸的排泄。提高膳食中的纤维素含量，还可增加饱腹感，避免饮食过量而产生高血糖和高血脂，同时应限制蔗糖、果糖等的摄入。

2. 营养与高血压

（1）膳食营养因素与高血压。

① 食盐。摄入食盐过多，导致体内钠潴留，而钠主要存在于细胞外，使胞外渗透压增高，水分向胞外移动，细胞外液包括血液总量增多。血容量的增多造成心输出量增大，血压增高。对于敏感人群，中等量限制钠量即每日 4~6 g 食盐，血压即可下降，症状也有好转。因纽特人平均摄入食盐 4 g/d，患高血压病的患者较少。建议高血压患者控制食盐的摄入量为 5 g/d 左右，治疗时应该为 3~4 g/d。

② 钾。动物实验证实，钾对心肌细胞有保护作用，富含钾的食物可以缓冲一部分钠太多的影响。钾摄入量的增加，可使钠的排出量增加而使血压下降。钾钠比例至少应大于 1。通常可以多吃些含钾离子高的食物，或将钾盐与钠盐混合使用。如果出现低血钾症，临床上可以考虑药物补钾。含钾高的食物有毛豆、海带、黄豆、红小豆、香蕉、芹菜等。

③ 钙。高钙膳食有利于降低血压，可能和钙摄入高时的利尿作用有关，此时钠的排出增多。资料显示，每日摄入 1 000 mg 钙，连服 8 周可使血压下降；此外，高钙时血中降钙素的分泌增加，降钙素可扩张血管，有利于血压的降低。含钙高的食物有豆类及其制品、葵花子、核桃、牛乳、花生、虾皮、绿叶蔬菜等。

④ 脂肪。脂肪摄入过多，会导致机体能量过剩，使身体变胖、血脂增高，血液的黏滞系数增大，外周血管的阻力增大，血压上升。高血压患者不仅要限制脂肪的摄入总量，还要注意脂肪的饱和度，总量应控制在 40~50 g/d。尽量食用多不饱和脂肪酸含量高的植物油，少食用含饱和脂肪酸多的动物油，对预防血管破裂有一定的作用。摄入的食物胆固醇含量太高，可引起高脂蛋白血症，促使脂质沉淀，加重高血压。中国营养学会推荐摄入食物胆固醇

的含量为小于 300 mg/d。

⑤ 蛋白质。总能量控制后，蛋白质摄入量应为每日每千克体重 1 g，植物蛋白质以占总蛋白质的 50% 以上为好。动物蛋白质尽量选用脂肪含量低的，如鸡、鸭、鱼、虾、牛乳等。

⑥ 碳水化合物。摄入多糖类食物如淀粉、玉米、大米、糙米、面粉等，它们含有较丰富的膳食纤维，可以加快肠道蠕动，避免便秘，同时也可减少脑出血的概率，加速胆固醇、盐等不利因素的排出，对预防和治疗高血压有一定的好处。单糖类食物有升高血脂的作用，故应少吃。

⑦ 维生素 C。维生素 C 可使胆固醇氧化，排出体外，改善血管的弹性，降低外周阻力，有一定的降压作用，并可延缓因高血压造成的血管硬化，预防血管破裂出血的发生。高血压患者应多摄入富含维生素 C 的食物，如新鲜水果、绿叶蔬菜等。

（2）高血压的饮食预防。

① 限制总能量的摄入。限制能量摄入的目的是将体重控制在标准范围内，体重每降低 12.5 kg，收缩压可降低 10 mmHg，舒张压降低 7 mmHg。体重过高与高血压的发病有着密切的关系。临床上多数肥胖的高血压患者，通过控制能量降低体重后，血压也有一定的下降。控制体重还应适当增加体育锻炼，如慢跑、散步、骑车等。能量的供应要根据患者的基础代谢、活动量综合考虑，以 7 531~9 623 kJ/d 为好。对于体重超重者，能量要比正常体重者减少 20%~30%，以每周体重减轻 1 kg 为宜。在饮食中还要注意三餐能量的合理分配，特别应注意晚餐能量不宜过高。

② 提倡戒烟、禁酒、适量饮茶。烟草中的成分会刺激血管、心脏，使心跳速率过快、血管收缩、血压升高，长期大量吸烟，可引起小动脉的持续收缩，小动脉壁增厚而逐渐硬化，产生高血压、动脉粥样硬化，并增加并发症的严重性。吸烟的高血压者发生脑血管意外的危险性比不吸烟者高 4 倍。长期酗酒，对消化系统有直接影响，对心血管系统也会产生间接影响。它会加速脂肪、胆固醇在血管里的沉积，加速动脉硬化。茶叶中除含有多种维生素和微量元素外，还含有茶碱和黄嘌呤等物质，有利尿和降压作用，可适当饮用，通常以饮清淡的绿茶为宜。

③ 忌食某些食物。高血压患者禁食的食物包括脂肪含量较高的肥肉类、动物内脏及腌制肉类等，如肥猪肉、肥羊肉、肥鹅、肥鸭、肥鸡剁碎的肥肉含量高的肉馅、猪皮、猪蹄、肝、肾、肺、脑、鱼子、蟹黄、腊肠等；含添加糖较高的食品如冰激凌、油酥甜点心、蜂蜜、各种水果糖等；刺激性食物，如辣椒、芥末、胡椒、咖喱、浓咖啡等。

高血压患者在注意合理营养的同时，应积极参加体育锻炼。长期有规律的有氧健身锻炼能改善和增强心血管机能，延缓和推迟心血管结构和机能的老化，并对脂代谢有良好的影响，还有效地防治心脑血管疾病，起到强身健体和延年益寿的作用。

小实践　**高血压患者膳食指导**

请列出高血压患者要实现低盐膳食必须遵循的基本原则。

任务 4　糖尿病患者膳食指导

糖尿病在我国古代典籍中称为消渴病。糖尿病的发病与治疗都与饮食有密切的关系，并且受到了广泛的关注。糖尿病可发生于任何年龄阶段。《中国居民营养与慢性病状况报告（2023 年）》显示，中国成人糖尿病标化患病率为 10.9%，男性高于女性。自身免疫系统缺陷、遗传因素、肥胖、妊娠激素异常、环境因素（激素紊乱、药物影响、应激），特别是不合理的生活方式，如摄取高能量、高脂、高糖饮食、精神过度紧张、酗酒等均是引起糖尿病的原因。

一、糖尿病的定义

糖尿病是由遗传因素、内分泌功能紊乱或膳食不平衡等各种致病因子作用，导致胰岛功能减退、胰岛素抵抗等而引发的糖、蛋白质、脂肪、水和电解质等一系列代谢紊乱综合征。临床上以高血糖为主要特点。

根据美国糖尿病协会 1997 年提出的糖尿病诊断标准，我国目前采用的诊断原则如下。

（1）糖尿病危险人群，包括老年人、肥胖、有家族史、高血压、高血脂、有妊娠糖尿病史者，或有口渴、多尿、乏力、体重降低、皮肤瘙痒、反复感染者，空腹血糖大于或等于 7.0 mmol/L，或任何一次血糖值大于或等于 11.1 mmol/L 即可诊断为糖尿病。

（2）如结果可疑，应再做葡萄糖耐量试验。成人空腹服 75 g 葡萄糖后测血糖，餐后 2 h 血糖值大于或等于 11.1 mmol/L 可诊断为糖尿病；7.8~11.1 mmol/L 为糖耐量减低。

（3）单独空腹血糖 6.8~7.0 mmol/L，称空腹血糖受损。

（4）无论空腹或餐后 2 h 水平在临界值左右的患者，需隔 2~4 周后再做糖耐量试验复查证实，直到肯定诊断或排除糖尿病为止。

糖尿病常伴有心血管、肾脏、神经、眼部等器官的慢性并发症，严重时可因酮症酸中毒、高渗性昏迷等急性代谢紊乱而威胁生命。糖尿病的典型症状为多尿、多饮、多食和体重减轻。应当指出，有些患者可能长期无症状，有些患者可能以并发症作为首要症状而被发现。

二、糖尿病的分类

我国将糖尿病分为 1 型糖尿病、2 型糖尿病、妊娠糖尿病及其他型糖尿病四种类型。糖尿病也属于自身免疫系统疾病的一种。1 型糖尿病多发生于青少年，2 型糖尿病多见于 30 岁以后中、老年人。妊娠期糖尿病是由于妊娠期分泌的激素所致。

1. 1 型糖尿病

1 型糖尿病也称胰岛素依赖型糖尿病（Insulin-Dependent Diabetes Mellitus，IDDM），指体内胰岛素绝对不足，必须依赖外源胰岛素维持生命者，多见于幼儿及青少年，15 岁以内发病，也可见于成人。该型病情重，血糖波动大，易发生酮症酸中毒。

2. 2 型糖尿病

2 型糖尿病又称非胰岛素依赖型糖尿病（NonInsulin-Dependent Diabetes Mellitus，NIDDM）。其主要原因是胰岛素抵抗及相对胰岛素缺乏。胰岛素抵抗是指体内胰岛素并不少或反而多，但因组织对胰岛素不敏感，使其不能发挥作用，因而血糖升高。此型糖尿病占世界糖尿病患者总数的 90%，在我国占 95%。发病年龄多见于 40 岁以上成人，患者大多肥胖，发病之初多无感觉，常在体检或有明显糖尿病症状时才发现。该型病情缓慢，血浆胰岛素分泌多，胰岛素受体呈不敏感性。血浆胰岛素水平基本在正常范围内，早中期不需要胰岛素治疗。应激时，易发生酮症酸中毒。

3. 妊娠糖尿病

一般在妊娠后期发生，占妊娠妇女的 2%~3%。发病与妊娠期进食过多，以及胎盘分泌的激素抵抗胰岛素的作用有关，大部分患者分娩后可恢复正常，但成为今后发生糖尿病的高危人群。

4. 其他型糖尿病

糖尿病多由胰岛自身疾病或其他内分泌改变所引起，也称继发性糖尿病，如胰腺炎、胰腺切除、血色病等引起的糖尿病，垂体性糖尿病、类固醇性糖尿病等。在原发病治愈时，糖尿病症状可随之消失。

三、糖尿病患者的合理膳食

美国糖尿病协会推荐营养治疗目标如下：1 型糖尿病患者的营养治疗目标是提供一种含有适当能量和营养组成的健康膳食，必须把食物摄入尤其是糖类的摄入，与胰岛素注射量和体力活动相协调，使血糖保持在一个可接受的范围，避免发生严重的低血糖或高血糖。2 型糖尿病患者进行营养治疗的目标是达到良好的血糖、血脂、血压和体重控制，适当地减重以改善血糖、血脂和血压的升高状况。2 型糖尿病患者应减少 836~2 100 kJ（200~500 kcal）能量摄入，减少膳食中脂肪的摄入，适当增加体力活动。

糖尿病的饮食控制原则为控制能量的摄入，以淀粉为其主要能量来源，减少饱和脂肪和胆固醇的摄入，适当增加蛋白质的摄入，严格限制单双糖及其制品的摄入。

1. 控制能量的摄入

合理控制总能量摄入是糖尿病营养治疗的首要原则。糖尿病患者总能量控制在同类人群的 80%，以淀粉作为其主要能量来源。凡肥胖症患者均需减少能量摄入来降低体重，使体重逐渐下降至理想体重的 ±5% 的范围以配合治疗。儿童、孕妇、乳母及消瘦者则应适当增加 10%~20% 的能量摄入以增加体重。成人和妊娠期糖尿病患者能量分布分别为：碳水化合物提供的能量占总能量的 45%~60%、45%~55%，蛋白质提供的能量占总能量的 15%~20%、15%~20%，脂肪提供的能量占总能量的 25%~35%、25%~30%。成人糖尿病患者的体重（kg）与能量需要量供给关系见表 5-4。

表 5-4　成人糖尿病患者的体重（kg）与能量需要量供给关系［kJ(kcal)/kg］

体型	卧床	轻体力劳动	中体力劳动	重体力劳动
消瘦	84~105（20~25）	146（35）	167（40）	188~209（45~50）
正常	63~84（15~20）	125（30）	146（35）	167（40）
肥胖	63（15）	84~105（20~25）	125（30）	146（35）

2. 碳水化合物的合理选择与摄入量的控制

碳水化合物提供的能量占总能量的 45%~55%。每日碳水化合物的摄入不低于 130 g。优先选择复合型碳水化合物（如玉米、燕麦、荞麦、甘薯、全麦面粉、杂豆等粗杂粮）或低 GI/GL（GL 为血糖负荷）型主食，尽量避免摄入葡萄糖、蔗糖等单双糖类含量高的食物（如蜂蜜、麦芽糖、糕点、蜜饯、冰激凌、甜味饮料、甜度高的水果等）。鼓励全谷物食物占全日主食量的 1/3 以上。全日膳食纤维摄入量应为 25~30 g。

3. 增加膳食纤维的摄入量

流行病学调查和临床研究都已证实，膳食纤维有降低血糖和改善糖耐量的作用。膳食纤维在胃肠道内可与淀粉等碳水化合物交织在一起，延缓其消化、吸收；它还有降脂、降血压、降低胆固醇和防止便秘的作用。摄入膳食纤维较高的人群，糖尿病发病率较低；糖尿病患者饮食中的纤维量增加，尿糖含量下降。但膳食纤维增加太多可影响矿物质的吸收，通常认为每摄入 4 184 kJ 能量补充 12~28 g 膳食纤维即可。

4. 控制脂肪和胆固醇的摄入量

心脑血管疾病及高脂血症是糖尿病的常见并发症，因此糖尿病患者的饮食应适当降低脂肪供给量。另外，脂肪是人体能量来源的一部分，糖尿病患者每日的脂肪供能以占总能量的 25%~30% 为宜。其中，应限制动物脂肪、胆固醇和反式脂肪酸的摄入，增加多不饱和脂肪酸的摄入，一般建议饱和脂肪酸、单不饱和脂肪酸、多不饱和脂肪酸之间的比例为 1：1：1；减少胆固醇的摄入量，少吃胆固醇含量高的食物，如动物内脏、鱼子、蛋黄等，总量应保持在 300 mg/d 以下。如果有高胆固醇血症或高血压，摄入量应严格控制在 200 mg/d 以下。

5. 注意选用优质蛋白质

糖尿病患者糖异生作用增强，蛋白质消耗增加，常呈负氮平衡，要适当增加蛋白质供给。多选用大豆、鱼、禽、瘦肉等食物，优质蛋白质至少占总蛋白质的 1/3。蛋白质提供的能量以占总能量的 15% 左右为宜，或按每日每千克体重 1.0~1.5 g 的量供给。孕妇、乳母营养不良或存在感染时，如果肝肾功能良好，可按每日每千克体重 1.5~2.0 g 的量供给。儿童糖尿病患者，则按每日每千克体重 2.0~3.0 g 的量供给。肾功能如有不全，应限制蛋白质的摄入，具体应根据肾功能的损害程度而定，一般按每日每千克体重 0.5~0.8 g 的量供给。

6. 提供丰富的维生素和矿物质

矿物质及维生素是参与机体某些特殊生理功能的重要成分，糖尿病与它们有密切的关系。例如，限制钠的摄入量不高于每日 5 g，可以预防和减少高血压、冠心病、高脂血症及肾功能不全等糖尿病并发症的发生。近年来，有关微量营养素与糖尿病的研究越来越多。研究表明，改善患者缺铬的状况，对糖尿病患者空腹血糖的控制及减少并发症的发生都有好处；糖尿病患者体内的硒含量明显低于正常人，烟酸对糖尿病血糖值有显著抑制作用。所以，糖尿病患者在日常生活中，应多选用新鲜的果蔬来补充维生素和矿物质，摄入水果量较大时要注意替代部分主食。

7. 食物多样

糖尿病患者的常用食品一般分为谷类、蔬菜、水果、大豆、乳、瘦肉、蛋、油脂八类。患者每日都应摄入这八类食品，每类食品选用 1~3 种。

8. 合理安排进餐次数

糖尿病患者的饮食能量餐次分配比特别重要。通常结合饮食习惯、血糖及尿糖升高时间、服用降糖药，尤其是注射胰岛素的时间及病情是否稳定，来确定其分配比例。进餐时间要定时、定量，一天可安排 3~6 餐。尽可能少食多餐，防止一次进食量过多，加重胰腺负担；或一次进食量过少，发生低血糖或酮症酸中毒。急重症糖尿病患者的饮食摄入应在医师或营养师的严密监视下进行。

某女性糖尿病患者，身高 159 cm，体重为 50 kg，请根据该患者的体重情况，写出其每日膳食能量摄入量及各餐次的能量分配比例。

任务 5　高尿酸血症与痛风患者膳食指导

痛风在世界各地均有发病。据统计，欧美地区高尿酸血症的发病率为 2%~8%，痛风的发病率为 0.2%~1.7%。2018—2019 年中国慢性病及危险因素监测数据表明，我国成人居民痛风患病率为 0.86%~2.20%，高尿酸血症患病率为 14%，男性高于女性，城市高于农村，沿海高于内陆。痛风患病率呈逐年上升趋势，发病年龄趋于年轻化。高尿酸血症和痛风是慢性肾病、高血压、心脑血管疾病及糖尿病等疾病的独立危险因素。长期患高尿酸血症还可导致动脉粥样硬化，增加心血管疾病发生的风险。肥胖症是高尿酸血症与痛风发生的独立危险因素。

高尿酸血症与痛风的发生与膳食及生活方式密切相关，尤其是长期摄入高能量食品、大量乙醇和（或）高果糖的饮料。合理搭配膳食，减少高嘌呤膳食摄入，保持健康体重，有助于控制血尿酸水平，减少痛风发作，改善生活质量。

一、高尿酸血症与痛风的定义

1. 高尿酸血症

高尿酸血症是嘌呤代谢紊乱引起的代谢性疾病。正常膳食状态下，非同日 2 次检测空腹血尿酸水平大于 420 μmol/L，即可诊断为高尿酸血症。

尿酸是人体代谢产物之一，主要由膳食摄入和体内分解的嘌呤化合物经肝脏代谢产生，通过肾脏和消化道排泄。正常情况下，体内尿酸产生和排泄保持平衡状态。当嘌呤代谢障碍时，就会出现高尿酸血症。高尿酸血症是痛风发生的病理基础，也是大多数痛风人群的前期状态。

2. 痛风

痛风属于代谢性疾病，以高尿酸血症和尿酸盐晶体的沉淀以及组织沉积为特征，导致炎症和组织损伤。尿酸盐结晶沉积于关节、软组织和肾脏，可引起关节炎、肾脏损害等，临床主要表现为反复发作的急性关节炎等。

资料显示，我国 20 岁以上的人群 2.4%~5.7% 有血尿酸过高的情况，老年人高尿酸血症发病率高达 24% 以上。血尿酸过高的患者如果不注意饮食控制和治疗，则 5%~12% 可发展成痛风。痛风发病大部分在 30~70 岁，发病率最高的年龄组男性在 50~59 岁，女性发生于绝经期以后，但目前男性发病率有逐渐年轻化的倾向。从性别上看，痛风"重男轻女"，即 95% 的痛风患者是男性。因为男性饮酒、暴食，喜食富含嘌呤、蛋白质的食物，使体内尿酸增加，排出减少。女性由于绝经期后体内雌性激素水平急剧下降，对尿酸盐结晶的抵抗减弱，肾脏排泄尿酸减少，易发生高尿酸血症与痛风。

二、痛风的分类

1. 原发性痛风

（1）遗传因素。临床所见，痛风有明显的家族遗传倾向，痛风患者亲属合并无症状高尿酸血症的检出率明显高于非痛风患者。痛风与其他具有遗传倾向的代谢性疾病（肥胖症、高血压、高脂血症、糖尿病等）关系密切。已查明导致尿酸生成过多的嘌呤代谢中，引起酶的活性改变有酶基因突变的遗传基础。

（2）环境因素。暴饮暴食、酗酒、食入富含嘌呤食物过多是痛风性关节炎急性发作的常见原因。肥胖症、高血压等代谢疾病患病率的增加，也使痛风的患病率增加。中医学认为痛风是一种本虚标实的疾病，或先天禀赋不足，或后天失养所致，加之过食肥甘厚味，日久产生痰浊、湿热、瘀血，痹阻于筋骨关节，导致疾病发生。

2. 继发性痛风

（1）引起体内尿酸生成过多的病因，如白血病、淋巴瘤进展期，尤其是化疗后，真性红细胞计数增多症等。

（2）引起肾脏尿酸排出减少的病因，如重症高血压、子痫致肾血流量减少，影响尿酸的滤过；任何原因引起的肾功能衰竭；先天性肾小管功能异常、范科尼综合征、巴特综合征等；影响肾小管分泌尿酸的代谢异常，如乙醇中毒、饥饿过度、酮症酸中毒、乳酸酸中毒等可引起血液中有机酸含量增多，抑制肾小管尿酸的分泌；一些药物可引起高尿酸血症，如乙胺丁醇。

（3）影响血液尿酸浓度变化的因素。长期用利尿剂治疗、重度肾前性脱水，使血液浓缩、增加血液尿酸浓度。

三、高尿酸血症与痛风患者的合理膳食

在平衡膳食的基础上，高尿酸血症和痛风患者的饮食还应注意以下几点。

1. 限制总能量的摄入，保持健康体重

高尿酸血症与痛风患者半数超过理想体重甚至肥胖，摄入总能量应较理想体重的标准饮食略低 10%~15%，以适当减轻体重。根据工作情况，一般按理想体重的标准，每日每千克体重 104.6~125.52 kJ（25~30 kcal）为宜。对于超重肥胖人群，每日可减少 250~500 kcal 的能量摄入，并通过运动消耗 250~500 kcal 的能量。因乳酸、β-羟丁酸、草酰乙酸等有机酸增加会竞争抑制肾小管尿酸的分泌，使血尿酸水平增高，故减肥者应避免饥饿性酮症的发生和剧烈运动。

2. 碳水化合物的选择原则为优先选择低 GI 食物，限制果糖

碳水化合物提供的能量占总能量的 50%~60%。应限制添加糖摄入。宜选择低 GI 食物。鼓励全谷物食物占全日主食量的 30%以上。全日膳食纤维摄入量达到 25~30 g。

果糖可诱发代谢异常，并引起胰岛素抵抗，具有潜在诱发尿酸水平升高的作用。应限制果糖含量较高的食品，如含糖饮料、鲜榨果汁、果葡糖浆、果脯蜜饯等。尽管水果中含有果糖，但水果中的维生素 C、黄酮、多酚、钾、膳食纤维等营养成分可改变果糖对尿酸的影响作用，因此水果的摄入量与痛风无显著相关性，建议每日水果摄入量 200~350 g。

3. 低脂肪饮食

脂肪提供的能量占全日总能量的 20%~30%。低脂肪饮食是指限制膳食总脂肪的摄入以达到改善患者脂肪代谢紊乱或脂肪吸收不良的一种医院膳食，根据高尿酸血症血尿酸水平和痛风的严重程度，将高尿酸血症及痛风具体分期为：无症状高尿酸血症期、急性痛风性关节炎期、痛风间歇期、慢性痛风性关节炎期四个阶段。

痛风患者约有 3/4 伴有高脂血症，宜采用低脂肪饮食控制高脂血症为妥。此外，高脂肪

饮食同样可使尿酸排泄减少而致血尿酸增高，故亦应限制脂肪的摄入。饮食的设计要个体化，但一般每日脂肪摄入量限制在 40~50 g 较为理想，每日烹调油不超过 25~30 g。

4. 低蛋白质摄入

蛋白质提供的能量占总能量的 10%~20%，一般按每日每千克体重 1.0 g 计算。食物来源推荐乳制品和蛋类。低蛋白质膳食是指控制膳食中的蛋白质的一种医院膳食，特别是低生物价蛋白的摄入，旨在减少含氮代谢产物，减轻肝、肾负担，主要用于急性肾炎、慢性肝、肾（功能）衰竭的患者。

痛风患者应限制蛋白质的摄入量，从而控制嘌呤的摄取。当肾脏受累出现蛋白尿时，应以患者血浆蛋白浓度和尿蛋白丢失量决定蛋白质的摄入量。若出现氮质血症则采用低蛋白、低嘌呤饮食。乳蛋白是优质蛋白的重要来源，可以促进尿酸排泄，鼓励每日摄入 300 mL 以上或相当量的乳及乳制品。

5. 低盐饮食

低盐饮食是指全天摄入钠在 2 000 mg 以内的膳食。痛风患者多伴有高血压，宜采用少盐饮食，多选择蔬菜、水果等碱性食物，特别是高钾、低钠的碱性蔬菜，既有利尿作用，又能促进尿酸盐溶解和排泄。建议每日多食新鲜蔬菜，推荐每日摄入不少于 500 g，深色蔬菜（如紫甘蓝、胡萝卜）应当占一半以上。推荐每日食盐摄入量不超过 5 g。

6. 补充矿物质及维生素

长期忌嘌呤、低嘌呤饮食，限制了肉类、内脏和豆制品的摄入，故应适当补充铁剂和多种微量元素、B 族维生素和维生素 C 等。

7. 增加水的摄入

高尿酸血症与痛风患者应多饮水以利于尿酸的排出。最好保证每日饮水量 2 000~3 000 mL，以维持一定的尿量促进尿酸排泄。这是饮食营养治疗中较为重要的环节。优先选用白水，也可饮用柠檬水、淡茶、无糖咖啡及苏打水，但应避免过量饮用浓茶、浓咖啡等，避免饮用生冷饮品。

8. 低嘌呤饮食

低嘌呤饮食是指每日嘌呤的摄入量应控制在 100~150 mg。采用低嘌呤饮食应注意烹调时先采用大汤水煮，可使 50% 的嘌呤溶解在汤内，然后弃汤食用，以减少嘌呤的摄入量。动物内脏如肝、肾、心等，嘌呤含量普遍高于普通肉类，应尽量避免选择。鸡蛋的蛋白、牛乳等嘌呤含量较低，可安心食用。虽然大豆嘌呤含量略高于瘦肉和鱼类，但植物性食物中的嘌呤人体利用率低，豆腐、豆干等豆制品在加工后嘌呤含量有所降低，可适量食用。

常见食物的
嘌呤含量

9. 戒酒

饮酒会增加高尿酸血症与痛风的风险。乙醇的代谢会影响嘌呤的释放并促使尿酸生成增加，乙醇还导致血清乳酸升高，从而减少尿酸排泄。部分酒类还含有嘌呤，通常黄酒的嘌呤含量较高，其次是啤酒。白酒的嘌呤含量虽然低，但是白酒的乙醇度数较高，容易使体内乳酸堆积，抑制尿酸排泄。因此，应限制饮酒，且急性痛风发作、药物控制不佳或慢性痛风性关节炎的患者应不饮酒。

请为高尿酸血症与痛风患者推荐常摄入的食物种类。

任务6 肿瘤患者膳食指导

近年来，恶性肿瘤的发病率呈现上升趋势。据有关数据显示，随着人口老龄化和环境因素的影响，我国居民恶性肿瘤死亡率比20世纪70年代中期增加了83.1%，恶性肿瘤已经成为影响中国人寿命的一大顽疾。目前，中国恶性肿瘤发病第一位的是肺癌，其次为肝癌、胃癌、食管癌和结直肠癌；肺癌、乳腺癌分别位居男、女性恶性肿瘤发病首位。

肿瘤的发生与遗传因素或环境因素有密切的关系，其中饮食习惯的改变、膳食结构的变化、营养素不良都是发生肿瘤的重要原因，膳食中的污染物质，如黄曲霉毒素可加重某些营养素缺乏及不平衡。

一、肿瘤的定义

肿瘤是人体中正在发育的或成熟的正常细胞在某些不良因素的长期作用下，细胞群出现过度增生或异常分化而生成的新生物，在局部形成肿块。肿瘤与正常的组织和细胞不同，它不按正常细胞的新陈代谢规律生长，变得不受约束和控制，不会正常死亡，导致细胞呈现异常的形态、功能和代谢，以致破坏正常的组织器官的结构并影响其功能。

二、肿瘤的分类

肿瘤有良性肿瘤和恶性肿瘤之分，所有的恶性肿瘤总称为癌症。

良性肿瘤对局部的器官、组织只有挤压和阻塞的作用，一般不破坏器官的结构和功能，也很少发生坏死和出血。

恶性肿瘤（Malignant Neoplasms）是指恶性细胞不受控制地进行性增长和扩散，浸润和破坏周围正常组织，可以经血管、淋巴管和体腔扩散转移到身体其他部位的疾病。

癌症的发病率受人体内因和外部环境的影响。癌症的致病内因有先天性免疫缺陷、遗传因素、内分泌失调、年龄因素和胚胎残存组织。癌症的致病外因有化学性因素、物理性因素、生物因素和其他因素等。

三、肿瘤患者的合理膳食

肿瘤的发生与膳食有很大的关系，而食物所含成分较复杂，有些进入人体后可转变为致癌物，长期食用可增加患癌症的危险性。有些食物成分中又含有抑癌物，可减少患癌症的危险性，因此，合理的饮食对于维护健康、减少患癌症的危险性十分重要。食物多样化可以保证膳食中含有多种营养素，而且能避免食物单一所造成的某种营养素过量或缺乏，保证营养素的全面、均衡。不同食物存在的致癌物质不同，量也不同，食物多样化能避免单一食物摄入过多时其所含的致癌物质摄入过多。

1. 能量

一般按照每日每千克体重20~25 kcal（非肥胖症患者的实际体重）来估算卧床患者的能量，每日每千克体重30~35 kcal（非肥胖症患者的实际体重）来估算能下床活动患者的能量，再根据患者的年龄、应激状况等调整为个体化能量值。碳水化合物供能占总能量35%~50%。一般可按每日每千克体重1~1.2 kcal（非肥胖症患者的实际体重）给予，严重营养消耗者可按每日每千克体重1.2~2 kcal（非肥胖症患者的实际体重）给予。动物实验资料表明，限制进食的动物比自由进食的动物自发性肿瘤的发病率低，肿瘤发生的潜伏期延长；不限制摄入能量但强迫动物运动以促进总能量的消耗，也可以抑制化学致癌物对实验动物的致癌作用。

2. 碳水化合物

研究认为，高淀粉膳食易引起胃癌，在经济收入低的地区，人群中大多以高淀粉膳食为主。高淀粉膳食本身不会促进肿瘤的形成，但是高淀粉膳食常伴蛋白质摄入量的偏低，且高淀粉膳食与大容量相联系，这种因素易使胃黏膜受损。膳食纤维是不能被人体吸收的多糖，在防癌上起着重要的作用。流行病学的调查和动物实验证明，它能降低结、直肠癌的发病率。其主要作用是吸附致癌物质和增加容积稀释致癌物。食用真菌类食物中的多糖如蘑菇多糖、灵芝多糖、云芝多糖，具有诱生干扰素、提高自然杀伤癌细胞活性的作用，因此，有防癌的作用。

3. 蛋白质

蛋白质的摄入过低或过高均会促进肿瘤的生长。流行病学的调查表明，食管癌和胃癌患者患病前的饮食中，蛋白质的摄入量较正常对照组为低。大豆中不仅含丰富的蛋白质，还含有抑癌作用的物质——大豆异黄酮。动物性蛋白质增加过多，常伴随脂肪的摄入增加，容易引起结肠癌，两者呈正相关，即使脂肪摄入量并不增加，蛋白质增加过多亦会增加肿瘤的发病率。

4. 减少脂肪的摄入量

膳食中脂肪含量高时，肺、直肠、前列腺及乳腺肿瘤发生的概率增加，因此应避免脂肪摄入过量。

脂肪供能占总能量35%~50%。推荐适当增加富含$n-3$及$n-9$脂肪酸食物。肿瘤流行病学的资料表明，脂肪的摄入量与结肠癌、乳腺癌、动脉粥样硬化性心脏病的发病率成正相关，而与胃癌呈负相关。膳食脂肪中多不饱和脂肪酸与乳腺癌的发生关系密切。膳食中不饱和脂肪酸增加，则增加前列腺素 E2、抑制自然杀伤癌细胞的活性，影响机体防癌作用。但近年来对鱼油的研究增多，鱼油中含 $n-3$ 系列的二十碳五烯酸和二十二碳六烯酸，对肿瘤有抑制作用。

5. 增加维生素、矿物质和膳食纤维的摄入量

多摄入富含维生素、矿物质和膳食纤维的新鲜蔬菜、水果、五谷杂粮和菌类食品，增加膳食纤维的摄入量。含丰富的维生素（维生素 B_2、叶酸、维生素 C、维生素 A、维生素 E、维生素 D）和微量元素（硒、碘、锌）的食物，可以起到抵消、中和、降低致癌物质的致癌作用，达到防癌、抗癌的目的。增加膳食纤维的摄入量可以对结直肠肿瘤的发生起到很好的预防作用。特别是化疗病人，更应该增加各类维生素、矿物质的摄入量。

6. 限制饮酒

在机体的某些部位，乙醇也与一些致癌因素有协同作用，因此，饮酒是发生癌症的危险因素，特别是那些直接接触乙醇的组织（如口腔和咽喉）。

7. 提高饮食卫生质量

少吃腌制和烟熏食物，不吃烧焦、发霉、腌制失度和腐烂变质的食物。

小实践 肿瘤患者膳食指导

请为肝癌患者推荐几种可经常选择的食物，并说明原因。

附录Ⅰ 中国居民膳食营养素参考摄入量（DRIs）分类汇总表（2023版）

附表1-1 中国居民膳食能量需要量（EER）

年龄/岁	男性身体活动水平（PAL）						女性身体活动水平（PAL）					
	轻（Ⅰ）		中（Ⅱ）		重（Ⅲ）		轻（Ⅰ）		中（Ⅱ）		重（Ⅲ）	
	MJ/d	kcal/d	MJ/d	kcal/d	MJ/d	kcal/d	MJ/d	kcal/d	MJ/d	kcal/d	MJ/d	kcal/d
0~	—	—	0.38[①]	90[②]	—	—	—	—	0.38[①]	90[②]	—	—
0.5~	—	—	0.31[①]	75[②]	—	—	—	—	0.31[①]	75[②]	—	—
1~	—	—	3.77	900	—	—	—	—	3.35	800	—	—
2~	—	—	4.60	1 100	—	—	—	—	4.18	1 000	—	—
3~	—	—	5.23	1 250	—	—	—	—	4.81	1 150	—	—
4~	—	—	5.44	1 300	—	—	—	—	5.23	1 250	—	—
5~	—	—	5.86	1 400	—	—	—	—	5.44	1 300	—	—
6~	5.86	1 400	6.69	1 600	7.53	1 800	5.44	1 300	6.07	1 450	6.90	1 650
7~	6.28	1 500	7.11	1 700	7.95	1 900	5.65	1 350	6.49	1 550	7.32	1 750
8~	6.69	1 600	7.74	1 850	8.79	2 100	6.07	1 450	7.11	1 700	7.95	1 900
9~	7.11	1 700	8.16	1 950	9.20	2 200	6.49	1 550	7.53	1 800	8.37	2 000
10~	7.53	1 800	8.58	2 050	9.62	2 300	6.90	1 650	7.95	1 900	8.37	2 100
11~	7.95	1 900	9.20	2 200	10.25	2 450	7.32	1 750	8.37	2 000	9.41	2 250
12~	9.62	2 300	10.88	2 600	12.13	2 900	8.16	1 950	9.20	2 200	10.25	2 450
15~	10.88	2 600	12.34	2 950	13.81	3 300	8.79	2 100	9.83	2 350	11.09	2 650
18~	9.00	2 150	10.67	2 550	12.55	3 000	7.11	1 700	8.79	2 100	10.25	2 450
30~	8.58	2 050	10.46	2 500	12.34	2 950	7.11	1 700	8.58	2 050	10.04	2 400
50~	8.16	1 950	10.04	2 400	11.72	2 800	6.69	1 600	8.16	1 950	9.62	2 300
65~	7.95	1 900	9.62	2 300	—	—	6.49	1 550	7.74	1 850	—	—
75~	7.53	1 800	9.20	2 200	—	—	6.28	1 500	7.32	1 750	—	—
孕妇（早）	—	—	—	—	—	—	+0	+0	+0	+0	+0	+0
孕妇（中）	—	—	—	—	—	—	+1.05	+250	+1.05	+250	+1.05	+250
孕妇（晚）	—	—	—	—	—	—	+1.67	+400	+1.67	+400	+1.67	+400
乳母	—	—	—	—	—	—	+1.67	+400	+1.67	+400	+1.67	+400

①的单位为 MJ/（kg·d），②的单位为 kcal/（kg·d）。

注："—"表示未制定。

附表 1-2 中国居民膳食蛋白质参考摄入量（DRIs）

年龄/岁	男性		女性		AMDR
	EAR	RNI	EAR	RNI	
	g/d	g/d	g/d	g/d	%E
0~	—	9（AI）	—	9（AI）	—
0.5~	—	17（AI）	—	17（AI）	—
1~	20	25	20	25	—
2~	20	25	20	25	—
3~	25	30	25	30	—
4~	25	30	25	30	8~20
5~	25	30	25	30	8~20
6~	30	35	30	35	10~12
7~	30	40	30	40	10~12
8~	30	40	30	40	10~12
9~	40	45	40	45	10~20
10~	40	50	40	50	10~20
11~	45	55	45	55	10~20
12~	55	70	50	60	10~20
15~	60	75	50	60	10~20
18~	60	65	50	55	10~20
30~	60	65	50	55	10~20
50~	60	65	50	55	10~20
65~	60	72	50	62	15~20
75~	60	72	50	62	15~20
孕妇（早）	—	—	+0	+0	10~20
孕妇（中）	—	—	+10	+15	10~20
孕妇（晚）	—	—	+25	+30	10~20
乳母	—	—	+20	+25	10~20

注："—"表示未制定。

年龄/岁	脂肪	饱和脂肪酸	n-6 多不饱和脂肪酸		n-3 多不饱和脂肪酸		EPA+DHA
	AMDR	U-AMDR	AI①	AMDR	AI②	AMDR	AMDR/AI
	%E	%E	%E	%E	%E	%E	g/d
0~	48（AI）	—	8.0（0.15gª）	—	0.90	—	0.1ᵇ
0.5~	40（AI）	—	6.0	—	0.67	—	0.1ᵇ
1~	35（AI）	—	4.0	—	0.60	—	0.1ᵇ
3~	35（AI）	—	4.0	—	0.60	—	0.2
4~	20~30	<8	4.0	—	0.60	—	0.2
6~	20~30	<8	4.0	—	0.60	—	0.2
7~	20~30	<8	4.0	—	0.60	—	0.2
9~	20~30	<8	4.0	—	0.60	—	0.2
11~	20~30	<8	4.0	—	0.60	—	0.2
12~	20~30	<8	4.0	—	0.60	—	0.25
15~	20~30	<8	4.0	—	0.60	—	0.25
18~	20~30	<10	4.0	2.5~9	0.60	0.5~2.0	0.25~2.00（AMDR）
30~	20~30	<10	4.0	2.5~9	0.60	0.5~2.0	0.25~2.00（AMDR）
50~	20~30	<10	4.0	2.5~9	0.60	0.5~2.0	0.25~2.00（AMDR）
65~	20~30	<10	4.0	2.5~9	0.60	0.5~2.0	0.25~2.00（AMDR）
75~	20~30	<10	4.0	2.5~9	0.60	0.5~2.0	0.25~2.00（AMDR）
孕妇（早）	20~30	<10	+0	2.5~9	+0	0.5~2.0	0.25（0.2ᵇ）
孕妇（中）	20~30	<10	+0	2.5~9	+0	0.5~2.0	0.25（0.2ᵇ）
孕妇（晚）	20~30	<10	+0	2.5~9	+0	0.5~2.0	0.25（0.2ᵇ）
乳母	20~30	<10	+0	2.5~9	+0	0.5~2.0	0.25（0.2ᵇ）

①表示亚油酸的数值，②表示 α-亚麻酸的数值。

注：a 花生四烯酸；bDHA。

"—"表示未制定；"+"表示在相应年龄阶段的成年女性需要量基础上增加的需要量。

附表 1-4　中国居民膳食碳水化合物参考摄入量（DRIs）和可接受范围（AMDR）

年龄/岁	碳水化合物		膳食纤维	添加糖[a]
	EAR	AMDR	AI	AMDR
	g/d	%E	g/d	%E
0~	60（AI）	60（AI，g）	—	—
0.5~	80（AI）	85（AI，g）	—	—
1~	120	50~65	5~10	—
4~	120	50~65	10~15	<10
7~	120	50~65	15~20	<10
9~	120	50~65	15~20	<10
12~	150	50~65	20~25	<10
15~	150	50~65	25~30	<10
18~65	120	50~65	25~30	<10
75~	120	50~65	25~30	<10
孕妇（早）	+10	50~65	+0	<10
孕妇（中）	+20	50~65	+4	<10
孕妇（晚）	+35	50~65	+4	<10
乳母	+50	50~65	+4	<10

注：a 添加糖每天不超过 50 g/d，最好低于 25 g/d。

"—"表示未制定；"+"表示在相应年龄阶段的成年女性需要量基础上增加的需要量。

附表 1-5　中国居民膳食矿物质参考摄入量（DRIs）

年龄/岁	钙 (mg/d) RNI	钙 (mg/d) UL	磷 (mg/d) RNI	磷 (mg/d) UL	镁 (mg/d) RNI	钾 (mg/d) AI	钠 (mg/d) AI	氯 (mg/d) AI	铁 (mg/d) RNI 男	铁 (mg/d) RNI 女	铁 (mg/d) UL	碘 (μg/d) RNI	碘 (μg/d) UL	锌 (mg/d) RNI 男	锌 (mg/d) RNI 女	锌 (mg/d) UL	硒 (μg/d) RNI	硒 (μg/d) UL	铜 (mg/d) RNI	铜 (mg/d) UL	钼 (μg/d) RNI	钼 (μg/d) UL	铬 (μg/d) AI 男	铬 (μg/d) AI 女	锰 (mg/d) AI 男	锰 (mg/d) AI 女	锰 (mg/d) UL
0~	200 (AI)	1 000	105 (AI)	—	20 (AI)	400	80	120	0.3 (AI)	0.3 (AI)	—	85 (AI)	—	1.5 (AI)	1.5 (AI)	—	15 (AI)	55	0.3 (AI)	—	3 (AI)	—	0.2	0.2	0.01	0.01	—
0.5~	350 (AI)	1 500	180 (AI)	—	65 (AI)	600	180	450	10	10	—	115 (AI)	—	3.2 (AI)	3.2 (AI)	—	20 (AI)	80	0.3 (AI)	—	6 (AI)	—	5	5	0.7	0.7	—
1~	500	1 500	300	—	140	900	500~700a	800~1100b	10	10	25	90	—	4.0	4.0	9	25	80	0.3	2.0	10	200	15	15	2.0	1.5	—
4~	600	2 000	350	—	160	1 100	800	1 200	10	10	30	90	200	5.5	5.5	13	30	120	0.4	3.0	12	300	15	15	2.0	2.0	3.5
7~	800	2 000	440	—	200	1 300	900	1 400	12	12	35	90	250	7.0	7.0	21	40	150	0.5	3.0	15	400	20	20	2.5	2.5	5.0
9~	1 000	2 000	550	—	250	1 600	1 100	1 700	16	16	35	90	250	7.0	7.0	24	45	200	0.6	5.0	20	500	25	25	3.5	3.0	6.5
12~	1 000	2 000	700	—	320	1 800	1 400	2 200	16	18	40	110	300	8.5	7.5	32	60	300	0.7	6.0	25	700	33	30	4.5	4.0	9.0
15~	1 000	2 000	720	—	330	2 000	1 600	2 500	16	18	40	120	500	11.5	8.0	37	60	350	0.8	7.0	25	800	35	30	5.0	4.0	10
18~	800	2 000	720	3 500	330	2 000	1 500	2 300	12	18	42	120	600	12.0	8.5	40	60	400	0.8	8.0	25	900	35	30	4.5	4.0	11
30~	800	2 000	710	3 500	320	2 000	1 500	2 300	12	18	42	120	600	12.0	8.5	40	60	400	0.8	8.0	25	900	35	30	4.5	4.0	11
50~	800	2 000	710	3 000	320	2 000	1 500	2 300	12	10c 18d	42	120	600	12.0	8.5	40	60	400	0.8	8.0	25	900	30	25	4.5	4.0	11
65~	800	2 000	680	3 000	310	2 000	1 400	2 200	12	10	42	120	600	12.0	8.5	40	60	400	0.8	8.0	25	900	30	25	4.5	4.0	11
75~	800	2 000	680	3 000	300	2 000	1 400	2 200	12	10	42	120	600	12.0	8.5	40	60	400	0.7	8.0	25	900	30	25	4.5	4.0	11
孕妇（早）	+0	2 000	+0	3 500	+40	+0	+0	+0	—	+0	42	+110	500	—	+2.0	40	+5	400	+0.1	8.0	+0	900	—	+0	—	+0	11
孕妇（中）	+0	2 000	+0	3 500	+40	+0	+0	+0	—	+7	42	+110	500	—	+2.0	40	+5	400	+0.1	8.0	+0	900	—	+3	—	+0	11
孕妇（晚）	+0	2 000	+0	3 500	+40	+0	+0	+0	—	+11	42	+110	500	—	+2.0	40	+5	400	+0.1	8.0	+0	900	—	+5	—	+0	11
乳母	+0	2 000	+0	3 500	+0	+400	+0	+0	—	+6	42	+120	500	—	+4.5	40	+18	400	+0.7	8.0	+5	900	—	+5	—	+0.2	11

注："—"表示未制定。

附表 1-6 中国居民膳食维生素参考摄入量（DRIs）

年龄/岁	维生素A RNI 男/女 (μgRE/d)	维生素A UL (μgRE/d)	维生素D RNI (μg/d)	维生素D UL (μg/d)	维生素E AI (mgα-TE/d)	维生素E UL	维生素K AI (μg/d)	维生素B1 AI (mg/d)	维生素B1 RNI 男/女 (mg/d)	维生素B2 AI (mg/d)	维生素B2 RNI 男/女 (mg/d)	维生素B6 AI (mg/d)	维生素B6 RNI (mg/d)	维生素B6 UL (mg/d)	维生素B12 AI (μg/d)	维生素B12 RNI (μg/d)	泛酸 AI (mg/d)	叶酸 AI (μgDFE/d)	叶酸 RNI (μgDFE/d)	叶酸 UL (μg/d)	烟酸 AI (mgNE/d)	烟酸 RNI 男/女 (mgNE/d)	烟酸 UL (mgNE/d)	烟酰胺 UL (mg/d)	胆碱 AI 男/女 (mg/d)	胆碱 UL (mg/d)	生物素 AI (μg/d)	维生素C AI (mg/d)	维生素C RNI (mg/d)	维生素C UL (mg/d)
0~	300（AI）	600	10	20	3	—	2	0.1	—	0.4	—	0.1	—	—	0.3	—	1.7	65	—	—	1	—	—	—	120	—	5	40	—	—
0.5~	350（AI）	600	10	20	4	—	10	0.3	—	0.6	—	0.3	—	—	0.6	—	1.9	100	—	—	2	—	—	—	140	—	10	40	—	—
1~	340/330	700	10	20	6	150	30	—	0.6	—	0.6	—	0.6	20	—	1.0	2.1	—	160	300	—	6	10	100	170	1 000	17	—	40	400
4~	390/380	1 000	10	30	7	200	40	—	0.9	—	0.7	—	0.7	25	—	1.2	2.5	—	190	400	—	7	15	130	200	1 000	20	—	50	600
7~	430/390	1 300	10	45	9	300	50	—	1.0/0.9	—	1.0/0.9	—	0.8	35	—	1.4	3.1	—	240	500	—	9/8	20	160	250	2 000	25	—	60	800
9~	560/540	1 800	10	45	11	400	60	—	1.1/1.0	—	1.1/1.0	—	1.0	45	—	1.8	3.8	—	290	650	—	10	25	200	300	2 000	30	—	75	1 100
12~	780/730	2 400	10	50	13	500	70	—	1.4/1.2	—	1.4/1.2	—	1.3	55	—	2.0	4.9	—	370	800	—	13/12	30	260	380	2 000	35	—	95	1 600
15~	810/670	2 800	10	50	14	600	75	—	1.6/1.3	—	1.6/1.2	—	1.4	60	—	2.5	5.0	—	400	900	—	15/12	35	290	450/380	2 500	40	—	100	1 800
18~	770↓/660↓	3 000	10	50	14	700	80	—	1.4/1.2	—	1.4/1.2	—	1.4	60	—	2.4	5.0	—	400	1 000	—	15/12	35	310	450/380	3 000	40	—	100	2 000
30~	770↓/660↓	3 000	10	50	14	700	80	—	1.4/1.2	—	1.4/1.2	—	1.4	60	—	2.4	5.0	—	400	1 000	—	15/12	35	310	450/380	3 000	40	—	100	2 000
50~	750/660	3 000	10	50	14	700	80	—	1.4/1.2	—	1.4/1.2	—	1.6	60	—	2.4	5.0	—	400	1 000	—	15/12	35	310	450/380	3 000	40	—	100	2 000
65~	730/640	3 000	15	50	14	700	80	—	1.4/1.2	—	1.4/1.2	—	1.6	60	—	2.4	5.0	—	400	1 000	—	15/12	35	300	450/380	3 000	40	—	100	2 000
75~	710/600	3 000	15	50	14	700	80	—	1.4/1.2	—	1.4/1.2	—	1.6	60	—	2.4	5.0	—	400	1 000	—	15/12	35	290	450/380	3 000	40	—	100	2 000
孕妇（早）	—/+0	3 000	+0	50	+0	700	+0	—	+0	—	+0	—	+0.8	60	—	+0.5	+1.0	—	+200	1 000	—	+0	35	310	+80	3 000	+10↑	—	+0	2 000
孕妇（中）	—/+70	3 000	+0	50	+0	700	+0	—	+0.2	—	+0.1↓	—	+0.8	60	—	+0.5	+1.0	—	+200	1 000	—	+0	35	310	+80	3 000	+10↑	—	+15	2 000
孕妇（晚）	—/+70	3 000	+0	50	+0	700	+0	—	+0.3	—	+0.2↓	—	+0.8	60	—	+0.5	+1.0	—	+200	1 000	—	+0	35	310	+80	3 000	+10↑	—	+15	2 000
乳母	—/+600	3 000	+0	50	+3	700	+5	—	+0.3	—	+0.5↑	—	+0.3	60	—	+0.8	+2.0	—	+150	1 000	—	+4↑	35	310	+120	3 000	+10	—	+50	2 000

注："—"表示未制定。

年龄/岁	饮水量① L/d 男性	饮水量① L/d 女性	总摄入量② L/d 男性	总摄入量② L/d 女性
0~	—	—	0.7③	0.7③
0.5~	—	—	0.9	0.9
1~	—	—	1.3	1.3
4~	0.8	0.8	1.6	1.6
7~	1.0	1.0	1.8	1.8
12~	1.3	1.1	2.3	2.0
15~	1.4	1.2	2.5	2.2
18~	1.7	1.5	3.0	2.7
孕妇（早）	—	+0.2	—	+0
孕妇（中）	—	+0.2	—	+0.3
孕妇（晚）	—	+0.2	—	+0.3
乳母	—	+0.6	—	+1.1

①温和气候条件下，轻身体活动水平。如果在高温或进行中等以上身体活动时，应适当增加水摄入量。

②总摄入量包括食物中的水及饮水中的水。

③纯母乳喂养的婴儿不需要额外补充水分。

"—"表示未涉及；"+"表示在相应年龄阶段的成年女性需要量基础上增加的需要量。

附表 1-8　中国成人其他膳食成分特定建议值（SPL）和可耐受最高摄入量（UL）

其他膳食成分	AI	SPL	UL
膳食纤维/（g·d⁻¹）	25	—	—
植物甾醇/（g·d⁻¹）	—	0.8	2.4
—植物甾醇酯/（g·d⁻¹）	—	1.3	3.9
番茄红素/（mg·d⁻¹）	—	15	70
叶黄素/（mg·d⁻¹）	—	10	60
原花青素/（mg·d⁻¹）	—	200	—
大豆异黄酮/（mg·d⁻¹）	—	55ᵃ 75ᵇ	120ᶜ
花色苷/（mg·d⁻¹）	—	50	—
氨基葡萄糖/（mg·d⁻¹）	—	1 000	—
—硫酸或盐酸氨基葡萄糖/（mg·d⁻¹）	—	1 500	—
L-肉碱/（mg·d⁻¹）	—	—	2 000
姜黄素/（mg·d⁻¹）	—	—	720

其他膳食成分	AI	SPL	UL
绿原酸/(mg·d⁻¹)	—	200	—
异硫氰酸酯/(mg·d⁻¹)	—	30	—
辅酶 Q10/(mg·d⁻¹)	—	100	—
甜菜碱/(mg·d⁻¹)	—	1.5	4.0
菊粉或低聚果糖/(mg·d⁻¹)	—	10	—
β-葡聚糖（谷物来源)/(mg·d⁻¹)	—	3.0	—

注：a 绝经前女性的 SPL；b 围绝经期和绝经后女性的 SPL；c 绝经后女性的 SPL。
"—"表示未制定。

项目

名称	食部 %	能量 kJ	水分 g	蛋白质 g	脂肪 g	膳食纤维 g	碳水化合物 g	维生素A μg	维生素B$_1$ mg	维生素B$_2$ mg	烟酸 mg	维生素C mg	维生素E mg	钾 mg	钠 mg	钙 mg	镁 mg	铁 mg	锌 mg	磷 mg
大米	100	1397	16.2	7.3	0.4	0.4	75.3	—	0.08	0.04	1.1	—	0.76	58	6.2	24	25	0.9	1.07	80
小麦	100	1473	—	12	—	10.2	76.1	—	0.48	0.14	—	—	1.91	—	107	—		5.9	3.51	436
高粱米	100	1469	10.3	10.4	3.1	4.3	70.4	—	0.29	0.1	1.6	—	1.88	281	6.3	22	129	6.3	1.64	329
小米	100	1498	11.6	9	3.1	1.6	73.5	17	0.33	0.1	1.5	—	3.63	284	4.3	41	107	5.1	1.87	229
玉米（黄）	100	1402	13.2	8.7	3.8	6.4	66.6	17	0.21	0.13	2.5	—	3.89	300	3.3	14	96	2.4	1.7	218
黄豆	100	1502	10.2	35.1	16	15.5	18.6	37	0.41	0.2	2.1	—	18.9	1503	2.2	191	198	82	3.34	465
花豆	100	1326	14.8	19.1	1.3	5.5	57.2	72	0.25	—	3	—	6.13	358	12.5	38	17	0.3	1.27	48
绿豆	100	1322	12.3	21.6	0.8	6.4	55.6	22	0.25	0.11	2	—	11	787	3.2	81	125	6.5	2.18	337
蚕豆	100	1272	11.5	24.6	1.1	10.9	49	8	0.13	0.23	2.2	—	4.9	992	21.2	49	113	2.9	4.76	339
豌豆	96	1331	12.8	23	1	6	54.3	47	0.29	—	—	—	1.97	610	4.2	95	23	5.9	2.29	175
豆腐	100	339	82.8	8.1	0.4	3.7	3.8	—	0.04	0.03	0.2	—	2.71	125	7.2	164	27	1.9	1.11	119
黄豆芽	100	184	88.8	4.5	1.5	1.6	3	5	0.04	0.07	0.6	8	0.8	160	4.2	95	23	5.9	229	175
绿豆芽	100	75	94.6	2.1	0.8	0.1	2.1	3	0.05	0.06	0.5	6	0.19	68	4.4	9	18	0.6	0.35	37
毛豆	53	515	69.6	13.1	4	5	6.5	22	0.15	0.07	1.4	27	2.44	478	3.9	135	70	3.5	1.73	188
四季豆	96	117	91.3	2	1.5	0.4	4.2	35	0.04	0.07	0.4	6	1.24	123	8.6	42	27	1.5	0.23	51
豆角	96	126	90	2.5	2.1	0.2	4.6	33	0.05	0.07	0.9	18	2.24	207	3.4	29	35	1.5	0.54	55

名称	食部	能量	水分	蛋白质	脂肪	膳食纤维	碳水化合物	维生素A	维生素B$_1$	维生素B$_2$	烟酸	维生素C	维生素E	钾	钠	钙	镁	铁	锌	磷
	%	kJ	g	g	g	g	g	μg	mg	mg	mg	mg	mg	mg	mg	mg	mg	mg	mg	mg
红薯	90	414	73.4	1.1	0.2	1.6	23.1	125	0.04	0.04	0.6	26	0.28	130	28.5	23	12	0.5	0.15	39
胡萝卜	96	155	89.2	1	0.2	1.1	7.7	688	0.04	0.03	0.6	13	0.41	190	71.4	32	14	1	0.23	27
白萝卜	95	84	93.4	0.9	0.1	1	4	3	0.02	0.03	0.3	21	0.92	173	61.8	36	16	0.5	0.4	26
马铃薯	94	318	79.8	2	0.2	0.7	16.5	5	0.08	0.04	1.1	27	0.34	342	2.7	8	23	0.8	0.37	40
芋头	84	331	78.6	2.2	0.2	1	17.1	27	0.06	0.05	0.7	6	0.45	378	33.1	36	23	1	0.49	55
莲藕	88	293	80.5	1.9	0.2	1.2	15.2	3	0.09	0.03	0.3	44	0.73	243	44.2	39	19	1.4	0.23	58
山药	83	234	84.8	1.9	0.2	0.8	11.6	7	0.05	0.03	0.3	5	0.24	213	18.6	16	20	0.3	0.27	34
大白菜	92	88	93.6	1.7	0.2	0.6	3.1	42	0.06	0.07	0.8	47	0.92	130	89.3	69	12	0.5	0.21	30
菠菜	89	100	91.2	2.6	0.3	1.7	2.8	487	0.04	0.11	0.6	32	1.74	311	85.2	66	58	2.9	0.85	47
花菜	82	100	92.4	2.1	0.2	1.2	3.4	5	0.03	0.08	0.6	61	0.43	200	31.6	23	18	1.1	0.38	47
大白菜(青白口)	83	63	95.1	1.4	0.1	0.9	2.1	13	0.03	0.04	0.4	28	0.36	90	48.4	35	9	0.6	0.61	28
韭菜	90	109	91.8	2.4	0.4	1.4	3.2	235	0.02	0.09	0.8	24	0.96	27	8.1	42	25	1.6	0.43	38
芹菜	66	59	94.2	0.8	0.1	1.4	2.5	10	0.01	0.08	0.4	12	2.21	154	73.8	48	10	0.8	0.46	103
苋菜	73	130	88.8	2.8	0.4	1.8	4.1	248	0.03	0.1	0.6	30	1.54	340	42.3	178	38	2.9	0.7	63
油菜薹	82	84	92.4	3.2	0.4	2	1	90	0.08	0.07	0.8	65	0.89	192	83.2	156	27	2.8	0.72	51
冬瓜	80	46	96.6	0.4	0.2	0.7	1.9	13	0.01	0.01	0.3	18	0.08	78	1.8	19	8	0.2	0.07	12
黄瓜	92	63	95.8	0.8	0.2	0.5	2.4	15	0.02	0.03	0.2	9	0.46	102	4.9	24	15	0.5	0.18	24
苦瓜	81	79	93.4	1	0.1	1.4	3.5	17	0.03	0.03	0.4	56	0.85	256	2.5	14	18	0.7	0.36	35

项目

项目

名称	食部	能量	水分	蛋白质	脂肪	膳食纤维	碳水化合物	维生素A	维生素B₁	维生素B₂	烟酸	维生素C	维生素E	钾	钠	钙	镁	铁	锌	磷
	%	kJ	g	g	g	g	g	μg	mg	mg	mg	mg	mg	mg	mg	mg	mg	mg	mg	mg
丝瓜	83	84	94.3	1	0.2	0.6	3.6	15	0.02	0.04	0.4	5	0.22	115	2.6	14	11	0.4	0.21	29
番茄	97	79	94.4	0.9	0.2	0.5	5.5	92	0.03	0.03	0.6	19	0.57	163	5	10	9	0.4	0.13	13
红辣椒	80	134	88.8	1.3	0.4	3.2	5.7	232	0.03	0.06	0.8	144	0.44	222	2.6	37	16	1.4	0.3	95
茄子	93	88	93.4	1.1	0.2	1.3	3.6	8	0.02	0.04	0.6	5	1.13	142	5.4	24	13	0.5	0.23	2
干海带	98	322	70.5	1.8	0.1	6.1	17.3	40	0.01	0.1	0.8	—	0.85	761	327	348	129	4.7	0.65	52
菠萝	68	172	88.4	0.5	0.1	1.3	9.5	33	0.04	0.02	0.2	18	—	113	0.8	12	8	0.6	0.14	9
草莓	97	126	91.3	1	0.2	1.1	6	5	0.02	0.03	0.3	47	0.71	131	4.2	18	12	1.8	0.14	27
橙子	74	197	87.4	0.8	0.2	0.6	10.5	27	0.05	0.04	0.3	33	0.56	159	1.2	20	14	0.4	0.14	22
苹果	76	218	85.9	0.2	0.2	1.2	12.3	3	0.06	0.02	0.2	4	2.12	119	1.6	4	4	0.6	0.19	12
葡萄	86	180	88.7	0.5	0.2	0.4	9.9	8	0.04	0.02	0.2	25	0.7	104	1.3	5	8	0.4	0.18	13
桃	86	201	86.4	0.9	0.1	1.3	10.9	3	0.01	0.03	0.7	7	1.54	166	5.7	6	7	0.8	0.34	20
香蕉	59	381	75.8	1.4	0.2	1.2	20.8	10	0.02	0.04	0.7	8	0.24	256	0.8	7	43	0.4	0.18	28
花生	53	1247	48.3	12.1	25.4	7.7	5.2	2	—	0.04	14.4	14	2.93	390	3.7	8	110	3.4	1.79	250
牛肉	100	795	76	18.1	13.4	—	0	9	0.03	0.11	7.4	—	0.22	211	57.4	8	25	3.2	3.67	143
兔肉	100	427	74.1	19.7	2.2	—	0.9	212	0.11	0.1	5.8	—	0.42	284	45.1	12	15	2	1.3	165
羊肉	90	828	68.1	19	14.1	—	0	22	0.05	0.14	4.5	—	0.26	232	80.6	6	20	2.3	3.22	146
猪肝	99	540	76.2	19.3	3.5	—	5	4972	0.21	2.08	15	20	0.86	235	68.6	6	24	23	5.78	310
猪肉	100	1654	66.9	13.2	37	—	2.4	—	0.22	0.16	3.5	—	0.96	204	68.6	6	16	1.6	2.06	162

续表

名称	食部	能量	水分	蛋白质	脂肪	膳食纤维	碳水化合物	维生素A	维生素B₁	维生素B₂	烟酸	维生素C	维生素E	钾	钠	钙	镁	铁	锌	磷
	%	kJ	g	g	g	g	g	μg	mg	mg	mg	mg	mg	mg	mg	mg	mg	mg	mg	mg
鸡	66	699	69	19.3	9.4	—	1.3	48	0.05	0.09	5.6	—	0.67	251	63.6	9	19	1.4	1.09	156
鸭	68	1004	63.9	15.5	19.7	—	0.2	52	0.08	0.22	4.2	—	0.27	191	69	6	14	2.2	1.33	122
母乳	100	274	87.6	1.3	3.4	—	7.4	11	0.01	0.05	0.2	5	—	—	—	30	32	0.1	0.28	13
牛乳	100	226	89.8	3	3.2	—	3.4	24	0.03	0.14	0.1	1	0.21	109	37.2	104	11	0.3	0.42	73
牛乳粉	100	200	2.3	20.1	21.2	—	51.7	141	0.11	0.73	0.9	4	0.48	449	260	676	79	1.2	3.14	469
酸奶	100	301	84.7	2.5	2.7	—	9.3	26	0.03	0.15	0.2	1	0.12	150	39.8	118	12	0.4	0.53	85
羊乳	100	247	88.9	1.5	3.5	—	5.4	84	0.04	0.12	2.1	—	0.19	135	20.6	82	—	0.5	0.29	98
鸡蛋	87	577	75.8	12.7	9	—	1.5	310	0.09	0.31	0.2	—	1.23	98	94.7	48	14	2	1	176
鸡蛋黄	100	1372	51.5	15.2	28.2	—	3.4	483	0.33	0.29	0.1	—	5.06	95	54.9	112	41	6.5	3.79	240
鸭蛋	87	753	70.3	12.6	13	—	3.1	261	0.17	0.35	0.2	—	4.98	135	106	62	13	2.9	1.67	226
草鱼	58	469	77.3	16.6	5.2	—	0	11	0.14	0.11	2.8	—	2.03	312	46	38	31	0.8	0.87	203
带鱼	76	531	73.3	17.7	4.9	—	3.1	29	0.02	0.06	2.8	—	0.82	280	150	28	43	1.2	0.7	191
鲤鱼	54	456	76.7	17.6	4.1	—	0.5	25	0.03	0.09	2.7	—	1.27	334	53.7	50	33	1	2.08	204
海虾	51	331	79.3	16.8	0.6	—	1.5	—	0.01	0.05	1.9	—	2.79	228	302	146	46	3	1.44	196
河虾	86	351	78.1	16.4	2.4	—	0	48	0.04	0.03	…	—	5.33	329	134	325	60	4	2.24	186
菜籽油	100	3761	0.1	…	99.9	—	0	—	…	…	微	—	60.9	2.4	7	9	2.9	3.7	0.54	9
豆油	100	3761	0.1	…	99.9	—	0	—	…	微	微	—	93.1	3	4.9	13	3	2	1.09	7
花生油	100	3761	0.1	…	99.9	—	0	—	…	微	微	—	42.1	1	3.5	12	2	2.9	8.48	15

名称	食部	能量	水分	蛋白质	脂肪	膳食纤维	碳水化合物	维生素A	维生素B₁	维生素B₂	烟酸	维生素C	维生素E	钾	钠	钙	镁	铁	锌	磷
	%	kJ	g	g	g	g	g	μg	mg	mg	mg	mg	mg	mg	mg	mg	mg	mg	mg	mg
芝麻油	100	3 757	0.1	…	99.7	—	0.2	—	…	…	微	—	68.5	…	1.1	9	3	2.2	0.17	4
饼干	100	1 821	5.7	9	12.7	1.1	70.6	37	0.08	0.04	4.7	—	4.57	85	204	73	50	1.9	0.91	88
蛋糕	100	1 452	18.6	8.6	5.1	0.4	66.7	86	0.09	0.09	0.8	—	2.8	77	67.8	39	24	2.5	1.01	130
面包	100	1 305	27.4	8.3	5.1	0.5	58.1	—	0.03	0.06	1.7	—	1.66	88	230	49	31	2	0.75	107

项目

参 考 文 献

[1] 中国营养学会. 中国居民膳食指南（2022）[M]. 北京：人民卫生出版社，2022.
[2] 中国营养学会. 中国居民膳食营养素参考摄入量（2013 版）[M]. 北京：科学出版社，2014.
[3] 中国营养学会. 中国居民营养与慢性病状况报告（2015 年）[M]. 北京：人民卫生出版社，2021.
[4] 郑琳，贾润红. 食品营养与健康 [M]. 北京：科学出版社，2018.
[5] 王尔茂，马丽萍. 食品营养与健康 [M]. 3 版. 北京：科学出版社，2020.
[6] 葛可佑. 中国营养师培训教材 [M]. 北京：人民卫生出版社，2007.
[7] 孙长颢. 营养与食品卫生学 [M]. 8 版. 北京：人民卫生出版社，2018.
[8] 冷言冰，韩琴，刘新. 预防医学专业技能训练与实习指南 [M]. 西安：西南交通大学出版社，2015.
[9] 孙远明. 食品营养学 [M]. 北京：中国农业大学出版社，2019.
[10] 韦莉萍. 公共营养师 [M]. 广州：华南理工大学出版社，2015.
[11] 杨月欣，王光亚，潘兴昌. 中国食物成分表 [M]. 6 版. 北京：北京大学医学出版社，2023.
[12] 中国营养学会. 中国居民膳食营养素参考摄入量（2023 版）[M]. 北京：人民卫生出版社，2023.